权威·前沿·原创

皮书系列为
"十二五""十三五""十四五"时期国家重点出版物出版专项规划项目

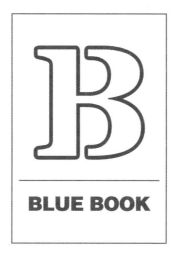

BLUE BOOK

智 库 成 果 出 版 与 传 播 平 台

医疗保障蓝皮书
BLUE BOOK OF HEALTH CARE

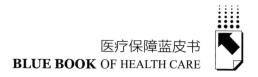

中国医疗保障发展报告（2023）

ANNUAL REPORT ON CHINA'S HEALTH CARE DEVELOPMENT (2023)

多层次医疗保障体系建设与发展

Construction and Development of a Multi-Tiered Health Care Security System

组织编写／中国社会保障学会

主　编／郑功成

副主编／申曙光

社会科学文献出版社
SOCIAL SCIENCES ACADEMIC PRESS（CHINA）

图书在版编目（CIP）数据

中国医疗保障发展报告 . 2023：多层次医疗保障体
系建设与发展／郑功成主编；申曙光副主编 . --北京：
社会科学文献出版社，2023. 12
（医疗保障蓝皮书）
ISBN 978-7-5228-2705-6

Ⅰ.①中… Ⅱ.①郑… ②申… Ⅲ.①医疗保健制度
-研究报告-中国-2023 Ⅳ.①R197. 1

中国国家版本馆 CIP 数据核字（2023）第 205167 号

医疗保障蓝皮书

中国医疗保障发展报告（2023）
——多层次医疗保障体系建设与发展

主　　编／郑功成
副 主 编／申曙光

出 版 人／冀祥德
组稿编辑／恽　薇
责任编辑／陈凤玲　武广汉　宋淑洁
责任印制／王京美

出　　版／社会科学文献出版社·经济与管理分社（010）59367226
　　　　　地址：北京市北三环中路甲 29 号院华龙大厦　邮编：100029
　　　　　网址：www. ssap. com. cn
发　　行／社会科学文献出版社（010）59367028
印　　装／天津千鹤文化传播有限公司

规　　格／开本：787mm×1092mm　1/16
　　　　　印张：20.75　字数：311 千字
版　　次／2023 年 12 月第 1 版　2023 年 12 月第 1 次印刷
书　　号／ISBN 978-7-5228-2705-6
定　　价／198.00 元

读者服务电话：4008918866

主要编撰者简介

郑功成 中国社会保障学会会长，中国人民大学教授、校学术委员会副主任，全国人大常委会委员、全国人大社会建设委员会委员，《社会保障评论》主编。兼国务院医改领导小组咨询委员会委员、国家"十四五"规划专家委员会委员和最高人民检察院及多个部委咨询委员。长期从事社会保障及与民生相关领域的研究，是中央马克思主义理论研究和建设工程重大项目及多项国家社科基金重大项目的首席专家。出版《中国社会保障论》《论中国特色的社会保障道路》《社会保障学：理念、制度、实践与思辨》《中国社会保障制度变迁与评估》《中国社会保障改革与发展战略：理念、目标与行动方案》《中国社会保障30年》《全球社会保障与经济发展关系：回顾与展望》《从饥寒交迫走向美好生活：中国民生70年（1949~2019）》《以人民为中心：新时代中国民生保障》等多部重要著作，发表理论学术文章500余篇。

申曙光 中国社会保障学会副会长兼医疗保障专业委员会主任，中山大学岭南学院、政治与公共事务管理学院双聘教授，中山大学社会保障研究中心主任、国家治理研究院副院长。长期从事社会保障、金融保险、医药卫生体制与健康产业等研究，是国家社科基金重大项目"新时期民生保障体系建设研究""构建以预防为主的大健康格局与健康中国建设研究"的首席专家，出版《社会保险学》《社会保险精算》《保险学导论》《灾害学》等多部著作，发表学术论文100余篇。

前　言

　　建设多层次社会保障体系是我国社会保障制度改革的重要目标，也是应对人口老龄化和更好地满足不同层次人群社会保障需要的合理取向。医疗保障制度作为肩负解除人民群众疾病医疗后顾之忧的根本制度安排，也需要建设和发展多层次医疗保障体系。特别是在法定医疗保障还不能全面解除人民群众疾病后顾之忧，更不可能满足高收入阶层获取更好的疾病医疗保障与健康管理诉求的条件下，利用市场机制和社会力量为有需要者提供补充性医疗保障无疑具有必要性、重要性、紧迫性，因为疾病不等人，健康也不等人，低收入困难群众的疾病医疗费用负担需要动员社会力量施以援手，中高收入阶层超过现行法定医疗保障水平之上的需求只能通过市场机制来满足。因此，现阶段是最需要加快建设与发展多层次医疗保障体系的时期，迫切需要系统的调研成果来为其提供理论支持。

　　正是在这样的背景下，2022 年 12 月，中国社会保障学会"医疗保障蓝皮书"课题组将"多层次医疗保障体系建设与发展"作为研究主题并付诸行动。在 2021~2022 年课题组成员针对基本医疗保险、商业健康保险与慈善医疗开展多次实地调研和研究积累的基础上，2023 年上半年课题组成员又专程赴广东广州、珠海、肇庆、东莞，江苏无锡，浙江杭州、金华、缙云，以及重庆、北京、成都等地开展多层次医疗保障体系建设专题调研活动，先后在北京、广州、无锡召开 3 次课题研讨会。课题组成员在深入调研的同时根据分工如期完成了各自的初稿写作任务。

　　本成果聚焦我国多层次医疗保障体系建设，包括一篇总报告、五篇专题

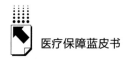

报告、四篇区域报告与三篇案例分析报告，全面、客观地反映了我国多层次医疗保障体系建设现状，对取得的主要成就和存在的主要问题进行了深入分析，并对多层次医疗保障体系建设的发展之路提出了相应的政策建议。

本书由郑功成、申曙光提出总体思路与基本框架，各位作者根据任务分工完成相关报告的初稿。随后，经过专题会议集中讨论后进入修订阶段。2023 年 6 月，各位作者提交修订后的稿件，由郑功成、华颖进行统稿，并对有关报告做出修订。2023 年 8 月由郑功成最终定稿。华颖协助主编为本书的完成做了团队调研与出版协调、初稿技术处理及统稿、清样校对等工作，为本书出版做出了重要贡献。

感谢国家医疗保障局对本研究的大力支持！

感谢北京市医疗保障局，广东省及广州市、珠海市、肇庆市、东莞市、佛山市、中山市医疗保障局，湖北省医疗保障局，江苏省及无锡市医疗保障局，浙江省及杭州市、金华市医疗保障局，陕西省医疗保障局，以及水滴公司等在本书研究过程中提供的大力支持与帮助！

感谢国新健康保障服务集团股份有限公司对本研究提供资助！

感谢社会科学文献出版社编审人员为本书出版付出的辛勤劳动！

期望我国法定医疗保障制度早日成熟、定型并持续提升保障能力，商业健康保险能够全方位满足中高收入阶层健康管理的需要，慈善医疗可以动员更多社会资源对困难患者施以援手，让任何疾病都不再影响人民的生计，让健康成为全体人民走向共同富裕的牢靠基石！

郑功成

2023 年 8 月 16 日

摘　要

《中国医疗保障发展报告（2023）》以中国多层次医疗保障体系的建设为主题，在厘清一些认识误区的基础上，全面系统地回顾和分析了我国多层次医疗保障体系建设的主要成就、现存问题与当前挑战，并展望了该体系未来的改革与发展趋势。报告涵盖了对多层次医疗保障体系发展的总体评估，以及对职工基本医疗保险制度、居民基本医疗保险制度、商业健康保险、职业性医疗福利、慈善医疗发展情况的分析，同时客观反映了陕西省、四川凉山彝族自治州、广东佛山市和中山市多层次医疗保障体系的发展建设情况，以及人保公司健康保险专业化经营、北京市惠民保发展、水滴公司参与多层次医疗保障制度体系建设等案例。

报告指出，基于中国式现代化和走向共同富裕的国家目标对健全的医疗保障制度的迫切要求，现阶段是最需要建立多层次医疗保障体系并充分发挥其作用的时期。只有在全面深化改革中加紧推进多层次医疗保障体系建设，才能更好地满足不同社会阶层人群的保障需求，并在彻底切断贫病之间链条、真正化解人民群众疾病医疗后顾之忧的基础上助力全体人民走向共同富裕。

报告指出，基于责任主体及运行机制的不同，可以将多层次医疗保障体系确定为三个层次，即政府主导的法定医疗保障、市场主导的商业健康保险及相关保障、社会力量支撑的慈善医疗。中国多层次医疗保障体系在实践中得到了较快发展，特别是法定医疗保障的功能在明显增强，商业健康保险与慈善医疗都在发展，但当前的局面仍然只是呈现出了多层次的轮廓而不能称之为体系化，每个层次的保障均很难分别解决其应当解决的现实问题，更未形成一个有序衔接的整体，其综合效能也因之打了折扣。概括而言，法定医疗保障制度仍未成熟，居民医保制度更是存在缺陷，商业健康保险发展滞后，慈善医疗未能有效对接，不同层次医疗保障制度之间缺乏有序衔接且存在功能紊乱现象，致使疾病医疗仍是城乡居民的后顾之忧。

报告建议，中国建构多层次医疗保障体系应当始终以不断完善、健全法定医疗保障制度为出发点与归宿。在此前提下，必须厘清不同层次制度安排的功能定位和轻重缓急。在法定医疗保障层次，应当充分发挥有为政府的作用，为全体人民提供清晰、稳定的医疗保障预期；在商业健康保险层次，应充分发挥有效市场的功能，满足有需要者的需要；在慈善医疗层次，则应尽展社会向善的力量，助力兜住疾病医疗保障的底线。

报告建议，在多层次医疗保障体系建构中，依据功能定位厘清不同层次制度安排的地位与作用，在政策上分清轻重缓急精准施策，在实践中厘清主次分类推进。总体政策取向应当是加快优化法定医疗保险制度并使之定型，同时精准支持商业健康保险，有效对接慈善医疗，最终以法定医保制度主导的多层次医保体系来满足全体人民的多层次医保需要，进而向健康中国稳步迈进。

报告建议，应当创造有利于多层次医疗保障体系建设与发展的配套条件。公共卫生作为关系人民群众健康的基础性工程，需要对其继续给予高度重视并扎实推进其健康发展。在医疗服务方面，医疗卫生资源的合理布局和公立医院真正公益化是关键。针对药品与医用耗材定价失控、流通失范的现象，既要发挥好医疗保障机构战略购买者的作用，也要进一步健全药品与医用耗材市场竞争规则。

关键词： 多层次医疗保障体系　基本医疗保险　商业健康保险　职业性医疗福利　慈善医疗

目 录 ⟆

Ⅰ 总报告

Ⅱ 专题篇

Ⅲ 区域篇

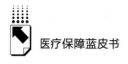
Ⅳ 案例篇

皮书数据库阅读**使用指南**

总 报 告

General Report

B.1

中国多层次医疗保障体系建设：
理论认识、实践进展与发展路径*

郑功成**

摘　要： 通过构建多层次医疗保障体系来解除全民疾病医疗后顾之忧、提升全民健康素质是现阶段十分重要的民生保障工程。但现实中法定医疗保障制度尚不成熟，居民医保制度存在缺陷，商业健康保险发展滞后，慈善医疗未能有效对接，致使疾病医疗仍是城乡居民难以解除的重大后顾之忧。当前亟待进一步厘清医保建制目标与发展理念，加快优化法定医疗保险制度并使之定型，同时精准支持商业健康保险，有效对接慈善医疗，以法定医保制度主导的多层次医保体系来满足全体人民的多层次医保需要，进而向健康中国稳步迈进。

＊ 本报告是国家社会科学基金重大项目"中国社会保障体系建设与扎实推进共同富裕"（项目批准号为21STA002）的阶段性成果。
＊＊ 郑功成，中国人民大学中国社会保障研究中心教授，中国社会保障学会会长，主要研究领域为社会保障与民生。

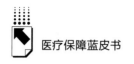

关键词： 中国式现代化　多层次医疗保障体系　法定医疗保障　商业健康
保险　慈善医疗

我们已经处在全面建设社会主义现代化强国的新征途上，中国式现代化
的本质要求是全体人民共同富裕，在这一历史进程中，建设健全的社会保障
体系是应有之义，因为迄今为止的人类发展事实，证明了社会保障不仅与国
家现代化程度呈正相关关系，也与社会平等呈正相关关系。[①] 而医疗保障作
为社会保障体系的重要制度安排，肩负着解除社会成员疾病医疗后顾之忧的
独特使命，是切断贫病之间链条、奠定社会平等基石的重要制度保障。因
此，加快建设与新发展阶段相适应的多层次医疗保障体系，不仅是完善整个
社会保障体系的迫切需要，更是真正解除人民群众疾病后顾之忧、满足不同
层次城乡居民现实需要的迫切需要。

本报告以中国式现代化进程为时代背景，在厘清一些认识误区并对现行
医疗保障体系建设进行综合评估的基础上，提出建构多层次医疗保障体系的
基本思路与改革取向。

一　对多层次医疗保障体系的基本认识

多层次化是各国社会保障发展的基本取向，也是中国社会保障改革早已
明确的重要目标。这一目标既包含多层次养老金制度体系，也包含多层次医
疗保障体系与多层次养老服务体系等。从发达国家既有实践可以发现，不同
类别社会保障体系的多层次制度安排有着不同的追求目标与特色，在实践中
需要统筹规划与理性推进。[②] 然而，在中国学界与政策层面，对社会保障多
层次化事实上还存在很多认识误区。如在多层次养老金体系建设中，部分人

[①] 郑功成：《中国式现代化与社会保障新制度文明》，《社会保障评论》2023 年第 1 期。
[②] 郑功成：《多层次社会保障体系建设：现状评估与政策思路》，《社会保障评论》2019 年第
1 期。

习惯以平行的"多支柱"概念代替应当先后有序的"多层次"概念，导致基本养老保险迟迟不能成熟、定型，而付出巨大努力的企业年金与个人养老金也未实现预期成效；再如将医疗保障体系多层次化视为与养老金体系多层次化一样，似乎补充医疗保障可以与法定医疗保障相提并论；几乎所有人均将现行的以经济补偿或给付为己任的多层次社会保障体系视为永久性的合理制度安排；等等。所有这些，均影响了相关制度安排的合理建构和公众对多层次社会保障体系的正确认知。因此，要真正合理建构多层次医疗保障体系，特别需要澄清当前存在的认识误区。

（一）建构多层次保障体系的意义何在？

在人口老龄化与发达国家经济低迷的背景下，20 世纪 80 年代掀起的社会保障改革潮主要是强化个人责任，采取的方式除了调整法定保障制度的相关参数外，重点是在法定保障制度中引入私有化的个人账户和推行完全积累制等新举措，但实践证明，这种做法动摇了现代社会保障作为强制共享机制的互助共济本色，不仅未能解决存在的问题，而且衍生出了强化利己主义与损害制度公平等后遗症。

在法定保障制度注入私有化的利己主义元素之路难行通的条件下，为适应社会分层和重构责任分担机制，建构多层次社会保障体系逐渐成为主流取向，即在法定保障制度之外再建补充层次的保障制度，从而达到既坚定维护、延续现代社会保障制度追求公平普惠、互助共济的本色，又通过调动市场、社会力量参与社会保障共建、扩大社会共享的目标。这种发展取向得到了当今世界的广泛认同，在越来越多的国家或地区付诸实践并取得了日益明显的效果。

建构多层次保障体系的意义，一方面是适应时代发展变化特别是人口结构变化与经济全球化的要求，重新调适社会保障制度的权责关系，促使政府、市场、社会和个人及家庭等参与主体权责关系合理化并实现可持续发展。另一方面是能够满足不同层次社会成员的社会化保障需要。在社会结构多元化特别是在贫富差距偏大的情形下，社会成员之间必然存在社会化保障

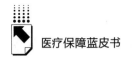

需求的差异性，只有建立多层次保障体系，才能同时满足不同层次群体的需求。

中国已经如期圆满完成了脱贫攻坚的任务，全面建成小康社会的目标已经实现，但真正实现共同富裕还有相当一段距离，在共同富裕目标完全实现之前，社会分层仍将是一个客观现象，不同群体的需求仍然存在差异。因此，建构多层次保障体系的重大意义，不仅是对原有单一层次保障制度的结构性优化，也是不断满足各阶层人民群众对美好生活需要的可行路径。

（二）多层次医疗保障体系到底包含哪些层次？

2020 年发布的《中共中央　国务院关于深化医疗保障制度改革的意见》（以下简称《意见》）是建设中国特色医疗保障制度的纲领性文件，也是全面深化医疗保障制度改革的顶层设计。《意见》明确提出，"到 2030 年，全面建成以基本医疗保险为主体，医疗救助为托底，补充医疗保险、商业健康保险、慈善捐赠、医疗互助共同发展的医疗保障制度体系"。[①] 这为我们把握多层次医疗保障体系提供了基本依据。

然而，到底医疗保障体系的多层次是指哪几个层次，理论学术界与政策层面的认识并不统一。有的简单地将上述政策文件中的提法分解成医疗救助、基本医保、补充医保、商业健康保险、慈善医疗与医疗互助等多个层次，有的将其概括为基本医疗保障与补充医疗保障或者法定医疗保障与非法定医疗保障两个层次。前一种认识因无法厘清不同层次的边界，显得过于复杂无序；后者则过于简略，对补充医疗保障或非法定医疗保障也很难区分；从而都难以提升政策精准度，进而影响扎实推进多层次医疗保障体系建设。

本报告认为，正确的认识应当是基于责任主体及运行机制的不同来界定医疗保障层次。据此，可以确定为三个层次。

---

① 《中共中央　国务院关于深化医疗保障制度改革的意见》，中央人民政府官网，https://www.gov.cn/zhengce/2020-03/05/content_ 5487407. htm，2020 年 3 月 5 日。

1. 政府主导的法定医疗保障

目前，法定医疗保障包括基本医疗保险、医疗救助与居民大病医疗保险。因为政府负责的医疗救助的主要任务，是帮助无力缴费的低收入困难群体参加基本医疗保险，以及按照基本医保规则对符合条件的困难患者提供第二次医疗费用补偿，从而可视为基本医疗保险的前置与延展；目前的居民大病医疗保险更是从居民基本医疗保险中分离出来的一部分，自然也应当回归到基本医疗保险制度中去。因此，基本医疗保险、医疗救助、居民大病医疗保险都是政府主导且符合社会医疗保险同质要求的制度安排，都肩负着为全体人民提供基本医保的使命，从而可以统称为第一层次。

2. 市场主导的商业健康保险以及相关保障

它遵循市场法则，是一种等价交换的市场交易行为，奉行不投不保、少投少保、多投多保的规则，通常由保险公司经办，保险人与被保险人通过订立合约确立权利义务关系并实现自己的利益。只有具备付费能力者，才会向商业保险公司购买此类保险，因此它应当是面向中高收入者的保障，旨在满足其超越法定医疗保障的需求。补充医疗保险可以纳入这一层次。

3. 社会力量支撑的慈善医疗

它遵循自愿法则，建立在社会捐献基础之上，以帮助困难患者为己任，由慈善组织等具体经办，上述政策文件中提到的慈善捐赠与医疗互助以及没有提到的慈善医疗服务等，均可以纳入这一层次。

上述三个层次目标不同、使命不同，运行机制也不同，需要各行其道、各显其长，也需要在统筹规划下保持协调性。

（三）多层次医疗保障体系是否有自己的特殊性？

尽管多层次医疗保障体系强调"多层次"，但与其他社会保障制度相比，医疗保障制度解决的是人们的疾病医疗风险，这种风险既具有普发性又具有典型的不确定性，这一特点决定了医疗保障体系的多层次化有其特殊性。

根据各国的经验，特别是发达国家和部分发展中国家的发展实践，对国

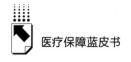

民的疾病医疗问题，通常都以法定医疗保障制度来满足全体人民的基本医疗保障需求，即政府负责的"免费"（公费）医疗服务或者政府主导的基本医疗保险制度应当是真正能够解除全体人民疾病医疗后顾之忧的根本性制度安排，而各种商业健康保险与社会力量支撑的慈善医疗只是在这个制度基础之上满足人们提升健康水平与摆脱疾患困境的补充途径。如英国等福利国家采取的"免费"（公费）医疗制度，由政府财政负责解决国民的疾病医疗保障问题，个人并不需要再为医疗行为付费，这种医疗保障奉行公平普惠规则，低收入者也能够获得公平的保障，从而使慈善医疗的存在价值并不明显；但它也不可能满足国民的个性化需求，较长的等候期往往成为人们诟病这种制度的主要原因。而在采取社会医疗保险制度的国家，法定的医疗保险能够满足国民疾病医疗的需要，同样不需要慈善医疗加以助力。因此，无论是采取哪种模式的医疗保障制度，法定医疗保障制度均居于主体地位，这是衡量一个国家或地区医疗保障制度成熟与否、成功与否的基本标志。可见，医疗保障制度的多层次化，明显不同于养老金制度的多层次化，它是以法定医疗保障制度为主体的多层次化，任何时候都不可以动摇法定医疗保障制度的根本地位。

综上，中国建构多层次医疗保障体系必须始终以不断完善、健全法定医疗保障制度为出发点与归宿，在此前提下必须厘清不同层次制度安排的功能定位和轻重缓急。在第一层次，应当充分发挥有为政府的作用，真正为全体人民提供清晰、稳定的医疗保障预期；在第二层次，应充分发挥有效市场的功能，真正满足有需要者的需要；在第三层次，应尽展社会向善的力量，助力兜住疾病医疗保障的底线。

（四）多层次医疗保障体系是永久性合理制度安排吗？

现行的多层次医疗保障体系是以解决国民的疾病医疗费用补偿为目标的。如商业健康保险是通过市场机制解决超越法定医疗保障之上的需求的医疗或健康保障费用问题，慈善医疗则是通过社会慈善机制解决法定医疗保障对一般疾病保障不足的问题。以此为标准，现行设计的多层次医疗保障体系显然不可能是一种永久性的合理制度安排。因为共同贫穷的社会或时代不可能建立多层次医疗保障体系，而共同富裕的社会或时代则不需要多层次医疗保障体系。只有存在贫富差距现象的社会或时代才会出现社会成员分层化，进而带来社会化保障需求的差异性，而在法定医疗保障不能解决根本问题的条件下，才需要借助市场机制与社会机制，才能全面满足不同层次群体的疾病医疗保障需要。因此，现行的多层次医疗保障体系只存在于既非共同贫穷也非共同富裕的社会或时代。

面向未来，当社会主义现代化强国全面建成、全体人民共同富裕目标实现之日，也是贫富差距消除之时，此时的疾病医疗费用补偿必定由法定医疗保障制度安排解决，从而应当是一套公平普惠的制度安排，全方位地满足全体人民的疾病医疗保障需要。届时，现行以补偿疾病医疗费用为目标的多层次医疗保障体系也将完成自己的使命，进而以促进人民健康和建设健康国家为新的使命。因此，现阶段是需要建设并发挥多层次医疗保障体系的最佳时期。

二 多层次医疗保障体系建设成就与主要问题

尽管中国已经圆满完成了脱贫攻坚任务，全面建成了小康社会，但中国社会仍是低收入群体规模庞大的"金字塔型"结构，未来将加快走向"橄榄型"社会，这为多层次医疗保障体系建设提供了有利的生成条件，也迫切需要建设多层次医疗保障体系来满足不同层次人群的需要。在这样的时代背景下，党和政府先提出建构多层次社会保障体系的发展理念，接着出台相关政策文件明确提出建设多层次医疗保障体系的框架设想，经过近10年的实践，确实取得了一些进展。

（一）多层次医疗保障体系建设的政策演进

在制度变革方面，计划经济时期并不存在多层次医疗保障体系。这一阶段均由国家确立的不同医疗保障制度覆盖全民，其中，城镇包括面向机关事

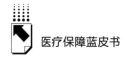

业单位工作人员的公费医疗制度、面向企业职工的劳保医疗制度，两者均惠及其家属；农村采取的是合作医疗制度，覆盖所有的农村人口；三种制度均是单一层次。改革开放后，1994年启动的"两江医改"（江苏镇江市、江西九江市）将企业职工劳保医疗制度改革为企业职工基本医疗保险制度，根本变化在于以缴费型的社会医疗保险取代了免缴费型的劳保医疗制度，同时取消了惠及职工家属的福利权利，只保障参保职工的疾病医疗，从而实质上重构了职工在医疗保障方面的权利义务关系。随后，机关事业单位工作人员也被纳入职工基本医疗保险中。推进农村居民新型合作医疗试点，同样是以缴费型的社会医疗保险制度取代免缴费型的合作医疗制度。与职工医疗保险改革不同的是，由于计划经济时期的合作医疗覆盖所有农村居民，面向农村居民的医疗保险也将所有农村居民纳入其中，进而将城镇未被职工基本医疗保险制度覆盖的人口纳入其中，从而形成了新时代法定的职工医疗保障与居民医疗保障两种制度并行的格局。经过这一轮改革，出现了两个重要问题：一是低收入困难群体因法定医疗保障的不足而很难承受疾病医疗特别是重大疾病医疗的费用负担，即使是中等收入家庭也可能因一场重大疾病而陷入灾难性的生活困境，从而需要寻求社会援助；二是中高收入阶层特别是先富起来的群体因法定医疗保障只能"保基本"，其对更高水平的医疗与健康保障服务的需要不能通过法定医疗保障得到满足，从而也需要通过市场机制来解决。在这样的时代背景下，建构多层次医疗保障体系便成为合理的现实取向。然而，1998年《国务院关于建立城镇职工基本医疗保险制度的决定》发布时，仍只限于建立职工基本医疗保险制度，未提及多层次医疗保障体系建设。

直至2009年3月17日，中共中央、国务院发布《关于深化医药卫生体制改革的意见》，在其提出的"完善医药卫生四大体系，建立覆盖城乡居民的基本医疗卫生制度"目标中，明确提出要"加快建立和完善以基本医疗保障为主体，其他多种形式补充医疗保险和商业健康保险为补充，覆盖城乡居民的多层次医疗保障体系"。同时进一步明确提出"城镇职工基本医疗保险、城镇居民基本医疗保险、新型农村合作医疗和城乡医疗救助共同组成基本医疗保障体系，分别覆盖城镇就业人口、城镇非就业人口、农村人口和城乡困难人群"。"鼓励工会等社会团体开展多种形式的医疗互助活动。鼓励和引导各类组织和个人发展社会慈善医疗救助。""积极发展商业健康保险。鼓励商业保险机构开发适应不同需要的健康保险产品，简化理赔手续，方便群众，满足多样化的健康需求。鼓励企业和个人通过参加商业保险及多种形式的补充保险解决基本医疗保障之外的需求。"[1] 这是在顶层政策性文件中对多层次医疗保障体系进行了政策性描述。但 2010 年全国人大常委会制定的《中华人民共和国社会保险法》只对基本医疗保险做了专章规制，并未涉及多层次医疗保障体系。因此，建构多层次医疗保障体系虽然在中央的政策性文件中是明确的发展取向，但尚未成为有效的政策举措。

2020 年 2 月，中共中央、国务院发布《关于深化医疗保障制度改革的意见》，这是新中国成立以来首次以党中央名义发布的医疗保障改革与制度建设的纲领性文件，也是建设中国特色医疗保障制度的顶层设计。在这份重要文件中，明确提出"到 2030 年，全面建成以基本医疗保险为主体，医疗救助为托底，补充医疗保险、商业健康保险、慈善捐赠、医疗互助共同发展的医疗保障制度体系"。对发展多层次医疗保障体系做出了相应的部署，即"促进多层次医疗保障体系发展。强化基本医疗保险、大病保险与医疗救助三重保障功能，促进各类医疗保障互补衔接，提高重特大疾病和多元医疗需求保障水平。完善和规范居民大病保险、职工大额医疗费用补助、公务员医疗补助及企业补充医疗保险。加快发展商业健康保险，丰富健康保险产品供给，用足用好商业健康保险个人所得税政策，研究扩大保险产品范围。加强市场行为监管，突出健康保险产品设计、销售、赔付等关键环节监管，提高健康保障服务能力。鼓励社会慈善捐赠，统筹调动慈善医疗救助力量，支持医疗互助有序发展。探索罕见病用药保障机制"。[2] 2021 年 9 月，国务院办公厅发布《关于印发"十四五"全民医疗保障规划的通知》，正式公布了

---

① 《中共中央　国务院关于深化医药卫生体制改革的意见》，中央人民政府官网，https：//www. gov. cn/jrzg/2009-04/06/content_ 1278721. htm，2009 年 4 月 6 日。

② 《中共中央　国务院关于深化医疗保障制度改革的意见》，中央人民政府官网，https：//www. gov. cn/zhengce/2020-03/05/content_ 5487407. htm，2020 年 3 月 5 日。

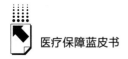

《"十四五"全民医疗保障规划》，在阐述发展基础时，认为首要的基础是
"以基本医疗保险为主体，医疗救助为托底，补充医疗保险、商业健康保
险、慈善捐赠、医疗互助等共同发展的多层次医疗保障制度框架基本形
成"。强调的基本原则之一是"坚持共享共治、多方参与。促进多层次医疗
保障有序衔接、共同发展，形成政府、市场、社会协同保障的格局"。提出
"健全多层次医疗保障制度体系。坚持公平适度、稳健运行，持续完善基本
医疗保障制度。鼓励支持商业健康保险、慈善捐赠、医疗互助等协调发
展"。对完善基本医疗保险制度、规范补充医疗保险制度、鼓励商业健康保
险发展、支持医疗互助有序发展做出了相应的部署。① 上述政策性文件为多
层次医疗保障体系建设指明了方向。

综上，相对养老金制度多层次化及所采取的政策行动，医疗保障多层次
化提出较晚，它以 2009 年启动的"新医改"为始点，在 2020 年后有了明确
的政策目标。虽然还缺乏具体的政策指引，但目标与方向均已经明确。特别
是在国家医疗保障局成立后，医疗保障行政部门在近几年间聚焦法定医疗保
障改革中的重点、难点、痛点出台了多项有力的新举措，取得了多方面的实
质性进展，促使法定医疗保障开始步入成熟、定型发展的新阶段，这为其他
层次医疗保障的发展奠定了良好的基础。

（二）多层次医疗保障体系建设的实践效果

尽管多层次医疗保障体系建设还缺乏具体的法律法规政策指引，但在各
方的努力下，多层次医疗保障体系建设事实上取得了相应的成果。

在法定医疗保障方面，2018 年国务院机构改革后，全国医疗保障事务集
中统一到独立建制的医疗保障行政部门管理，扫清了长期制约医疗保障改革
与制度建设的体制性障碍。近几年来，党中央、国务院出台了医疗保障改革
的顶层设计，国家"十四五"规划和 2035 年远景目标纲要亦对医疗保障体系

---

① 《国务院办公厅关于印发"十四五"全民医疗保障规划的通知》，中央人民政府官网，
https：//www.gov.cn/gongbao/content/2021/content_ 5643264.htm，2021 年 9 月 23 日。

建设做出了相应的部署，国务院办公厅发布了《"十四五"全民医疗保障规划》，国务院颁布了《医疗保障基金使用监督管理条例》，这些重大的政策与立法举措，为医疗保障改革与制度建设提供了日益充分的行动依据。而城乡居民医保制度的整合、职工医保个人账户改革与门诊共济制度的建立、市级统筹的做实以及药品目录的调整、药品价格谈判与集中带量采购、医保基金监管措施的严格等，都在促使法定医疗保障制度沿着正确的方向稳定迈进，全面深化医疗保障制度改革正在创造巨大的医保红利，人民群众的疾病医疗负担稳步减轻，获得感、安全感、幸福感明显增强。截至2022年底，全国基本医疗保险参保人数为134592万人，参保率稳定在95%以上。全国基本医疗保险（含生育保险）基金总收入30922.17亿元、总支出24597.24亿元，当期结存6324.93亿元，累计结存42639.89亿元，表明医保基金储备更加雄厚。当期职工医保、居民医保住院费用目录内基金支付比例分别为84.2%、68.3%；全国医疗救助支出626亿元，用于资助低收入困难群众参保8186万人，实施门诊和住院救助11829万人次，次均住院救助、门诊救助分别为1226元、84元。[1] 这组数据揭示了法定医疗保障制度的保障能力已经达到了一定的水平，财务状态愈加稳健，一个基本的结论是，现行法定医疗保障制度虽然还不足以真正解除全体人民的疾病医疗后顾之忧，但正在以符合医疗保障制度客观规律并不断增强其保障能力的新面孔呈现在全国人民面前。

在商业健康保险方面，目前的统计口径主要包括保险公司代办的居民大病保险、普通健康保险、城市定制型医疗保险以及意外医疗保险等。截至2020年底，全国经营商业健康保险的保险公司有156家，销售产品超过7000个，覆盖人群超过7亿人，实现原保费收入8942.3亿元，支付3649.6亿元，同时还积累了1.96万亿元长期风险准备金，显示了市场主体在多层次医疗保障体系中正在发挥作用。[2] 相关统计数据亦表明，商业健

---

[1] 《2022年全国医疗保障事业发展统计公报》，国家医疗保障局官网，http://www.nhsa.gov.cn/art/2023/7/10/art_7_10995.html，2023年7月10日。

[2] 《第六届中国多层次医疗保障体系创新高峰论坛在京举办》，百度百家号，https://baijiahao.baidu.com/s?id=1768221283125743302&wfr=spider&for=pc，2023年6月9日。

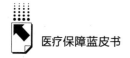

康保险呈现快速增长的发展势头，2012~2022年年复合增长率高达25.93%，增速是中国保险市场总体增速13%的约两倍，但其占保险市场总体规模之比仅为18%。① 当然，上述保险费收入中有相当一部分来自从法定医疗保险中切割出来的大病保险以及政府主推的"惠民保"；同时，保险公司承保的大多是疾病医疗费用补偿责任，中高收入阶层追求的更好的医疗保障与健康服务仍然得不到满足，这反映了商业健康保险发展滞后的局面并未改变。

慈善医疗也在不断发展。目前形成了多方出力、多种形态的慈善医疗，其中既有以疾病医疗与健康服务为己任的慈善组织，也有包含慈善医疗在内的综合性慈善组织，如中华慈善总会成立以来的主要慈善活动就是通过募集有关药物援助困难患者或者提供公益性医疗服务。相比于21世纪之前只有厦门中山医院基金会、东莞市医疗救济基金会等四家地方专业医疗慈善组织，2001~2010年成立的专业医疗慈善组织共有43家，2010~2020年达到300多家。② 特别是随着互联网的广泛应用，通过互联网平台筹集大病善款得到了快速发展，其捐款小额化、参与大众化的特点，让亿万网友得以更加便捷地参与公益。如以筹集大病救助资金为己任的水滴筹于2016年7月上线，截至2022年12月，累计筹集慈善医疗资金约569亿元，有4.26亿人通过水滴筹平台捐款，帮助的大病患者达277万多人。③ 这组数据充分显示了公众参与的积极性，中国自古以来乐善好施的优良传统在发扬光大。不过，相对于改革开放以来物质财富的快速积累，慈善医疗的筹资规模仍然偏小，相对于大量有需要的低收入患者而言不过是杯水车薪，而且具有不确定性，从而还不能真正弥补法定医疗保障对低收入困难患者保障的不足。

可见，中国多层次医疗保障体系在实践中得到了较快发展，特别是法定

---

① 数据来源：根据国家统计局网站数据整理计算。
② 根据公开资料搜集整理。
③ 《水滴公司：持续探索多层次医疗保障体系建设新路径》，央广网，https://tech.cnr.cn/techph/20230522/t20230522_526260536.shtml，2023年5月22日。

医疗保障的功能在明显增强，商业健康保险与慈善医疗都在发展，但当前的局面仍然只是呈现了多层次的轮廓而不能称为体系化，每个层次的保障均很难分别解决其应当解决的现实问题，更未形成一个有序衔接的整体，其综合效能也因之大打折扣。

（三）多层次医疗保障体系建设面临的主要问题

多层次医疗保障体系发展滞后的原因是多方面的，概括起来，目前存在的主要问题如下。

1. 法定医疗保障尚未成熟，多层次医疗保障体系主体性制度安排基石不稳

一方面，基本医疗保险的制度性缺陷依然存在。例如，在职工基本医疗保险中，个人账户虽经改革得以缩小但仍存在，2022 年底职工基本医保统筹基金（含生育保险）累计结存 21393.11 亿元，个人账户累计结存 13712.65 亿元，[①] 后者相当于前者的 64.1%，这笔庞大的基金被个人控制而无法统筹使用；在居民医保中，以户籍为依据参保的规制减损了亿万流动人口的利益，也扭曲了地方政府应当按照常住人口承担补贴责任的机制，而按人头缴纳等额医疗保险费的做法更是严重背离了社会医疗保险制度应当依据能力大小承担责任的法则，结果必然导致低收入者因负担畸重而失去参保积极性；还有统筹层次偏低也直接弱化了区域之间的互助共济功能，造成老龄化程度高的地区很难独自承受。另一方面，法定医疗保障制度的保障力度仍然有限。目前，在住院费用目录内的职工医保、居民医保基金支付比例分别为 84.2%、68.3%，[②] 个人自负比例分别为 15.8%、31.7%，如果加上住院目录外的医疗费用和门诊医疗费用，个人自负医疗费用明显偏高，一旦遭遇重大疾病，即使是中等收入家庭也不堪一击。可见，法定医疗保障制度离其应当达到的从根本上解除全体人民疾病后顾之忧的目标还有相当大的距离，

---

① 《2022 年全国医疗保障事业发展统计公报》，国家医疗保障局官网，http：//www. nhsa. gov. cn/art/2023/7/10/art_ 7_ 10995. html，2023 年 7 月 10 日。

② 《2022 年全国医疗保障事业发展统计公报》，国家医疗保障局官网，http：//www. nhsa. gov. cn/art/2023/7/10/art_ 7_ 10995. html，2023 年 7 月 10 日。

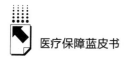

这一客观事实表明建设多层次医疗保障体系的基石并不牢靠。

2. 不同层次医疗保障制度之间存在功能紊乱现象，对各自发展明显不利

最为典型的是法定基本医疗保险与商业健康保险之间的关系尚未真正厘清。以居民大病保险为例，它属于法定基本医疗保险制度，实践中只是从居民基本医疗保险基金中切出一块由商业保险公司负责承办，保险公司承担的是按照基本医疗保险规制报销责任的追加部分，即大病患者发生合规医疗费用超过一定限额之上的再由保险公司进行第二次补偿，从而被视为法定基本医疗保险的自然延伸，它完全不是商业医疗或健康保险，却成了市场主体竞相经办的重要业务来源，既直接损害了法定医保制度的完整性，也让保险公司迷失了自己的业务发展方向。再以近年来各地流行的"惠民保"（又称城市定制型商业医疗保险）为例，它通常由当地医疗保障行政部门推动，尽管不同地区医疗保障部门介入的程度不同，但通常由其直接制定规则，规定这种医疗保险的产品种类、参保价格、保险责任范围甚至赔付率等，保险公司按照这些规定开展业务，由于政商之间的关系难以厘清，这种业务也陷入了既非社会医疗保险也非商业医疗保险的尴尬境地。调研发现，一些地方的"惠民保"在初期叫好，一两年后难免陷入业务不济的困境，因为它虽由保险公司经办并属于自愿成交，但绝非商业意义的保险产品，而保险公司也不可能以普惠性作为自己赚取利润的手段，从而并非其商业健康保险发展的主攻方向。如果让这种偏离市场的取向持续下去，真正意义上的商业健康保险将不可能得到发展，多层次医疗保障体系建设也不会有强大市场主体的有力支撑。

3. 不同层次医疗保障之间缺乏有序衔接，弱化了多层次医疗保障体系的综合效能

一方面，在法定医疗保障与商业医疗或健康保险之间，居民大病保险交由保险公司经办，"惠民保"政商难分，这种层次混乱的实质是法定基本医疗保险与商业医疗保险职责分工混乱与衔接不当；不仅如此，法定医保经办机构与市场主体之间也缺乏相关信息有序共享的机制，即使是保险公司受医保部门委托具体经办大病保险业务，也只能依托医保经办机构的信息平台。

另一方面，在法定医疗保障与慈善医疗之间，同样缺乏信息共享与有序衔接机制。如水滴筹每年通过平台募集的慈善医疗资源近 100 亿元，依靠的是自己组建的团队到各大医院去"挖掘"困难患者，不仅要耗费巨大的人工成本，而且容易出现差错，甚者还可能出现欺诈现象，造成对爱心善意奉献者的伤害。正是由于不同层次之间缺乏有序衔接，法定医疗保障很难得到市场层次与社会层次医疗保障的有力且有效配合，而市场主体与慈善医疗组织的运行成本也会升高，进而造成功能弱化，最终导致多层次医疗保障体系的综合效能降低。

此外，医疗服务系统违规、失范现象普发高发，医药市场亦未发育成熟，前者导致的结果是不同层次的医疗保障面临共同的医疗费用控制难题，后者则易因药价虚高而折损医保与患者的权益。因此，多层次医疗保障体系的建设与发展，迫切需要健康的医疗服务与医药供应系统加以配合。

（四）基本结论

法定医疗保障制度欠成熟，商业医疗或健康保险偏离市场取向，慈善医疗自生自灭，以及医疗服务与医药供应配套不良，导致的结果是低收入困难群体因法定保障不足和慈善医疗发展有限而极易因疾病陷入生活困境，高收入阶层因市场机制无法有效利用而得不到自己想要的更高水平的保障及服务，因此，当前多层次医疗保障体系建设滞后的局面并未改变，这与国家所处发展阶段的现实需要显然具有明显的不适应性。

三　厘清多层次医疗保障体系结构的功能定位

根据中共中央、国务院发布的《关于深化医疗保障制度改革的意见》，到 2030 年要全面建成中国特色的医疗保障制度，这一目标设定，决定了多层次医疗保障体系建设事实上进入了需要倒计时的关键性阶段。在《关于深化医疗保障制度改革的意见》中，对促进多层次医疗保障体系发展做了专门部署。核心内容是强化法定医疗保障并提升其保障水平，完善企事业单

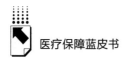

位的补充医疗保险，支持加快发展商业健康保险，鼓励发展慈善与互助医疗。① 但这份纲领性文件提出的只是一些政策取向，要扎实推进多层次医疗保障体系建设还需要更加清晰的统筹规划与行动方案，而明确法定医疗保障与其他层次医疗保障的功能定位至关重要，这是明晰不同层次医疗保障发展目标与行动路径的前提条件。前已述及，中国的多层次医疗保障体系总体上可以划分为法定医疗保障、商业健康保险、慈善医疗三个层次，这三个层次应当围绕切实解除人民群众疾病后顾之忧并提升全民健康素质的共同目标履行自己的职责与使命。

（一）法定医疗保障制度的功能定位

法定医疗保障制度肩负着满足全体人民基本医疗保障需求的使命，从而是多层次医疗保障体系的主体性制度安排。综观世界，无论是采取免费或公费型医疗服务的福利国家，还是采取社会医疗保险制度的国家，政府负责或主导的法定医疗保障都是解除全体人民疾病医疗后顾之忧的根本性制度安排，这一共同特征决定了法定医疗保障制度极其重要，也体现了政府在国民健康方面的重要责任。没有健全的法定医疗保障制度，即使商业医疗保险再发达、慈善医疗发展得再好，也不可能解决全体人民的疾病医疗问题，因为市场机制取决于交易意愿和有需要者的付费能力，而社会慈善更与捐献者的关注点和资源动员的不确定性直接相关，两者均不可能为全体人民提供相应的保障。

建设多层次医疗保障体系的目的，绝对不是要弱化法定医疗保障制度的地位，也不是由市场或社会力量来替代政府责任，而是在贫富差距现象存在的社会条件下，为了满足不同层次人群疾病医疗保障方面的多层次或个性化需要，因此，多层次医疗保障体系建设的关键在于第一层次即法定医疗保障制度的成熟、定型。

---

① 《中共中央　国务院关于深化医疗保障制度改革的意见》，中央人民政府官网，https：//www. gov. cn/zhengce/2020-03/05/content_ 5487407. htm，2020 年 3 月 5 日。

为实现法定医疗保障制度的目的，应当遵循强制、普惠、公平、互助共济四大原则，以覆盖全体人口、为所有人提供基本医疗保障为出发点，保障待遇对所有人一律平等，同时让保障水平伴随国家现代化进程稳步提升。[①]

（二）商业健康保险的功能定位

商业健康保险肩负着满足社会成员超过法定医疗保障的医疗保障与健康提升需求的使命，是人民群众特别是高收入阶层获得更好的健康服务的有效途径。为达到商业健康保险的目的，应当确保其遵循市场法则，建立在保险合同的基础之上。政府可以采取相应的措施支持商业健康保险的发展，但不宜直接介入，以免误导公众，扭曲市场主体的行为。

在实践中，应当由保险公司根据客户需要开发各种与健康相关的险种，通过平等自愿、合约规制的市场交易行为，与投保人订立健康保险合同并依据合同履行保险责任。基于现实，有必要在优化法定医疗保障的条件下，清晰、理性地引领人民群众的预期，将中高收入阶层提升健康保障的需要引向商业性健康保险市场，使其超过法定医疗保障水平之上的疾病医疗保障、健康维护、超标准用药以及真正的家庭医生服务等通过商业性健康保险获得满足；同时增加商业健康保险市场的供给主体，鼓励健康、理性的市场竞争，激发保险公司开发公众需要的健康保险产品、发掘巨大潜力市场的内生动力。如果有20%的人需要高水平的健康保险并能够通过市场获得满足，这将推动形成一个2亿~3亿客户规模的庞大健康保险市场，这一市场的充分开发不仅会提升全民医疗保障水平，而且将促使商业保险业更好地发展。

（三）慈善医疗的功能定位

慈善医疗是助力低收入困难群体解决疾病医疗问题的社会补充机制，它遵循慈善与互助法则，因依靠自愿捐献筹资而具有不确定性。目前的慈善医

---

① 郑功成：《多层次社会保障体系建设：现状评估与政策思路》，《社会保障评论》2019年第1期。

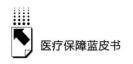

疗基本立足疾病医疗费用补偿或药品供给，这是法定医疗保障尚未从根本上解除全体人民疾病后顾之忧的条件下由社会力量提供的补救性措施。

在福利国家（如英国、北欧国家等）和社会医疗保险发达的国家（如德国、法国、日本、韩国等），因其法定医疗保障水平高，慈善医疗并不构成一个层次。但在法定医疗保障有限的情形下，则需要动员社会力量帮助低收入者解决疾病医疗保障问题。如在美国，因政府主导的公共医疗保障不足，除依靠商业健康保险外，还有发达的慈善医疗系统。例如，影响力很大的美国蓝十字蓝盾协会（BCBSA）就是在20世纪30年代大萧条时期起源于"草根"阶层的提供医疗费用补偿的非营利性机构。它持续发展至今，以强大的服务功能、服务人数近亿以及多年来的经验与优势，成为美国政府首选的医疗保障和健康保险合作机构，如果没有非营利性的蓝十字蓝盾医保组织，美国的医疗保障将不成体系。

中国尚未建成高水平的法定医疗保障体系，低收入群体仍然面临着重大疾病风险，这一现实决定了发展慈善医疗具有必要性。面对个人自付医疗费用负担依然沉重的现实情形，现阶段不仅需要将慈善医疗纳入多层次医疗保障体系建设范畴，而且应当创造有利的政策环境与社会氛围，促使更多社会资源投向低收入群体的疾病医疗，助力筑牢医疗保障的底线。

四　在全面深化改革中建设好多层次医疗保障体系

党的二十大已经吹响了全面建设社会主义现代化强国的号角，中国式现代化进程在全面提速，国家推进共同富裕的步伐也在明显加快。从现在起到本世纪中叶，中国社会将从现在的"金字塔型"结构逐步走向"橄榄型"结构，中等收入群体规模将持续壮大，但社会成员的收入差距与消费差距仍会存在，不同人群处于不同阶层仍将是一个长期存在的客观事实。基于中国式现代化和走向共同富裕的国家目标对健全的医疗保障制度的迫切要求，现阶段无疑是最需要建立多层次医疗保障体系并充分发挥其作用的时期，只有在全面深化改革中加紧推进多层次保障体系建设，才能更好地满足不同社会阶层人群的保障需求，并在彻底切断贫病之间链条的基础上助力全体人民走向共同富裕。

（一）在目标导向下扎实推进多层次医疗保障体系建设

医疗保障走过了长期试验性改革探索阶段，现在处于需要真正完成新制度建设任务的关键时期，必须在明确的目标导向下循序渐进地推进相关改革。

总体目标应当是伴随中国式现代化进程加快建立健全医疗保障体系，以法定医疗保障制度从根本上解除全体人民疾病医疗后顾之忧，以多层次制度安排满足不同层次群众的多层次、个性化保障需要。在多层次医疗保障体系建构中，必须依据制度安排的功能定位厘清不同层次制度安排的地位与作用，在政策上分清轻重缓急精准施策，在实践中厘清主次分类推进。当前存在的法定医疗保障与商业健康保险功能紊乱是影响多层次医疗保障体系合理建构的重要原因，需要尽快厘清并矫正。

总体的政策取向应当是加快优化法定医疗保险制度并使之定型，同时精准支持商业健康保险，有效对接慈善医疗，以法定医保制度主导的多层次医疗保障体系来满足全体人民的多层次医保需要，从而稳步迈进健康中国。具体的实践路径则应当是在有序协调的条件下，让不同层次的医疗保障分层推进，做到各循其道、各显其长、各尽其责。

（二）不同层次医疗保障的推进措施

基于法定医疗保障、商业健康保险、慈善医疗均存在不足且不能有序衔接的现实，必须加快改革步伐。深化改革的核心任务不再是简单延续以往的增量改革，而是通过优化结构实现利益格局的重塑，现阶段医保领域的任何一项改革都会使人民健康福祉总体增进，但对不同主体或对象可能损益有别。因此，新发展阶段的医疗保障改革需要有闯大关的勇气，既要理性设计改革方案并采取智慧的策略，还要尽可能凝聚共识、减少阻力，做到在明确的目标导向下坚定意志、勇往直前，直至全面建成高质量的中国特色医疗保障制度。

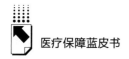

首先，法定医疗保障制度需要尽快成熟、定型并快速提升统筹保障能力，为全体人民提供清晰、稳定的医疗保障预期。为此，必须以中共中央、国务院发布的《关于深化医疗保障制度改革的意见》为基本依据，将医疗保障领域的改革推向全面深化。一方面，法定医疗保障制度应从根本上解除人民群众疾病医疗后顾之忧，确保任何人不因疾病医疗而陷入贫困或灾难性生活境地。为此，需要通过立法强制实施全民医保，同时通过均衡医保筹资责任负担和优化居民医保筹资机制，将"以收定支"的政策取向逐步调整为"以支定收"，同时推进统一的待遇清单，真正实现筹资公平与待遇公平，在不断缩小职工医保与居民医保差距的条件下，稳步迈向一个统一的基本医疗保险制度覆盖全民的目标。[1] 另一方面，深化改革的关键在于尽快矫正现行医疗保障的制度缺陷。包括取消职工医保个人账户以直接增强互助共济功能和统筹保障能力，合理设计退休人员缴费政策以增加医保基金来源并促进制度公平，出台居民在常住地参保并根据可支配收入一定比例缴费新政以消除筹资不公和逆向调节现象，同时积极稳妥地将统筹层次提升到省一级并建立国家层级的基金调剂制度。还需要特别指出的是，中国现阶段应当坚持完善基本医疗保险制度，但伴随中国式现代化建设的全面推进，在基本实现国家现代化、财富积累到相当规模的条件下，面向全体国民提供免费或公费医疗服务也应当是未来可以考虑的方案。[2]

其次，着力促进商业健康保险发展，让其真正满足中高收入阶层对更高水平医疗保障与健康提升的需要。必须明确，商业健康保险作为市场化产物和为保险产业资本赚取利润的途径，只能服从市场规则，发挥市场配置资源的优势，绝对不可能将之公益化或让其肩负普惠城乡居民的职责。在法定医疗保障制度走向成熟、定型的条件下，商业健康保险的发展空间亦会明朗化，国家应当制定相关政策精准发力，促进真正的商业健康保险得到应有的发展，而不是让保险公司将注意力继续聚焦在法定的大病保险或政府推动的

---

① 郑功成：《中国式现代化与社会保障新制度文明》，《社会保障评论》2023 年第 1 期。
② 华颖：《理性认识"全民免费医疗"》，"中国医疗保险"公众号，2023 年 7 月 13 日。

所谓普惠性的"惠民保"上，也不是通过不断提高疾病医疗费用的报销水准与医疗服务等级来误导高收入阶层的医疗保障期望。当务之急是真正厘清政府与市场主体的责任、厘清社会保险与商业保险的关系，让社会保险性质的大病保险回归基本医疗保险（社归社），让"惠民保"真正遵循市场法则（商归商）而成为商业保险，并通过激发市场主体的内生动力，让其将注意力聚焦有能力付费的中高收入群体，开发出受欢迎的健康保险产品，通过高附加值的保险服务将亿万潜在客户变成现实消费者。国家应当出台专门政策，促使职工大额医疗费用补助、公职人员医疗补助、企业补充医疗保险统一转向商业健康保险，同时在医疗保障部门与国家金融监督管理总局的联合推动下，建立法定医疗保障与商业健康保险之间的信息共享机制，这将是促使商业健康保险快速发展的合理且有效的举措。

最后，将慈善医疗真正纳入多层次医疗保障体系建设范畴，与法定医疗保障实现有机衔接。国家应当出台专项政策，鼓励社会慈善捐赠、统筹调动慈善医疗救助力量、支持医疗互助有序发展，如给予这类慈善捐赠全额免税的优惠，这不仅符合扶危济困优待的慈善法规则，而且客观上在分担政府反贫困的责任。与此同时，医疗保障部门、民政部门应当与慈善医疗有效对接，特别是要建立相关信息共享机制，以便降低慈善医疗的运行成本并避免其行为失范，真正让社会爱心善意更加有效地运用到有需要的低收入群体中的患者身上。对广受关注并事实上为减轻困难患者大病医治负担做出独特贡献的网络大病个人求助现象，应将其纳入中国特色慈善医疗范畴，明确相关政策，既促进其发展，又要确保其规范发展。慈善医疗的健康发展，将成为多层次医疗保障体系的有益补充。[①]

（三）创造有利于多层次医疗保障体系建设与发展的配套条件

多层次医疗保障体系建设需要良好的环境条件。因为疾病作为人生难以

---

① 王海漪：《网络大病个人求助：一个具有中国特色的慈善案例》，《社会保障评论》2023 年第 1 期。

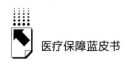

避免的风险，需要健全的医疗保障制度来化解，但仅靠医疗保障制度又无法全面解决疾病医疗问题。只有有效地减少疾病，才能更有利于促进健康；只有建立发达的医疗服务网络并确保其始终秉持治病救人准则，才能切实解除人民群众疾病医疗后顾之忧并避免医疗浪费；只有建立规范的医药供应市场，才能让患者得到实惠并助力医药行业健康发展。因此，健全的医疗保障制度需要有健康的相关配套。

在减少疾病方面，公共卫生作为关系人民群众健康的基础性工程，应当更有作为。包括对重大疾病尤其是传染病、地方病等的预防、监控和医治，对食品、药品、公共环境卫生的监督管制，以及卫生宣传、健康教育、免疫接种等，这些是减少疾病、增进健康的基础，也是促使多层次医疗保障体系健康发展的共同基础，需要继续给予高度重视并扎实推进其健康发展。

在医疗服务方面，医疗卫生资源的合理布局和公立医院真正公益化是关键。一方面，针对我国医疗卫生资源集中在大城市、特大城市和大医院，而中西部地区特别是广大乡村地区欠缺优质医疗资源，以及大病小病都往大城市、大医院跑的现实状况，必须加大投入，引领预期，在扎实推进区域医疗卫生中心建设的同时，夯实基层医疗卫生基础，真正做到防病与小病不出乡村与城镇社区，大病不出县或市，只有重大的疑难杂症才需要寻求大城市与高水平专科医院医治。另一方面，针对医院成为谋利场所，医疗服务行为与医院利益和医生个人收益直接挂钩的扭曲行为，必须正本清源，强化源头治理，让公立医院全面回归公益本色，让医生行为全面回归治病救人本色，让医疗服务行业有严格自律、自我清理门户的能力。在这方面，需要算大账、算总账，建立符合医疗服务规律，以技术要素、服务质量、治愈率为考评核心指标的评价体系以及与之相适应的薪酬体系，既要让医生成为能够依据医疗服务水准及质量获取高水准薪酬的职业，也要切实减少医疗服务浪费现象，坚决杜绝不当医疗行为损害患者权益的现象。唯有如此，才能实现医疗服务高质量发展，并为多层次医疗保障体系健康发展提供良好的医疗服务支撑。

药品与医用耗材供应对疾病医疗与健康维护影响重大。针对药品与医用耗材定价失控、流通失范的现象，既要完善药品、医用耗材价格谈判与集中带量采购政策，发挥好医疗保障机构战略购买者的作用，促使药品定价符合药物经济学规律、医用耗材符合市场产品价格厘定规矩，也要进一步健全药品与医用耗材市场竞争规则，让药品价格、医用耗材价格回归到正常、合理的区间。国家应当划定药品与医用耗材领域依法惩治的"红线"，消除灰色交易区间，让药品与医用耗材供应步入阳光大道，并在公平竞争中实现医药行业健康发展。

五 结语

中国的现代化建设在全面提速，走向共同富裕的步伐明显加快，在疾病特别是重大疾病仍是城乡居民面临的重大生活风险的条件下，加快推进多层次医疗保障体系建设已经刻不容缓，因为疾病不等人、健康不等人，现实之忧需要健全的多层次医疗保障体系才能解除。如果低收入群体的疾病风险仍然无法有效化解，中高收入群体日益高涨的更高水平医疗与健康服务的需求仍然得不到满足，结果必定是降低人民群众在医疗保障方面的获得感、安全感与幸福感。因此，必须抓住现阶段迫切需要多层次医疗保障体系充分发挥作用的有利时机，让各个层次的医疗保障均成为增进人民医疗与健康福祉的有效途径。

伴随 2035 年国家如期基本实现现代化以及至本世纪中叶全面建成现代化强国，法定医疗保障必定能够以统一公平普惠的制度安排从根本上解除全体人民疾病医疗后顾之忧，多层次医疗保障体系也必定从解决不同层次群体的疾病医疗费用升华为促进和维护全民健康的健康保障体系。到那个时候，商业健康保险的主攻方向将从补偿疾病医疗费用升华为健康管理服务，慈善医疗也会从救助低收入困难患者的疾病医疗费用升华到促进健康普惠、医药攻关等更高层次追求，最终在政府主导下形成建设健康中国的合力，以新的面孔奠定中华民族永续发展的健康基石。

专题篇
Special Topics

B.2
中国职工基本医疗保险制度的完善

何文炯　刘来泽*

摘　要： 自职工基本医疗保险制度运行 20 多年来，惠及范围持续扩展、保障待遇逐渐提高、基金收支整体平衡，管理体制逐步完善，运行机制不断创新，为民生福祉改善、经济社会发展做出了积极贡献。然而，随着运行环境的变化，制度设计缺陷逐步显现，职工医保参保率不高、地区间保障待遇和筹资差异明显，与共同富裕和国家治理现代化不相适应。为此，需要厘清制度定位、基金管理、医药服务供给等基础性问题，按照中国式现代化建设的要求，优化制度设计、统一待遇政策、均衡筹资负担，形成公平统一、安全规范的职工基本医疗保险制度。

关键词： 职工医保　制度优化　公平统一　安全规范

* 何文炯，浙江大学公共管理学院教授，理学博士，主要研究领域为社会保障和公共服务；刘来泽，浙江大学公共管理学院社会保障专业博士研究生，主要研究领域为医疗保障。

职工基本医疗保险（以下简称"职工医保"）是我国医疗保障制度转型后实施的第一个基本医疗保险项目，该项目惠及范围广、所需资金量大、制度运行环境相对复杂，在医疗保障体系乃至整个社会保障体系中占有重要地位。20 多年来，该项目不仅为广大工薪劳动者提供了基本的医药费用保障，而且在整个医疗保障制度改革和建设过程中起到了重要的示范作用。虽然学界普遍认为，我国未来应当建立统一的面向全体社会成员的基本医疗保险制度，以实现基本医疗保险权益全民平等的目标，但这并非短期内可以实现的，[①] 因而在此之前工作的重点是逐步缩小城乡居民基本医疗保险（以下简称"居民医保"）与职工医保的待遇差距。据此，在一定的时期内，职工医保制度还将单独存在并继续运行，所以，职工医保制度优化依然是一个值得研究的重要问题。

一　职工医保制度运行情况

1998 年 12 月，《国务院关于建立城镇职工基本医疗保险制度的决定》发布。[②] 据此，各地按照中央有关部门制定的规则，陆续建立职工基本医疗保险制度，制定了相应的政策，组织实施这项制度。由此，工薪劳动者的医疗保障制度开始实现制度转型，即由原先的免费医疗制度转换为社会医疗保险制度，具体地说，是从公费医疗制度和劳保医疗制度转向职工医保制度。对于体制内的工薪劳动者而言，这是一项重大的变化，因为医疗保障的方式和待遇都发生了变化；对于政府部门来说，医疗保障的管理职责和管理方式也发生了重大变化，因为职工医保是专业性、技术性强且运行环境复杂的社会保障项目。经过有关各方持续的共同努力，职工医保制度运行走上正轨，成为十分重要的民生保障项目。

---

① 《中共中央　国务院关于深化医疗保障制度改革的意见》，中央人民政府官网，https://www.gov.cn/zhengce/2020-03/05/content_5487407.htm，2020 年 3 月 5 日。
② 《国务院关于建立城镇职工基本医疗保险制度的决定》，中央人民政府官网，https://www.gov.cn/banshi/2005-08/04/content_20256.htm，2005 年 8 月 4 日。

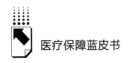

（一）惠及范围持续扩展

我国从 20 世纪 50 年代开始建立了面向企业职工的劳保医疗制度和面向公职人员的公费医疗制度，前者由企业出资，后者由财政出资，从本质上说，这两项都是免费医疗制度，即职工个人不需要缴纳任何费用。但是，这两项制度的惠及范围很小，主要是面向正式职工。在工业化、城市化程度较低的年代，真正能够享受劳保医疗制度和公费医疗制度保障的群体是很小的。职工基本医疗保险制度建立之初，首先是把原先属于劳保医疗制度和公费医疗制度保障范围的两个群体全部转入职工基本医疗保险的保障范围，同时逐步将这个范围扩展到城镇全部用人单位及其职工。当时规定，职工医保的覆盖范围是企业、机关、事业单位、社会团体等所有城镇用人单位和职工。随着经济体制改革的深入和社会治理体系的转变，城镇用人单位的类型和数量大幅度增加，劳动者也有了更多的就业机会，包括大量民营企业增加、民间组织增加等情况，于是职工医保制度的实际惠及范围持续扩展、参保人数不断增加。表 1 反映了 2007~2022 年职工医保参保人数（含在职退休人数）的变化情况。从中可以看出 2022 年底职工医保的参保人数已经达到 36242 万人，与 15 年前相比翻了一番，年均增长率为 4.77%，其中参保的在职职工和退休人员分别为 26607 万人和 9636 万人，15 年来年均增长率分别为 4.67% 和 5.05%。图 1 反映了 2012 年到 2021 年来自企业、机关事业单位和灵活就业群体的参保者的占比变化，灵活就业群体参保率从 10.24% 上升到了 13.70%，反映出职工医保惠及范围逐渐扩大的趋势。

表 1 2007~2022 年职工医保参保人数变化情况

单位：万人

年份	参保人数	在职职工人数	退休人员人数
2007	18020	13420	4600
2008	19996	14988	5008
2009	21937	16411	5527

年份	参保人数	在职职工人数	退休人员人数
2010	23735	17791	5944
2011	25227	18949	6279
2012	26486	19861	6624
2013	27443	20501	6942
2014	28296	21041	7255
2015	28893	21362	7531
2016	29532	21720	7812
2017	30323	22288	8034
2018	31681	23308	8373
2019	32925	24224	8700
2020	34455	25429	9026
2021	35431	26106	9324
2022	36242	26607	9636

资料来源：2007~2020年数据来源于《中国医疗保障统计年鉴（2021）》，2021年数据来源于《2021年全国医疗保障事业发展统计公报》，2022年数据来源于《2022年医疗保障事业发展统计快报》。

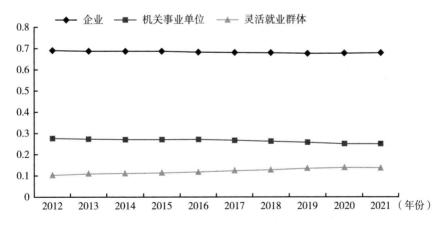

图1　2012~2021年职工医保参保群体结构

资料来源：2012~2020年数据来源于《中国医疗保障统计年鉴（2021）》，2021年数据来源于《2021年全国医疗保障事业发展统计公报》。

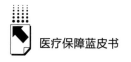

（二）保障待遇逐渐提高

从制度定位和制度设计看，职工基本医保制度的保障待遇水平，略低于原先的劳保医疗制度和公费医疗制度的保障待遇水平。例如，原先的两项制度下，无论大病还是小病医药费用都予以报销，但职工医保统筹基金只负责住院和门诊特殊病种的医药费用，而且有起付线、封顶线和共付比例的规定；一般的小病由个人账户基金支付或个人自付，事实上部分地区没有建立个人账户，因而都需要参保病人自己承担。此外，职工医保需要个人缴费，而原先的两项制度都不需要个人缴费，原先的劳保医疗制度还有职工直系亲属的"半劳保"医疗待遇。因此，改革之后，制度惠及范围扩大，实际享受保障的人数大幅度增加，原先没有医疗保障的人群在参加职工医保之后，享受到了这项制度实实在在的好处。但是，原先就有劳保医疗或公费医疗的那部分正式职工，感到医疗保障制度改革降低了他们的保障待遇，因而就有提高保障待遇的诉求。

随着经济发展、社会进步，尤其是国家对民生保障和人民群众健康的重视，政府致力于提高基本医疗保障的待遇水平。比较重要的起点是，2009年《中共中央　国务院关于深化医药卫生体制改革的意见》[①]明确提出坚持广覆盖、保基本、可持续的原则，从重点保障大病起步，逐步向门诊小病延伸，不断提高保障水平。据此，职工医保的保障待遇水平逐步提高。这里包括基本医疗保险目录逐步扩大，职工医保定点医院和定点药店逐步放开，医药费用报销起付线降低、封顶线提高、报销比率提高等措施。例如，根据前述文件精神，职工医保的封顶线由原先当地年社会平均工资的4倍提高到6倍。实践过程中，各地普遍出台各种政策，提高职工医保的保障待遇水平。以杭州市为例，2013年颁布的《杭州市基本医疗保障办法》中三级医疗机构住院起付线不高于800元，最高支付限额为职工年平均工资的6倍，在职和退

---

① 《中共中央　国务院关于深化医药卫生体制改革的意见》，https：//www.gov.cn/test/2009-04/08/content_ 1280069.htm，中央人民政府官网，2009年4月8日。

休人员在二级医疗机构可报销比率为 80% 和 85%。2020 年修改后的《杭州市基本医疗保障办法》中起付线并未随物价水平和医疗价格提高，继续维持 800 元，最高支付限额调整为 40 万元，相应的报销比率提高到 84% 和 88%，4 万元以上部分则为 90% 和 94%。再如，自 2018 年国家医保局成立以来，医保药品目录不断扩大，到 2022 年时已经包含 2967 种药品，四年来累计新增 618 种药品。表 2 反映的是 2007~2021 年职工医保基金支出情况。从中可以看出，2021 年底，职工医保基金人均支出水平已经达到 4162 元，其中统筹基金人均支出水平 2631 元，年均增长率分别为 11.91% 和 12.89%。图 2 反映了 2012~2021 年职工医保基金和统筹基金待遇人次和次均支出水平，2021 年职工医保基金次均支出 723 元，其中统筹基金支出 457 元，其间年均增长率分别为 6.95% 和 7.01%，这说明在职工医保基金支出中统筹基金支出的占比在提高。

表 2　2007~2021 年职工医保基金支出情况

年份	医保基金支出（亿元）	统筹基金支出（亿元）	医保基金人均支出（元）	统筹基金人均支出（元）
2007	1552	869	861	482
2008	2020	1149	1010	575
2009	2630	1561	1199	712
2010	3272	2033	1378	856
2011	4018	2509	1593	995
2012	4869	3061	1838	1156
2013	5830	3669	2124	1337
2014	6697	4160	2367	1470
2015	7532	4654	2607	1611
2016	8287	5042	2806	1707
2017	9467	5763	3122	1901
2018	10707	6494	3380	2050
2019	12016	7291	3649	2215
2020	12867	7931	3734	2302
2021	14747	9321	4162	2631

　　资料来源：2007~2020 年数据来源于《中国医疗保障统计年鉴（2021）》，2021 年数据来源于《2021 年全国医疗保障事业发展统计公报》。

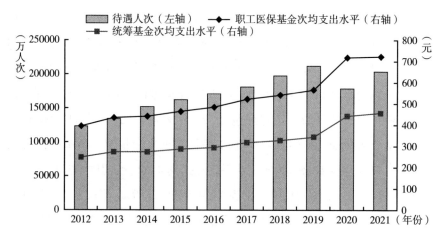

图 2　2012~2021 年职工医保基金、统筹基金待遇人次和次均支出水平

资料来源：2012~2020 年数据来源于《中国医疗保障统计年鉴（2021）》，2021 年数据来源于《2021 年全国医疗保障事业发展统计公报》。

（三）基金收支整体平衡

从制度设计看，职工医保制度与原先的劳保医疗制度和公费医疗制度有很大的区别，也就是说，职工医保制度是一项全新的制度。职工医保制度采用统账结合模式，即社会统筹和个人账户相结合，职工个人缴费全部划入个人账户，用人单位缴费部分的 30% 左右划入职工个人账户，其余部分建立统筹基金。统筹基金和个人账户按各自的支付范围分开管理。同时，制定统筹基金的起付标准和最高支付限额。[①] 从待遇端看，前面已经述及，20 多年来，职工医保的保障待遇水平持续提高。从筹资端看，筹资规则没有重大变化，只有一些小的调整。制度初建时明确职工医保的保险费由用人单位和职工个人共同缴纳。当时确定的筹资标准是，用人单位的缴费比率一般为在职职工工资总额的 6% 左右，职工个人的缴费比率一般为本人工资收入的 2%。从后来各地的实践看，个人缴费比率一直没有变过，但用人单位的缴费标准

---

① 《国务院关于建立城镇职工基本医疗保险制度的决定》，中央人民政府官网，https：//www.gov.cn/banshi/2005-08/04/content_ 20256.htm，2005 年 8 月 4 日。

多数地区超过 6%，最高的达到 11%，全国平均大约在 7%～8%。表 3 列举了全国部分城市职工医保单位缴费比率（含生育保险）。

表 3　全国部分城市职工医保单位缴费比率（含生育保险）

单位：%

城市	单位缴费比率	城市	单位缴费比率
合肥	6.40	贵阳	8.50
呼和浩特	6.70	沈阳	8.60
广州	6.85	福州	8.70
西宁	6.90	武汉	8.70
南宁	7.30	长沙	8.70
长春	7.50	南昌	8.80
成都	7.70	银川	8.80
拉萨	7.70	石家庄	9.00
南京	7.80	郑州	9.00
昆明	7.90	兰州	9.00
太原	8.00	黑龙江	9.50
济南	8.00	杭州	9.50
西安	8.00	北京	9.80
乌鲁木齐	8.40	上海	10.00
海口	8.50	天津	10.50
重庆	8.50		

注：职工医保和生育保险合并实施后，部分地区公布的职工医保缴费标准包括生育保险缴费部分，出于统一比较考虑，本表所列单位缴费比率均包括生育保险缴费，各地生育保险单位缴费比率普遍为 0.5%～1.0%。

资料来源：根据公开资料整理。

　　在这样的待遇支付和筹资规则之下，职工医保基金收支整体是平稳的，而且大多数地区每年基金收支平衡且有结余，因此形成了规模较大的累计余额。表 4 反映的是从 2007～2022 年全国职工医保基金收支结余情况。从中可以看出 2022 年职工医保基金收入是 20637 亿元，支出是 15158 亿元，当年结余是 5479 亿元，结余率为 26.55%，累计结余是 35004 亿元。图 3 反映了 2007~2021 年统筹基金和个人账户结余情况。2021 年，统筹基金和个人账户结存率分别为 21.43% 和 24.00%，累计结存额分别为 17866 亿元和 11754 亿元。由此可见，从全国总体情况看，职工医保基金较为充足，状况良好。

表 4 2007~2022 年全国职工医保基金收支结余情况

单位：亿元

年份	基金支出	基金收入	当期结余	累计结余
2007	1552	2214	663	2441
2008	2020	2886	866	3304
2009	2630	3420	790	4055
2010	3272	3955	684	4741
2011	4018	4945	927	5683
2012	4869	6062	1193	6884
2013	5830	7062	1232	8129
2014	6697	8038	1341	9450
2015	7532	9084	1552	10997
2016	8287	10274	1987	12972
2017	9467	12278	2811	15851
2018	10707	13538	2831	18750
2019	12016	15120	3104	21982
2020	12867	15732	2865	25424
2021	14747	19003	4256	29620
2022	15158	20637	5479	35004

注：当期结余根据基金收入减基金支出算得，累计结余根据当年公布的统筹基金累计结余和个人账户累计结余加总算得。

资料来源：2007~2020 年数据来源于《中国医疗保障统计年鉴（2021）》，2021 年数据来源于《2021 年全国医疗保障事业发展统计公报》，2022 年数据来源于《2022 年医疗保障事业发展统计快报》。

（四）管理体制逐步完善

职工基本医保是一个重要的社会保险项目，因而各级政府十分重视其管理工作，并不断完善相关管理体制，以便加强管理。

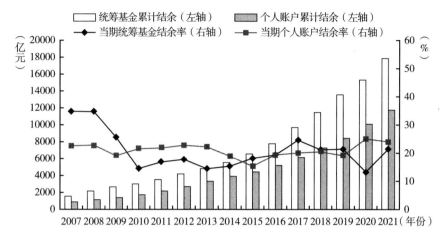

图3 2007~2021年职工医保基金结余情况

资料来源：2007~2020年数据来源于《中国医疗保障统计年鉴（2021）》，2021年数据来源于《2021年全国医疗保障事业发展统计公报》。

从行政管理部门看，职工基本医保原先由人力资源和社会保障部门负责管理。2018年，国家设置专司医疗保障行政管理职能的医疗保障部门，于是职工基本医保的行政管理部门由人力资源和社会保障部门转移到医疗保障部门。近年来，各级医疗保障部门高度重视对职工基本医保的管理，出台了一系列旨在完善这一制度的政策措施。

作为国家行政管理体制变动的一项重要内容，2018年国家明确社会保险费的征收职能由税务部门承担，结束了长期以来社会保险费征收职能不明确的历史。在此之前，包括职工医保在内的各项社会保险费的征收，部分地区由人力资源和社会保障部门负责，部分地区由税务部门负责。2018年之后，职工基本医疗保险费的征收逐步转由税务部门负责。

职工基本医疗保险制度的行政管理层级，尤其是其制度政策统一的范围，是这项制度行政管理的要件之一。职工医保建立之初，国家明确原则上以地级以上行政区为统筹单位，也可以县（市）为统筹单位。[①] 最近几年，

―――――――――

① 《国务院关于建立城镇职工基本医疗保险制度的决定》，中央人民政府官网，https://www.gov.cn/banshi/2005-08/04/content_ 20256. htm，2005年8月4日。

国家医疗保障局指导各地不断巩固提升基本医疗保险统筹层次，主要包括两方面的工作。一是逐步推进地市级统筹，即按照基本医疗保险政策、保障待遇标准、基金管理、经办管理规则、定点医药机构管理和信息系统"六统一"的原则，实行地市级统一管理。经过努力，目前，全国各地职工基本医疗保险的地市级统筹已经基本实现。二是探索推动省级统筹。指导北京、上海、天津、重庆四个直辖市和海南、福建和宁夏等省区探索实行省级统筹，其中福建专门建立了事前调剂方式的职工基本医疗保险基金省级调剂机制。

（五）运行机制不断创新

职工基本医疗保险制度运行涉及众多社会主体，尤其是需要通过有效的医疗服务和药事服务才能实现制度目标，因而是一个复杂的运行系统。此制度运行 20 多年来，相关主管部门及经办机构与有关方面一起，共同寻求有效的运行机制。

一是推进基本医疗保障付费机制改革。职工医保付费机制是调节医疗服务行为、引导医疗资源配置的重要杠杆。为此，医疗保障主管部门注重职工医保与分级诊疗和签约服务等医疗卫生相关政策相衔接，引导参保职工尽量在基层看病、就近看病，以提高职工医保基金的使用效率。例如，建立包括职工医保在内的基本医疗保障总额预算管理机制，从而实现本地区职工医保基金支出的总额及增幅保持在适度的范围之内。在此基础上，医疗保障主管部门鼓励、支持和指导各地探索 DRG、DIP 等付费方式，取得了积极的进展。此外，部分地区积极推进特定领域付费机制的改革创新。例如，针对养老型机构特点，探索按床日付费；对于丙肝等临床能够治愈、治疗路径清晰的病种，探索开展不受目录限制的病种付费方式；优化完善肝移植绩效付费机制，并逐步扩大试点医院范围。

二是探索药品耗材带量采购。针对药品和耗材价格虚高的情况，医疗保障主管部门积极推行药品和耗材带量采购，以逐步挤掉其中的水分，职工医保也从中受益。为此，各地积极探索有效的方法，如推进一致性评价药品集中采购，实现以量换价、量价挂钩，使得药品总价明显下降；地区性（如长三角）或全国性联合采购，通过"抱团采购"提高政府议价能力。此外，致力于健全药品耗材阳光采购机制，深入推进商品流、信息流、资金流"三流合一"，促使集中采购平台更加公开、透明、高效。

三是实行异地就医即时结算机制。为了方便参保职工异地就医，国家医保局采取积极有效措施，实现了异地就医即时结算机制，并不断简化和优化跨省异地就医备案手续。包括取消需就医地提供的所有审批盖章证明，住院跨省直接结算、直接备案到就医地，无须指定具体的医疗机构，方便参保患者跨省异地就医直接结算；从全国层面统一了异地就医备案人员登记备案材料清单；依托国家异地就医备案微信小程序和国家医保服务平台 App，跨省异地就医参保人员可实现线上快速备案；探索自助备案，即推行个人承诺制，取代传统的备案管理，免证明材料、免经办审核，异地就医患者可即时开通、即时享受跨省直接结算服务。近年来，全国跨省异地就医住院费用直接结算人次不断增长，已由 2018 年的 132 万人次增长到 2022 年的 568.8 万人次；2019 年启动门诊费用跨省计算试点工作后，2022 年全年享受服务共 3243.6 万人次，实现每个县至少有一家定点医疗机构提供相关服务。[①]

二　职工医保制度的缺陷

职工基本医疗保险制度建立并运行 20 多年来，参保人数持续增多，保障水平也在提高，为工薪劳动者的基本医药费用保障做出了积极的贡献。同时应该看到，作为社会保障领域的一个重要项目，现行职工基本医疗保险制度还存在一些缺陷，需要修改完善，才能适应扎实推进共同富裕、实现国家治理现代化的要求。

---

① 数据来源于《2018 年医疗保障事业发展统计快报》《2022 年医疗保障事业发展统计快报》。

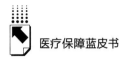

（一）职工医保参保率有待提高

从制度设计的初衷看，职工基本医疗保险制度的覆盖对象是全体工薪劳动者。但根据国家医疗保障局公布的数据，2021 年底全国职工医保参保人数 35431 万人，其中在职职工 26106 万人，退休职工 9324 万人。然而，根据《中国统计年鉴》公布的数据，2021 年底全国第二、第三产业就业人数达 57580 万人，26106 万人与 57580 万人之间有 31474 万人的巨大差距，说明职工医保制度距离"全覆盖"的目标还很远，实现"应保尽保"的任务还很艰巨。尽管按照现行规则，第二和第三产业就业者中的少数成员不需要参加职工医保，但还有相当数量应参加职工医保的工薪劳动者实际上尚未参保。这一庞大的群体缺乏应有的基本医疗保险，或者仅拥有保障待遇比职工医保低得多的居民医保，这与工薪劳动者基本医疗保障权益平等和共同富裕的要求不相适应。

近年来，有关部门一直强调扩大职工医保覆盖面、努力实现"应保尽保"，产生了一定的效果。例如，参加职工医保的在职职工数，2020 年比 2019 年增长 5%，2021 年比 2020 年增长 2.7%，2022 年比 2021 年增加 1.9%。但是应当看到，这样的"扩面"速度与人们的预期相差甚远，而且近年来"扩面"速度还在不断下降。"扩面"之所以难，主要有以下原因。一是基本医疗保险的参保具有选择性，强制参保的规则未能有效落实。根据现行制度安排，工薪劳动者和其他社会成员分别参加职工医保和居民医保，其中有清晰劳动关系的工薪劳动者是强制参保，而其他社会成员则是自愿参保。于是，处于模糊地带的工薪劳动者中，有相当一部分本应参加职工医保，却参加了居民医保，或者干脆不参保。二是基本医疗保险参保人数统计不够准确。在参加基本医疗保险的人群中，由于制度分设，职工医保与居民医保之间存在重复参保情况，尤其是在各地基本医疗保险参保信息不能互通的情况下，流动就业的劳动者可能在多地参保，这样的数据汇总到全国，则同一人参保被多次计算，造成基本医疗保险参保人数虚增。三是 1998 年设计的现行职工医保制度，主要针对有清晰劳动关系的用人单位及其职工，因而在实际操作过程中，强制参保的规则只能在这类工薪劳动者中得到实行，而且实践中也有强制不到位的情形。更何况是缺乏清晰劳动关系的其他工薪劳动者，或者是没有劳动关系的各类工薪劳动者，如个体劳动者、灵活就业人员、新业态从业人员等，这些非正规就业人员由于种种原因没有能够进入职工医保。尽管近年来部分地区允许他们以灵活就业人员的身份参加职工医保，但他们中的大多数选择参加居民医保或者不参保。

（二）职工医保制度设计存在缺陷

职工基本医疗保险制度是 1998 年设计的，不可避免地带有时代的痕迹，因而有一定的局限性，如基于当时经济社会发展条件而做出的趋势判断跟不上形势的变化，行政管理体制的制约，以及制度设计者对基本医疗保险理解的局限性等。随着时代的变迁，制度运行的环境发生变化，制度设计的某些缺陷也被放大。前述职工医保待遇和筹资规则在地区之间的差异，折射出职工医保制度公平统一性不够，受到当时的经济发展水平和行政管理体制的局限。具体而言，主要缺陷如下。

一是职工医保个人账户设置降低了制度的互助共济性。职工医保制度本质上是一项社会保险制度，互助共济是其本质属性。但现行职工医保制度采用"统账结合"的办法，虽然这种"统账结合"与职工基本养老保险中的"统账结合"有重要差异，但根据这一制度安排，只有用人单位所缴纳的基本医疗保险费进入统筹基金，而参保职工个人所缴纳的基本医疗保险费则全部进入个人账户，没有一分钱进入统筹基金，使得职工医保制度的互助共济性降低了，而且在培育参保职工的保险意识和互助共济文化方面的贡献很小。

二是退休后不缴费的规则导致代际矛盾和群体之间的矛盾。根据现行职工医保制度设计，职工退休后其本人和所在工作单位都不需要缴纳基本医疗保险费，但居民医保制度实行终身缴费制，这就意味着收入水平相对较低的群体需要终身缴费，而收入水平相对较高的退休职工[①]却不需要继续缴费，这是群体之

---

① 根据目前的基本养老金给付标准，退休职工的平均基本养老金是一般老年居民平均基本养老金（按照城乡居民基本养老保险制度的给付标准）的 19 倍。

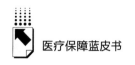

间的一种不公平。再从职工个人及其用人单位所缴纳职工医保保险费看，由于职工医保参保者终身享受职工医保待遇，按照纵向平衡的精算分析，职工医保基金无法实现自我收支平衡，[①] 从长远看，这就必然增加用人单位的筹资责任或者财政补助，本质上将增加在职劳动者的缴费负担，形成代际矛盾。

三是职工医保现行制度的反贫困功能不足。从制度设计看，职工医保采用基金责任封顶制，即通过设置医保目录确定一个医疗和药品服务范围，设置定点医药机构以确定医药服务主体的范围，再确定起付线、封顶线和报销比率。在这样的规则之下，容易产生因病致贫、因病返贫的问题。这样的制度设计与当时国家的经济发展水平有关，也与当时没有把反贫困作为该项制度最基本的职责有关。值得注意的是，目前仍有把"保基本"与"保大病"对立起来的观点，使得部分地区把大量的职工医保资源（资金）用于保障"小病"，这种"撒胡椒面"式的职工医保政策设计，降低了制度的反贫困功能，降低了制度的保险属性，也降低了制度的运行效率。

（三）职工医保待遇地区差异明显

目前，职工基本医疗保险制度框架在全国是统一的，但具体政策在地区之间有一定的差异，这就导致地区之间的职工医保待遇和制度运行成本存在明显的差异。从学理上讲，职工医保是工薪劳动者的一项基本权益，全国工薪劳动者享受的医保权益应当是统一的，但事实上地区之间存在差异，有时甚至是较大的差异，这实际上是工薪劳动者基本医疗保障权益不平等的一种表现。一般地说，职工医保的保障待遇由医保目录、定点规则和报销规则等要素决定，随着医保目录相对统一和定点机构的逐步放开，地区之间的职工医保待遇差异主要体现在待遇享受条件和报销规则等方面，重点表现在待遇享受条件、离退休人员优惠和住院费用报销封顶线三方面。

一是职工医保待遇享受条件有差异。某些人在身体健康时不参保，而意识到要生病或者生病之后才决定参保，这就给职工医保基金收支平衡和制度

---

① 何文炯等：《社会医疗保险纵向平衡费率及其计算方法》，《中国人口科学》2010 年第 3 期。

平稳运行造成不利影响。为了避免参保者的这类"逆向选择"行为,许多地方规定参加职工医保且缴费之后并非立刻可以享受医保待遇,而是需要等待一定的时间,这被称为"等待期",属于享受医保待遇的条件之一。从多数地方看,单位职工(即有清晰劳动关系者)与灵活就业人员的职工医保等待期不同。另一方面,无论是单位职工还是灵活就业人员,各地的等待期设置长短不同,有的地区没有等待期,有的地区规定"当月缴费次月享受",有的地区规定等待期的长度是 3 个月,有的地区是 6 个月,有的地区是 9 个月,最长的是 12 个月。此外,关于中断缴费后再缴费和异地转移接续等情况下的"等待期",各地的规定更是五花八门。

二是离退休人员优惠方式有差异。考虑到离退休人员一般年龄相对较大,医疗消费较多,因而各地职工医保待遇对退休人员有所优惠,但具体方式有差异,有的降低起付线,有的提高报销比率,有的二者兼具,而且这些优惠项目的具体幅度也存在差异。

三是住院费用报销封顶线有差异。目前各地职工医保对参保病人的住院费用报销均有封顶规则,或者是医疗费用额度封顶,或者是统筹基金最高支付限额封顶。关键是各地的封顶限额数值差异很大,较低的限额是 4.7 万元(重庆市)、5 万元(银川市)和 6 万元(合肥市、昆明市、兰州市),较高的限额是广州市(70 万元左右)、济南市(60 万元)、上海市(55 万元)、北京市(50 万元)、天津市(45 万元)、杭州市(40 万元)等。虽然地区之间医疗消费水平存在一定的差异,但如此巨大的封顶限额差异表明地区之间职工医保待遇存在显著差异。

四是个人账户的使用范围有差异。职工医保个人账户资金来源包括个人缴费和用人单位缴费两部分,其使用范围影响个人的医疗保障负担,还有研究显示参保者对于个人账户价值的估计与对现金价值的估计存在偏差,从而影响医疗服务的利用。[①] 从使用模式看,不同地区采取通道式或板块式的做

---

① 沓钰淇等:《实物类转移支付的道德风险:以中国城职保个人账户为例》,《世界经济》 2023 年第 5 期。

法，前者指个人账户优先支付，账户资金耗尽后自付和由统筹基金支付；后者指普通门诊、定点药店购药等费用由个人账户支付，住院等费用由统筹基金支付。从具体项目上看，地方规定各异，如浙江省区别个人账户当年资金和历年结余资金，允许前者用于支付门诊和购药费用，而后者可用于支付由个人承担的自负医疗费用和预防性免疫疫苗费用，并可用于购买商业健康保险；重庆市则允许个人账户购买"食健字号"保健食品。此外，各地在是否允许个人账户用于亲属医疗费用、亲属范围和医疗费用范围方面的规定也并不统一。这种规定的差异在一定程度上导致了地方职工医保基金的结构性差异。[①] 表5是2020年全国各地医保基金的结余结构，从中可以看出地方之间存在显著差异。

表5　2020年全国各地医保基金结余结构

地区	统筹基金当期结余率（%）	个人账户当期结余率（%）	统筹基金累计结余（亿元）	个人账户累计结余（亿元）
北　京	22.18	0.02	1298	2
天　津	10.24	5.90	185	127
河　北	17.18	23.00	557	365
山　西	9.87	22.26	170	262
内蒙古	20.89	26.39	248	161
辽　宁	11.14	14.98	285	285
吉　林	14.93	25.09	242	121
黑龙江	25.35	20.28	274	244
上　海	0.04	57.53	1885	1298
江　苏	3.53	27.54	999	1051
浙　江	17.47	32.47	1468	756
安　徽	8.27	17.17	317	226
福　建	5.42	28.14	325	440
江　西	14.55	24.74	239	150
山　东	2.75	14.51	978	252
河　南	5.97	32.09	351	408

---

① 这种差异还与地方的缴费规定、疾病谱、人口结构等有关。

地区	统筹基金当期结余率(%)	个人账户当期结余率(%)	统筹基金累计结余(亿元)	个人账户累计结余(亿元)
湖 北	23.22	27.84	255	402
湖 南	13.24	24.37	297	365
广 东	9.01	25.78	2112	1069
广 西	11.02	25.18	215	235
海 南	24.71	2.76	168	10
重 庆	8.09	23.50	75	260
四 川	28.23	20.48	979	483
贵 州	22.19	19.30	165	141
云 南	25.21	22.17	269	256
西 藏	61.56	29.87	107	30
陕 西	17.40	29.65	262	280
甘 肃	21.28	21.97	126	77
青 海	4.69	30.33	52	88
宁 夏	25.23	12.38	101	17
新 疆	14.02	31.42	326	239

资料来源:《中国医疗保障统计年鉴(2021)》。

(四)职工医保筹资地区差异较大

从多年的实际运行情况看,职工医保资金基本上来自用人单位和参保者的缴费,具体标准由缴费基数和缴费比率两个因素决定,但是这两个因素在地区之间存在明显的差异,表明各地职工医保制度运行成本存在显著差异,对地区之间的均衡协调发展产生不利影响,不利于共同富裕的实现。

一是缴费比率差异。从缴费比率看,个人缴费比率各地一直都按2%执行,地区间没有差异。但用人单位的缴费比率在地区间有较大的差异。制度初建时,有关文件明确规定,用人单位缴费比率应控制在职工工资总额的6%左右,但从近年来的实践看,用人单位缴费比率部分地区执行6%,个别地区低于6%,但多数地区高于6%,7%~8%的居多,也有少数地区超过

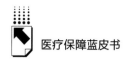

10%。这一缴费比率的高低与多种因素有关,主要有二:一是当地职工医保的保障待遇,保障待遇越高则缴费比率越高,反之,保障待遇越低则缴费比率就相应低一些;二是统筹地区参保人群的年龄结构,参保群体平均年龄较小者则缴费比率会低一些,参保群体平均年龄较大者则缴费比率就会高一些。此外,还有各地疾病谱和医疗服务成本差异等因素的影响。

二是缴费基数确定规则不统一。根据《国务院关于建立城镇职工基本医疗保险制度的决定》,职工医保参保者个人的缴费基数是参保者的工资收入,用人单位的缴费基数则是"职工工资总额"。但是,在职工社会保险的其他项目中,对职工个人的缴费基数有上限和下限的规定,上限是当地社会平均工资的300%,下限是当地社会平均工资的60%。于是各地在实际执行中往往考虑到社会保险各项目缴费基数的一致性,职工医保也采用这个上限和下限。因此,各地对个人缴费基数一般是在当地社会平均工资的60%~300%据实确定。但对于用人单位的缴费基数,则有两种确定方法:一种是以个人缴费基数之和为用人单位缴费基数,另一种则是直接以用人单位的工资总额为缴费基数。值得注意的是,实践中绝大多数地区没有严格按照这些规则执行,实际执行的缴费基数基本上低于按照规定所确定的缴费基数。

三　职工医保制度建设关键问题分析

20多年来,职工医保制度在我国医疗保障事业发展的过程中发挥了重要的积极作用。随着经济社会的变迁,面对新的环境、新的形势和新的要求,职工医保制度需要进一步完善,基于此,本文对职工医保制度建设相关的几个关键问题进行一些讨论。

(一)职工医保制度的覆盖范围

现代社会中,基本医疗保障是每一个社会成员的基本权益。事实上,国家已经把基本医疗保障列为基本公共服务体系中的一个重要项目。我国是保险型社会保障国家,在医疗保障领域,主要以保险的方式为社会成员提供基本医疗保障，因而基本医疗保险是基本医疗保障的主体部分，每一个社会成员都应当有一份基本医疗保险。根据现行医疗保障体系设置，我国基本医疗保险有两个项目：职工基本医疗保险和城乡居民基本医疗保险，其中前者面向工薪劳动者，后者面向工薪劳动者之外的其他社会成员。

按照《中华人民共和国社会保险法》第二十三条的规定，"职工应当参加职工基本医疗保险，由用人单位和职工按照国家规定共同缴纳基本医疗保险费"，这就意味着，职工基本医疗保险对有清晰劳动关系的职工而言是强制性保险。该条还规定，"无雇工的个体工商户、未在用人单位参加职工基本医疗保险的非全日制从业人员以及其他灵活就业人员可以参加职工基本医疗保险，由个人按照国家规定缴纳基本医疗保险费"，这就意味着没有清晰劳动关系的其他劳动者，可以自愿选择是否参加职工基本医疗保险。同时，居民医保也是自愿参加的一种基本医疗保险项目。也就是说，除了有明确工作单位的劳动者之外，其他社会成员是否参加基本医疗保险，都是自主自愿行为。这就引出了两个问题：一是如何建立有效的机制，实现基本医疗保险全民参保？二是没有清晰劳动关系的劳动者应该参加哪一种基本医疗保险？是职工基本医疗保险，还是城乡居民基本医疗保险？

本文关注的重点是第二个问题，即非正规就业者的基本医疗保险参保问题。《中华人民共和国社会保险法》规定他们"可以"参加职工基本医疗保险，意即其参加与否是自愿的，因而职工医保制度的覆盖范围是不固定的。疾病风险是包括劳动者在内的每一个社会成员的基本风险，因此每一个劳动者都有获得基本医疗保险保障的需求。如果基本医疗保险制度全民统一，则他们的可选项是两个：参保或者不参保。如果基本医疗保险制度不统一，如像现在这样的制度安排，那就有两个项目，且其保障待遇和筹资规则不同，于是他们参保的选项就有三个：参加职工基本医疗保险、参加城乡居民基本医疗保险，或者不参保。随着医疗保险意识的增强，不参保的劳动者越来越少，因而他们往往在职工基本医疗保险与城乡居民基本医疗保险之间进行选择。从第二部分所提供的数据分析，非正规就业者选择参加城乡居民基本医疗保险的较多，而参加职工基本医疗保险的相对较少，但从他们的保障需求

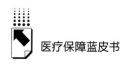

看，应以参加职工基本医疗保险为宜，因为他们不仅与有清晰劳动关系的劳动者有类似的疾病谱，而且他们接受医疗服务的地点多数在城镇。

根据有关文件①的精神，未来一定时期内，我国基本医疗保险将继续实行"分类保障"的原则，即职工基本医疗保险与城乡居民基本医疗保险这两项制度将同时存在。于是，没有清晰劳动关系的非正规就业者应该参加哪一种基本医疗保险，就是一个值得重视的问题。城乡居民基本医疗保险的保障待遇水平明显低于职工基本医疗保险，对疾病风险的保障能力也相对不足，事实上这很大程度上取决于两者缴费水平的差异，因此应当鼓励和支持有缴费能力的非正规就业者参加职工基本医疗保险制度，使他们拥有更高水平的基本医疗保险。这里的关键是筹资规则，有清晰劳动关系的职工，其工作单位可以为其承担基本医疗保险费的大部分缴费责任，而没有清晰劳动关系的非正规就业者既要承担个人缴费责任，又要承担应由工作单位承担的缴费责任，他们需缴纳的保险费用就很高，可能是其难以承受的，因此职工基本医疗保险并不是他们的首选。然而规模庞大的非正规就业群体已经越来越成为我国经济社会运转齿轮上的重要一环，有效防范其疾病风险对经济整体的良序发展有积极的外部作用，以政府为代表的其他社会主体应当帮助减轻其缴费负担。所以，非正规就业者参加职工基本医疗保险的成本如何分担、如何落实就成为一个亟待解决的重要问题。

有效扩大职工医保制度的覆盖范围应当从制度障碍和缴费负担两方面入手。目前，城乡居民基本医疗保险的成本由参保者个人和政府财政分担，除个别地区外，全国大多数地区的分担比例大约是1：2，即政府财政承担2/3，个人承担1/3。正因为如此，部分非正规就业人员选择参加城乡居民基本医疗保险，尽管其保障水平较低，但也算有了一份基本医疗保障，然而事实上他们希望参加保障程度更高的职工基本医疗保险。所以，首先需要统筹考虑、尽快完善职工基本医疗保险和城乡居民基本医疗保险这两项制度的

① 《中共中央 国务院关于深化医疗保障制度改革的意见》，中央人民政府官网，https：//www.gov.cn/zhengce/2020-03/05/content_ 5487407. htm，2020 年 3 月 5 日。

筹资机制，鼓励和支持非正规就业者参加职工基本医疗保险。近年来，部分学者提出家庭参保的思路①，通过改进制度设计，破除职工医保意愿参保者在参保过程中面临的制度障碍，使劳动者及其全家能够参加职工基本医疗保险，以提高职工基本医疗保险的参保率。其次，财政也可以采取一些措施，适当帮助非正规就业者减轻缴费负担。学界普遍认为，全体社会成员都应该逐步获得与职工医保一样的基本医疗保障水平。

（二）职工医保的基金管理

在职工基本医疗保险制度运行过程中，基金管理是其行之有效、持续安全的基础。基金管理主要由筹资管理和支付管理两个基本环节组成，多年来，"以收定支"被看作职工基本医疗保险统筹基金管理的主要原则，也被推广到城乡居民基本医疗保险管理上。但事实上"以收定支"只是基本医疗保险基金支付管理的原则，而不是基金管理全过程的原则，更不是基本医疗保险筹资的原则。②

所谓"以收定支"，是指依据所筹集资金的多寡确定支出的量。将其应用到基本医疗保险中，就是根据所筹集的保险费，确定保障待遇水平。然而，事实上，基本医疗保险待遇是在制度设计时确定的，并通过三个方面表现出来：一是基本医疗保险目录，包括药品目录、诊疗项目、医疗服务设施标准及相应的管理办法等；二是定点医疗机构、定点药店；三是医药费用报销规则，包括起付线、封顶线和共付段中的个人负担比率等。根据这些待遇规则，任何一个统筹地区都可以结合当地疾病发生的统计数据和参保情况，估计其在某一特定时期内基本医疗保险基金支出的总量。进一步的，该统筹地区就需要据此筹集与之相应的资金量，以满足这一时期面向参保病人及其医药服务机构的资金给付需要。由此可知，这是根据未来要支出多少而筹集等量资金的过程，只有这样，制度才能正常运行，基金才能实现收支平衡，

---

① 《李珍：建议实行家庭为单位、属地参保原则》，人民网，http://health.people.com.cn/n1/2018/0319/c14739-29875519.html，2018 年 3 月 19 日。

② 何文炯：《"以收定支"与"以支定收"》，《中国社会保障》2017 年第 3 期。

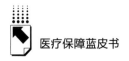

此即"以支定收",而不是"以收定支"。当然,我们从这个过程可以看到,确定基本医疗保险待遇时,需要充分考虑筹资能力。如果筹资能力较强,则保障待遇可以定得高一些;如果筹资能力较弱,则保障待遇只能定得低一些。这就是财政管理领域常说的"量入为出",但这不是"以收定支"。值得注意的是,基本医疗保险是一项国民权益,需要给参保的社会成员以稳定的预期。众所周知,社会保障待遇具有向下刚性的特点,即待遇"能上不能下"。所以,基本医疗保险参保者的待遇不能因为基金筹资的短期波动而变化,既不能因为某些年份筹资减少而降低,也不能因为筹资增长而盲目提高,给未来基金支出造成额外压力。

所以,基本医疗保险筹资必须贯彻"以支定收"的原则,否则就可能引起两种后果。第一种后果是地方筹资不足,难以承担医保基金的支出,损害职工医保制度的保障功能和制度公信力,当地财政和上级财政不得不对额外支出进行兜底,最终造成财政的额外压力——筹资规则和保障待遇的相对稳定性意味着财政压力会短期持续。第二种后果是地方筹资过多,从而给企业和参保群体造成不必要的缴费负担,影响企业的生产能力,不利于人民生活幸福感提高。可惜的是,多年来有关部门和相关管理者没有注意到"以支定收"这一重要原则,并且由于实践中对财政压力的普遍担忧,第二种后果更为常见,致使许多地区的职工基本医疗保险统筹基金结余过多,用人单位的基本医疗保险缴费负担过重,同时还引起了对基本医疗保险基金的一些误解,有人建议设法增加基金支出以降低基金结余,甚至建议将结余基金用于保健按摩等项目,这就使得基本医疗保险基金的专用性和严肃性受到践踏。如果职工基本医疗保险能够有效实行"以支定收"的原则,则统筹基金保持收支平衡,其结余额将在精算意义上为"零",在实践中将是一定范围之内一个很小的数值。

在确立基本医疗保险"以支定收"筹资原则之后,就需要有相应的精算制度——而在"以收定支"基金管理原则之下,是不需要精算制度的。需要指出的是,一般认为,医疗保险的精算是一种非寿险精算,而且只要考虑短期平衡即可。但事实上,基本医疗保险是一个长期性的项目,因而其基金的收支需要按照长期平衡的原则来考量。长时间以来，许多人认为，基本医疗保险是一个短期性项目，即其基金收支只要按照一年一平衡的原则来考量即可。他们没有注意到，基本医疗保险是一类没有核保制度的保险项目，对于参保对象没有选择机制。据此，制度规定范围内的任何社会成员均可参加，只要持续缴费即可获得终身保障，即便是重病缠身、每年需要大笔医药费用支出，医疗保障部门也不得拒保、拒赔，这是基本医疗保险与商业医疗保险的重要区别。因此，疾病风险事故的发生将长期累积在职工医保制度中，基本医疗保险基金从而必须考虑基金收支的长期平衡，同时还要考虑设计好相应的责任准备金制度。

（三）职工医保的医药服务供给

与一般的社会医疗保险制度一样，职工基本医疗保险是一个复杂的运行系统，涉及众多社会主体，需要各主体有清晰的定位和有效的合作机制。为实现职工基本医疗保险制度的目标，需要医药服务机构为参保病人提供有效的基本医疗服务或药品服务，因而医药服务供给的质量、价格，直接关系职工基本医疗保险制度运行成本、效率和参保者的体验感，影响医药服务产业的发展。

为此，需要建立一套有效的机制，使参保者、医疗保障部门、医疗服务机构和药品供应机构能够各得其所。这里的关键是要理解和把握参保者与医疗保障部门之间、医疗保障部门与医药服务提供者之间的两层委托代理关系。在每一层委托代理关系中，委托人和代理人的利益诉求都不同。价格是调解利益关系的重要杠杆，因而医药服务价格形成机制是协调这些关系的核心所在。事实上，参保者总是希望以更低的自负水平享受医药服务，医药服务提供者希望医药服务的价格能够维持其日常经营并且有更高的利润，医疗保障部门则在当中充当协调者的角色：一方面希望医药服务提供机构提供适度可承担的医疗服务，另一方面希望医药服务提供机构有持续发展的能力和不断创新的动力，因此要使服务价格维持在适度的区间之内。这是多方博弈的复杂系统，要设法形成良性互动的格局。为满足各方的利益诉求，找到各

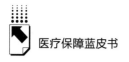

方的利益平衡点，其核心在于构建各方公认的、合理的医药服务价格形成机制。

从学理上说，合理的医药服务价格是由医药服务成本（包括物耗成本和人力成本）、健康产出共同决定的。在过去的较长一个时期内，我国的医疗服务价格和药品价格都是政府的价格管理部门决定的。前些年，国家放开了药品定价管理，实现零售药品市场化定价，但医疗服务价格依然由政府价格管理部门制定，2018 年起这项定价权转移到了医疗保障部门，目前，医疗保障部门正在积极稳妥地推进医疗服务价格改革创新。事实上，医疗服务定价是一个非常复杂的事项，可以说是一个世界性难题，医疗服务的复杂性和专业性以及医疗产出的异质性使得针对每一项服务或每一次服务制定价格是困难的，且服务价格直接影响服务供给者的行为选择，因此定价的一大关键在于医保基金与医疗服务机构的结算和付费机制。医疗服务机构有按服务项目收费、按人头收费等方法，还有预付制、后付制等方式，也有总额预算制。世界发达国家大都进行过付费机制的改革，其核心在于解决过度医疗和医疗不足问题，激励供给者提供适度充足的服务。近年来，我国医疗保障领域在总额预算制的基础上，进行了 DRGs、DIP 等付费机制的改革探索，并在医保控费方面取得了积极的成效。需要注意的是，从世界范围看，基本医疗保险结算还没有一套简单的方法，因而需要继续进行改革探索，寻求适合中国医疗保障制度、医疗服务供给体系、经济社会发展阶段和文化特征的付费机制。

因此，在职工基本医疗保险制度运行过程中，医疗服务供给、药品及其药事服务供给与医疗保障部门和参保人之间，需要一套有效的合作机制，这就需要运用现代社会治理理念。因此，从长远发展趋势看，需要建立一种谈判机制，即医药服务供求各方的价格谈判机制。这种谈判与一般的价格谈判不同，涉及的供求主体多样：从需求方看，有基本医疗保险经办机构和参保者等；从供给方看，有医疗机构、医务人员、药品制造商和销售商等。虽然某项具体谈判并不涉及这些主体中的全部，但仍然是比较复杂的，这就对这种谈判机制的构成要件提出了要求。第一是科学合理的数据分析方法。为了谈判能够有效进行，基础信息和基础数据是必不可少的，而职工基本医疗保险所涉及的数据资料往往是海量的，所以需要有先进的分析方法，能够计算参保者的需求情况、负担能力，医保支付的实际待遇水平，供给方的成本和供给弹性等。第二是具有代表性的行业组织和形成办法。谈判结果能够得到有效的落实，必须依靠行业自律和相应的执行主体。医师协会、医院协会、药商协会，以及基本医疗保险经办机构的自律组织，都必须遵循谈判结果，并要求其会员按照行规执行谈判结果。因为谈判的参与者往往是行业的代表，这些代表的组成需要能够充分反映行业的整体利益，尽量避免内部集团的利益垄断；并且具有行业公信力，从而带动行业的集体行动。只有这样，医药服务价格才能回归正常、回归理性。也只有这样，医疗机构和医务人员才能真正回归公益性，从疾病治疗本身出发提出治疗方案，参保者才能够理性地在不同的就诊地和治疗方案中进行选择，基本医疗保险经办机构才能以真实的医疗过程数据为基础进行费用结算。

四　建设完善与中国式现代化相适应的职工基本医疗保险制度

在中国式现代化建设的进程中，医疗保障担当重要职责。作为面向工薪劳动者的基本医疗保险制度，职工基本医疗保险制度应当公平统一、安全规范，为劳动者健康提供有效的制度保障，助力经济社会持续健康发展和社会财富不断增加，为全体人民共同富裕和国家治理现代化做出实实在在的贡献。

（一）优化职工医保制度设计

现行职工医保制度是 1998 年设计的，从近 1/4 世纪的运行情况看，这项制度在保障职工基本医药服务需求、提高工薪劳动者健康水平、促进经济体制改革和社会稳定和谐等方面发挥了积极作用。同时应该看到，随着经济社会发展，制度运行环境改变，制度本身的缺陷被放大，在实际运行中出现

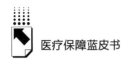

了某些不适应的现象，因而需要优化制度设计，尤其是要增强职工医保制度的反贫困功能、互助共济性和收入再分配功能，增强其对经济社会发展的适应性。

一是优化筹资结构以促进非正规就业者参保。从理论上讲，职工医保制度应当覆盖全体工薪劳动者，但目前该制度主要覆盖有清晰劳动关系的正式职工，还有相当数量的非正规就业者没有进入这套制度，比较典型的是新业态从业人员。这里的关键是，非正规就业者没有明确的工作单位，而职工医保由参保者个人和用人单位共同缴费且后者缴费更多，部分非正规就业者无力承担这部分费用，部分非正规就业者则不愿意承担由用人单位所缴纳的那部分保费，而财政对城乡居民基本医疗保险基金有较多的补助，个人缴费相对较少，因而他们更多地选择参加居民医保，而非职工医保。为了解决这一问题，可以适度降低职工医保用人单位缴费负担，从而降低非正规就业者参加职工医保的缴费负担，鼓励其参保。目前各地职工医保基金结余普遍较多，实施上述措施具有一定的可能性。与此同时，积极创造条件，借鉴德国、日本等国的经验，建立财政对职工医保基金的投入机制，此举能够优化基本医疗保险筹资结构，降低用人单位缴费负担，尤其是劳动密集型企业的缴费负担，从而促进职工医保参保率提高，同时也有益于扩大就业，促进经济发展。

二是逐步淡化个人账户以增强制度的互助共济性。作为一项保险制度，互助共济是职工医保制度的核心技术原理。然而，根据现行制度设计，参保职工个人的缴费全部进入个人账户，而这笔资金全部归个人所有，不具备在参保群体中互助共济的可能性。尽管近几年某些地区通过改革"活化个人账户"，但其使用范围仍限于家庭成员之间，依然具有私有财产的属性。因而职工医保的个人缴费部分没有互助共济功能。同时，由于参保者用人单位所缴的那部分保险费大约有1/3要被划入参保者的个人账户，而且大多数地区是根据个人缴费按比例划入，即划入高收入者个人账户的资金更多一些，实际上是给高收入群体以更高的保障待遇，这就弱化了用人单位缴费部分的互助共济性，也弱化了职工医保制度的收入再分配功能。因此，要按照淡化个人账户的思路，逐步减少用人单位缴费对个人账户的划入，并积极创造条件，逐步将参保者个人缴费部分纳入统筹基金，以增强职工医保制度的互助共济性。

三是积极探索参保病人个人负担封顶机制以增强制度的反贫困功能。职工医保制度的基本职责是防止工薪劳动者因病致贫，然而现行制度实行"基金责任封顶制"，因而难以担当这一重要职责。为了从根本上解决人民群众因病致贫、因病返贫问题，职工医保宜逐步实行个人医药费用负担封顶制，具体包括三方面。其一是明确职工医保所承保职责范围，按照"保基本"的原则，进一步完善基本医疗保险目录范围，改进定点医药机构确定规则，尤其是要强调以最低的医药服务成本为参保病人提供有效的基本医药服务，使之恢复健康，如采取科学合理的临床路径、使用实惠有效的药品等，同时健全医疗过程的监督机制。其二是要优化职工医保资源配置，将更多的资源用于"保大病"，而不是"保小病"，切实解决参保职工因病而产生的"家庭灾难性支出"问题。其三是在完善个人收入和家庭收入核查机制的基础上，根据职工医保的保障责任和基金承受能力，合理确定参保患者个人负担的封顶线。

四是保持适度保障待遇以培育公众理性预期。无论是基于制度职责定位，还是基于共同富裕的目标，职工医保必须按照"保障适度"的原则，努力控制和缩小其与居民医保的待遇差距，为逐步实现这两项制度整合留出接口，为最终建立统一的覆盖全民的基本医疗保险制度奠定基础，并积极创造条件。这不仅需要优化制度政策设计，还需要全民的理解、配合和支持。这里的关键是就职工医保"保基本"这一原则达成共识。为此，需要建立相应的协调机制和监控机制，同时要通过有效的舆论引导，使得社会公众增强对此做法的理解度。尤其是要鼓励发达地区和中高收入群体，保持对职工医保待遇水平的理性预期，增强参与和获得补充性医疗保障的内在动力，自主自愿自费参加商业医疗保险、互助合作医疗保险等补充性医疗保障，引导社会成员对自己的疾病风险做出合适的风险管理计划。

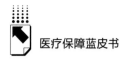

（二）统一职工医保待遇政策

现代社会中，基本医疗保障是一项国民权益，因此每一个社会成员都有权获得大体相同的一份基本医疗保障。这种权益不分种族、身份、居住地和社会贡献，人人平等。为此，我们要积极推进职工医保制度和政策在地区间的统一，确保全体工薪劳动者享有大体相同的基本医疗保险待遇。同时，要探索职工医保与居民医保制度整合，为建立统一的全面基本医疗保险制度奠定基础。为此需要从以下几方面持续努力。

一是健全并有效实施医疗保障待遇清单制度。

前些年，有关部门制定了《医疗保障待遇清单制度》并在各地陆续推行，产生了积极的效果。为此，要按照实施情况进一步加以完善并有效执行。同时要结合分级诊疗、资源优化配置的原则，明确职工医保的基本政策、基金支付的项目和标准，优化医保目录、住院规则，医疗机构和药店定点规则，起付线、封顶线和报销比率等，并建立更加严格的变动和调整程序，保持政策的相对稳定和持续性。尤其需要注意的是，职工医保是全国统一的制度，考虑到国家幅员辽阔、情况复杂，可以给予各省份一定的自主权，但必须在全国统一框架之内，明确政策调整权限，规范决策制定流程。明确规定职工医保待遇调整，各地不得自行其是，尤其不能随意提高待遇标准，不得随意开口子。为此，要杜绝增量、规范存量，确保各地待遇调整行为的规范性。例如，前些年各地"活化"个人账户的政策五花八门，加剧了职工医保待遇政策的地区差异。因此，需要按照淡化个人账户的原则，尽快实行统一的个人账户政策。

二是逐步提高职工医保政策统一的行政层级。

实现职工医保待遇政策统一是一项非常复杂的工作。前些年，除了直辖市之外，大部分地区采用市级统筹或县级统筹，而且在地级市，一般只对市本级各区实行统一的职工医保政策，而该市所辖的县或县级市实际上实行与市本级不同的职工医保政策，因此各地的职工医保政策差异是很大的，由此产生了所谓"县民"和"市民"的待遇差异。对于此种情况，在全省范围内直接一步到位统一职工医保政策是一件比较困难的事情，在全国统一职工医保政策则更难，因此可以采用逐步统一的思路。近年来，各地基本实现了地级市范围内的职工医保政策统一，下一步的任务是积极创造条件，实现省域范围内的职工医保政策统一。从实践经验看，在统一职工医保政策的同时，需要落实各级政府的管理责任，尤其是市级和县级政府对于职工医保基金支出的监管和对该项基金筹资方面的责任。

三是尽快统一最低缴费年限。

根据现行制度设计，参保职工在退休之后可终身享受职工医保待遇，而其本人及其所在用人单位都不需要再缴纳医疗保险费。为了坚持权利和义务相统一的原则，保障基金长期平衡，《中华人民共和国社会保险法》有最低缴费年限的规定。这一规定不仅是参保者享受职工医保待遇的资格条件之一，也是一种筹资规则，构成职工医保筹资机制的重要部分。但是，迄今为止有关部门没有就最低缴费年限做出具体的统一规定，也没有一个统一的确定最低缴费年限的具体方法。于是，各地做出的具体规定差异很大，有 20 年、25 年、30 年的，有 15 年的，同时考虑到男女职工的退休年龄有差异，大部分地区根据性别分设最低缴费年限。职工医保最低缴费年限在地区之间存在如此巨大的差异，造成职工医保参保职工基本权益的差异，以及为取得这项权益所需要支付成本的差异。这种状况必须尽快改变。因此，有关部门需要根据设置最低缴费年限的学理基础，研究确定最低缴费年限的科学方法，结合地区之间差异较大的现实，使其逐步统一。此外，从长远看，职工医保应当与居民医保一样，采用终身缴费制，这就需要尽快制定相应的政策措施，使之平稳过渡。

（三）均衡职工基本医疗保险缴费负担

无论是为了统一职工医保制度政策、促进区域经济社会协调发展，还是为了保持参保者合理的缴费负担，并有益于提高职工医保的参保率，都应该完善职工医保的筹资机制，均衡各方筹资负担。

一是优化筹资结构。由于历史的原因，在现行筹资规则之下，职工医保

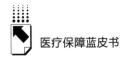

的个人缴费比重偏低，用人单位缴费责任相对较重，也就是说，用人单位与参保者个人之间的筹资责任是不均衡的。从国际上看，许多国家个人与用人单位缴纳相同的医疗保险费，如德国、日本等。当然，国家财政对基本医疗保险基金也有一定的投入。所以，从长远的趋势看，需要优化职工医保的筹资结构，在建立财政对此项保险基金筹资责任的同时，调整参保职工个人缴费与用人单位缴费之间的比例结构，以均衡职工医保的筹资责任，这将有益于扩大就业。在财政筹资责任到位之前，就现行制度设计而言，有两种思路。一是直接提高参保者个人的缴费比率，稳定或降低用人单位的缴费比率，但按照这种思路操作可能会遇到一定的阻力。第二种思路是减少对个人账户资金的划入，也就是说用人单位缴费进入统筹基金的那部分资金会增加，这是个人筹资责任的隐性增加，有益于减轻用人单位的缴费负担，从而增强用人单位，尤其是企业的活力。如果个人账户的规模缩小甚至逐步取消，而参保职工及其用人单位的缴费不减少，则必然扩大统筹基金，从而提高统筹基金在职工医保基金中的占比。此外，现行职工医保制度从原先的劳保医疗制度和公费医疗制度转型而来，其间产生了转轨成本，但对此一直没有明晰的结论和公开的处理方案。因此，要对这一历史债务进行科学的分析，并采用妥善的方法加以处理，[①] 从而进一步减轻用人单位的筹资负担。

二是尽快统一缴费基数确定规则。现行职工医保制度实行费率制，即由缴费基数和缴费比率确定缴费量。因此，缴费基数是一个重要指标，这不仅关系医疗保险费的收入总量，而且关系到职工医保筹资行为的规范性。然而，从 20 多年来的实践看，各地职工医保的缴费基数差异很大，确定缴费基数的规则也不统一，而且用人单位缴费部分还有"单基数"与"双基数"的差异。根据作者长期持续调查研究的结果，绝大多数地区的缴费基数低于应计基数，使得缴费比率虚高，因而有"名义费率"与"实际费率"的说法，这就必然导致职工医保基金流失因而入库量不足。所以，有关部门需要尽快统一全国职工医保缴费基数确定规则。这里的关键

① 杨一心：《职工医疗保险历史债务研究》，硕士学位论文，浙江大学，2010。

是要明确薪酬收入的核定与计算方法，当前的重点是要进一步明晰工资的含义、计算口径及统计规则，提出关于工资统计的统一而简便易行的计算方法，为准确核定用人单位及其职工的医疗保险缴费基数奠定基础。当然，工资确认方法要便于实际操作，提高征收效率，节约征收成本，并在实践中逐步改进完善。

三是逐步统一缴费比率。职工医保费用用人单位缴费比率各地有较大差异；同时，由于缴费基数的确定规则不统一，因而关于缴费比率的合理标准也无从谈起。也就是说，各地区之间的费率不能简单比较，或者说这种比较很难得出科学的结论，但是我们说"各地区用人单位职工基本医疗保险缴费负担差异大"这个结论大家一般能够接受。这是影响职工医保制度公平性的一个重要因素，直接造成地区之间劳动力基础成本不同，成为影响区域之间公平竞争和均衡发展的重要因素之一。因此，要在逐步统一职工医保缴费基数确定规则的基础上，逐步统一各地职工医保的缴费比率，建立基准费率制度。尤其需要指出的是，应当以科学的精算方法，确定灵活就业人员等非正规就业者的职工医保缴费比率，或者通过适当的财政补贴，适度降低非正规就业者的缴费比率，以利于他们参加职工医保，从而扩大职工医保的惠及范围。

四是妥善处理职工医保收支缺口问题。在统一各地的职工医保待遇，并统一缴费基数确定规则、统一缴费比率的情况下，地区之间职工医保基金收支平衡能力也存在差异，这就需要有一套科学合理的均衡协调机制。事实上，由于区域发展不平衡，各统筹地区的相关主体（尤其是财政）承担职工医保制度成本的能力也存在差异，部分地区会产生职工医保基金收支缺口。理论上讲，此类资金缺口应当由统筹地政府承担，当统筹地政府也无力承担此项缺口时，应当由上级政府乃至中央政府提供帮助。因此，要逐步建立健全旨在保持职工医保基金长期平衡的均衡协调机制。例如，建立职工医保基金调剂金制度，或者采用中央财政补助的办法，即中央财政对职工医保基金难以实现收支平衡的统筹地区实行财政补助，以帮助这类地区能够有效落实参保职工的基本医疗保障权益。至于其他地区，则通过既定的筹资规则

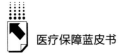

运行，各地自行保障基金收支平衡。这是因为职工医保是一项基本公共服务，其有效供给是中央和地方的共同责任。

参考文献

［1］ 何文炯：《社会保险需要把握"两个适度"》，《中国社会保障》2008 年第 11 期。

［2］ 何文炯：《"以收定支"与"以支定收"》，《中国社会保障》2017 年第 3 期。

［3］ 何文炯：《论中国社会保障资源优化配置》，《社会保障评论》2018 年第 4 期。

［4］ 何文炯等：《社会医疗保险纵向平衡费率及其计算方法》，《中国人口科学》2010 年第 3 期。

［5］ 何文炯等：《"职工平均工资"的困惑——兼论基本养老保险制度的完善》，《统计研究》2004 年第 11 期。

［6］ 胡晓毅等：《基本医疗保险治理机制及其完善》，《学术研究》2018 年第 1 期。

［7］ 华颖：《从医保个人账户兴衰看中国社会保障改革理性回归》，《学术研究》2020 年第 4 期。

［8］ 沓钰淇等：《实物类转移支付的道德风险：以中国城职保个人账户为例》，《世界经济》2023 年第 5 期。

［9］ 杨一心：《职工医疗保险历史债务研究》，硕士学位论文，浙江大学，2010。

［10］ 翟绍果：《从病有所医到健康中国的历史逻辑、机制体系与实现路径》，《社会保障评论》2020 年第 2 期。

［11］ 郑功成：《共同富裕与社会保障的逻辑关系及福利中国建设实践》，《社会保障评论》2022 年第 1 期。

［12］ 朱恒鹏：《医保个人账户存在的四个问题及两种改革路径》，《中国医疗保险》2020 年第 2 期。

B.3
中国居民医保制度的现状及展望

华　颖*

摘　要：　本报告在多层次医疗保障体系的框架下，探讨针对居民的法定医
疗保障制度的演进、特征和运行效果、现实问题、改革构想等，
涉及基本医疗保险、大病保险、医疗救助，即目前政策文件里所
称的"三重保障制度"。报告提出，此三重制度在十余年间逐步
构建，通过互补衔接，在减轻居民疾病医疗经济负担方面发挥了
重要作用。然而，居民医保制度改革相对滞后，迄今仍延续着多
制并立、以户籍为依据参保、按人头缴纳保险费以及覆盖范围边
界不清的传统路径，导致制度碎片化、筹资不公、保障能力有
限、待遇差距大等问题，面临着可持续性不断弱化的风险。建议
以有针对性地解决前述关键问题为出发点，整合居民基本医保、
大病保险与医疗救助制度，在厘清制度覆盖范围边界的条件下加
以强制实施。同时，以根据可支配收入按一定比例缴费替代按人
头缴费，以覆盖常住人口为目标并据此调整财政补贴机制，同时
优化基金管理和经办机制。最终的目标应是居民医保制度与职工
医保制度整合为统一的覆盖全民的基本医保制度，使得全民在政
府主导的医保制度下公平地享受医保权益，并切实化解灾难性医
疗卫生支出风险。

关键词：　居民医保制度　三重保障　制度整合　筹资机制

---

* 华颖，博士，中国社会科学院人口与劳动经济研究所副研究员，主要研究领域为医疗保障。

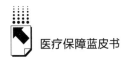

中国特色的多层次医疗保障体系包括法定医疗保障和补充层次的医疗保障；前者是指政府主导、依法强制实施的医保制度，后者主要指机构举办的补充医疗保险、市场化的商业健康保险以及社会力量组织的慈善医疗。基本医疗保险、大病保险、医疗救助构成了目前针对居民群体的法定医疗保障制度。居民医保制度目前覆盖近 10 亿人口，占我国总人口七成以上，是我国多层次医疗保障体系中的主体性、根本性制度安排。居民医保制度的发展和完善对于减轻居民医疗费用负担、减少灾难性医疗支出至关重要，是整个医疗保障制度走向成熟、定型的关键，也是全面建成多层次医疗保障体系的重要条件。

一 居民法定医疗保障制度的政策演进

中华人民共和国成立以来，我国经历了计划经济和社会主义市场经济两种经济体制，医疗保障体系也相应地经历了两次重建。本报告以政策文件（见表 1）为基础，回顾现有居民法定医疗保障制度的形成过程。

表 1 居民医保制度的主要政策文件

颁布/施行时间	文件名	发文机构	规制领域
2003 年 1 月 16 日	《关于建立新型农村合作医疗制度的意见》（国办发〔2003〕3 号）	国务院办公厅	新农合
2003 年 11 月 18 日	《关于实施农村医疗救助的意见》（民发〔2003〕158 号）（失效）	民政部、卫生部、财政部	医疗救助
2005 年 3 月 14 日	《关于建立城市医疗救助制度试点工作意见的通知》（国办发〔2005〕10 号）（失效）	国务院办公厅	医疗救助
2007 年 7 月 10 日	《国务院关于开展城镇居民基本医疗保险试点的指导意见》（国发〔2007〕20 号）	国务院	城居保
2009 年 6 月 15 日	《关于进一步完善城乡医疗救助制度的意见》（民发〔2009〕81 号）	民政部、财政部、卫生部、人社部	医疗救助
2012 年 1 月 4 日	《关于开展重特大疾病医疗救助试点工作的意见》（民发〔2012〕21 号）	民政部、财政部、人社部、卫生部	医疗救助

颁布/施行时间	文件名	发文机构	规制领域
2012 年 8 月 24 日	《关于开展城乡居民大病保险工作的指导意见》(发改社会〔2012〕2605 号)	国家发展改革委等六部门	大病保险
2013 年 2 月 22 日	《关于建立疾病应急救助制度的指导意见》(国办发〔2013〕15 号)	国务院办公厅	应急救助
2013 年 8 月 12 日	《关于加强医疗救助与慈善事业衔接的指导意见》(民发〔2013〕132 号)	民政部	医疗救助与慈善
2013 年 12 月 23 日	《关于印发〈城乡医疗救助基金管理办法〉的通知》(财社〔2013〕217 号)	财政部、民政部	医疗救助
2015 年 4 月 21 日	《关于进一步完善医疗救助制度全面开展重特大疾病医疗救助工作意见的通知》(国办发〔2015〕30 号)	国务院办公厅转发民政部等部门	医疗救助
2015 年 7 月 28 日	《国务院办公厅印发〈关于全面实施城乡居民大病保险的意见〉》(国办发〔2015〕57 号)	国务院办公厅	大病保险
2016 年 1 月 3 日	《国务院关于整合城乡居民基本医疗保险制度的意见》(国发〔2016〕3 号)	国务院	居民基本医疗保险
2017 年 1 月 16 日	《关于进一步加强医疗救助与城乡居民大病保险有效衔接的通知》(民发〔2017〕12 号)	民政部、财政部、人社部等	医疗救助与大病保险
2021 年 10 月 28 日	《关于健全重特大疾病医疗保险和救助制度的意见》(国办发〔2021〕42 号)	国务院办公厅	重特大疾病医疗保险、医疗救助

（一）居民法定医疗保障制度的演进

1. 居民基本医保和医疗救助：从农村到城市，再到目前城乡统筹

在计划经济时期，公费医疗和劳保医疗制度分别为机关事业单位工作人员和企业职工提供医疗保障，同时也惠及劳动者家属，农村集体经济支撑的合作医疗制度覆盖农村居民，但此三项制度随着经济体制改革的推进逐渐走向了终结。1998 年国务院发布《关于建立城镇职工基本医疗保险制度的决定》（国发〔1998〕44 号），确立了职工基本医保制度，该制度改变了此前以家庭为单位提供医疗保障的方式，将劳动者家属排除在覆盖范围之外。因

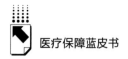
此，直至 21 世纪初，在新旧制度交替的空档期和新制度覆盖方式的改变下，职工之外的城乡居民群体尚未得到医疗保险制度的覆盖，这些群体包括农村居民，以及未参加职工基本医疗保险的城镇就业人员和非就业人员。

在农村，由于医保制度的缺位，一些已被控制和消灭的传染病和地方病再次死灰复燃，医药费用不断上涨，广大农民不堪重负，看不起病的现象相当普遍。① 在此背景下，为广大农村居民建立新型医保制度成为当务之急。2003 年，新型农村合作医疗（以下简称新农合）试点启动，标志着面向居民的法定医疗保障制度开始步入建制时期。居民基本医疗保险制度经历了2003 年农村居民医保建制、2007 年城镇居民医保建制、2016 年起城乡居民医保制度开始整合发展这三个发展阶段。2003 年，国务院办公厅转发卫生部等部门《关于建立新型农村合作医疗制度的意见》（国办发〔2003〕3号），标志着新农合试点的启动。根据该文件意见，新农合遵循农民自愿参加、多方筹资、以收定支、保障适度等原则，是主要针对大额医疗费用或住院医疗费用的互助共济制度，重点解决日益突出的农民因患大病而出现的因病致贫、返贫问题。2007 年，城镇居民医保（简称城居保）制度作为构建覆盖城乡的全民医保体系的最后组成部分开始试点。根据《国务院关于开展城镇居民基本医疗保险试点的指导意见（国发〔2007〕20 号）》，城居保主要覆盖城镇非从业居民、自愿参保，筹资方面以家庭缴费为主、政府给予适当补助，重点保障住院和门诊大病医疗支出，有条件的地区可以逐步试行门诊医疗费用统筹。新农合和城居保分别 2008 年和 2010 年实现了覆盖全国的政策目标。② 2016 年 1 月，国务院发文明确提出将新农合和城居保两项制度加以整合，建立全国统一的居民医保制度，实现覆盖范围、筹资政策、保障待遇、医保目录、定点管理、基金管理的"六统一"。在整合发展的过程中，居民医保制度的覆盖范围不断扩大，参保人数近年来稳定在 10 亿人左右，

---

① 《农村社会保障篇：新农合 新农保 增强农民幸福感》，农业农村部官网，http://www.moa.gov.cn/ztzl/nyfzhjsn/hyfzsn/201208/t20120828_2899106.htm，2012 年 8 月 28 日。

② 孙淑云：《改革开放 40 年：中国医疗保障体系的创新与发展》，《甘肃社会科学》2018 年第5 期。

报销范围也有了大幅扩展。

医疗救助同样沿着与基本医保一样的"先农村后城市，再城乡统筹"的逻辑展开。2003 年，在引入新农合制度后不久，民政部、卫生部、财政部发布了《关于实施农村医疗救助的意见》（民发〔2003〕158 号）（失效），提出对患大病农村五保户和贫困农民家庭实行医疗救助制度，明确了医疗救助形式可以是资助救助对象参加当地合作医疗，也可以是对救助对象患大病给予一定的医疗费用补助。截至 2005 年底，我国含农业人口的县（市、区）基本建立了农村医疗救助制度，覆盖全体农村贫困居民的医疗救助网初步形成。[①]
2005 年，《关于建立城市医疗救助制度试点工作意见的通知》（国办发〔2005〕10 号），提出建立城市医疗救助制度，主要救助对象是城市低保对象中未参加城镇职工基本医疗保险人员、已参加城镇职工基本医疗保险但个人负担仍然较重的人员和其他特殊困难群众。2009 年，农村和城镇居民的医疗救助制度全面建立。2015 年，《关于进一步完善医疗救助制度全面开展重特大疾病医疗救助工作意见的通知》（国办发〔2015〕30 号）要求各地在 2015 年底前，将城市医疗救助制度和农村医疗救助制度整合为城乡医疗救助制度，确保城乡困难群众获取医疗救助的权利公平、机会公平、规则公平、待遇公平。同时也在合理界定医疗救助对象、资助参保参合、规范门诊救助、完善住院救助等方面提出了要求。[②]

综上，居民基本医保和医疗救助均本着先急后缓的思路从农村起步，前者面向全体居民自愿参保，后者面向困难群众，通过资助参保以及门诊和住院救助实施；两大制度后在城市引入，最终实现了城乡统筹。

2. 三重保障制度的搭建：从基本医保和医疗救助，到叠加大病保险

针对农村居民的基本医疗保险、医疗救助在 2003 年引入，针对城镇居

---

① 《对农村贫困家庭实行医疗救助》，中央人民政府官网，http：//www.gov.cn/ztzl/fupin/content_ 396683. htm，2006 年 9 月 23 日。

② 《国务院办公厅转发民政部等部门关于进一步完善医疗救助制度全面开展重特大疾病医疗救助工作意见的通知》，中央人民政府官网，http：//www.gov.cn/zhengce/content/2015 – 04/30/content_ 9683. htm，2015 年 4 月 30 日。

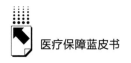

民的基本医疗保险、医疗救助分别在 2007 年、2005 年引入。居民基本医疗保险旨在保障人民群众基本医疗需求，通过参保者和财政共同筹资。医疗救助由国家财政拨款（不排除社会捐助等），用于为符合条件的低收入居民缴纳基本医疗保险费并对其合规的高额医疗费用进行救助性补偿。通过医疗救助制度，低收入群众也能依靠医疗救助的资助参加基本医疗保险，这大幅提升了基本医保的参保率，使全民医保目标得以基本实现。

尽管居民基本医保和医疗救助使得人民群众看病就医有了基本保障，但参保者的大病医疗费用的负担依然比较沉重。在此背景下，大病保险作为对大病患者发生的高额医疗费用给予进一步保障的制度开始被推广。2012 年，国家发展改革委等六部门联合发布《关于开展城乡居民大病保险工作的指导意见》（发改社会〔2012〕2605 号），要求在全国范围内开展面向城乡居民的大病保险试点，由政府利用基本医疗保险基金向商业保险公司购买大病保险服务，对大病患者的高额医疗费用给予进一步保障。2015 年，国务院办公厅印发《关于全面实施城乡居民大病保险的意见》（国办发〔2015〕57 号），要求大病保险在 2015 年底前覆盖所有城乡居民基本医保参保人群，到 2017 年建立起比较完善的大病保险制度，并与医疗救助等制度紧密衔接，共同发挥托底保障功能。大病保险资金来源于居民医保基金中按一定比例或额度划出的资金，原则上由政府招标选定的商业保险机构承办，当参保居民患大病发生高额医疗费用时，由大病保险按规定报销相应部分。

此后，城乡居民大病保险工作全面推开，有效提高了大病患者的保障水平，并逐渐向贫困人口倾斜。2017 年，民政部等部门联合印发了《关于进一步加强医疗救助与城乡居民大病保险有效衔接的通知》（民发〔2017〕12 号），要求加强医疗救助与大病保险在对象范围、支付政策、经办服务、监督管理等方面的衔接，制定大病保险向困难群众倾斜的具体办法，对经大病保险报销后仍有困难的困难群众实施重特大疾病医疗救助，积极探索做好因病致贫家庭重病患者救助工作。2018 年，《医疗保障扶贫三年行动实施方案（2018~2020 年）》（医保发〔2018〕18 号）提出加大对农村贫困人口大病保险的倾斜支付力度，这意味着医疗保障进一步向贫困人口倾斜。2021 年国务院办公厅发布的《关于健全重特大疾病医疗保险和救助制度的意见》（国办发〔2021〕42号）提出促进三重制度的互补衔接，发挥基本医保主体保障功能，实施公平适度保障；增强大病保险减负功能，探索完善其对低保对象、特困人员和返贫致贫人口的倾斜支付政策；夯实医疗救助托底保障功能。

综上，从局部地区试点到覆盖全国城乡居民，从单一制度安排到三重制度保障，居民医保制度近20年间取得了巨大成就，使得近10亿城乡居民的医保实现了从无到有、从有限保障到日益有效保障的基本目标。目前，"三重保障制度"通过多次报销、资助参保等形式衔接，在减轻城乡居民的疾病医疗经济负担方面发挥了重要作用，在脱贫攻坚中更因对建档立卡户实行医保报销倾斜政策而基本切断了贫困与疾病之间的链条。然而，客观而论，重大疾病仍然是近10亿城乡居民面临的主要生活风险，居民医保制度也因内在缺陷而面临着可持续性不断弱化的危机，这一事实决定了对该制度的完善已经成为党中央明确提出的在2030年全面建成中国特色医疗保障制度的关键所在。

（二）三重保障制度的设计和基本特征

1.三重制度的基本属性和支付范围一致

首先，基本医保、大病保险、医疗救助三重制度的基本属性一致，均是政府主导、强制实施的法定层次的基本保障。与之相区别的是由市场主体或社会力量主导、自愿实施的补充层次保障，包括企事业单位举办的补充医疗保险、商业健康保险以及慈善医疗等。

其次，三重制度的支付范围一致，采取多次报销、资助参保等形式衔接。根据《关于建立医疗保障待遇清单制度的意见》（医保发〔2021〕5号），三重制度均是保障"政策范围内费用"，即大病保险和医疗救助的报销范围根据基本医疗保险目录确定。

大病保险的起付标准原则上不高于统筹地区居民上年度人均可支配收入的50%。对于起付标准以上、最高支付限额以下的政策范围内的费用，大病保险支付比例不低于60%，居民医保叠加大病保险最高支付限额原则上达到当地居民人均可支配收入的6倍左右。对低保对象、特困人员和返贫致贫人口，起付标准降低 50%，支付比例提高 5 个百分点，最高支付限额取消。一些地方全面取消了大病保险的封顶线，如黑龙江自 2022 年 1 月 1 日起，大病保险实行分段报销政策，并全面取消大病保险封顶线。① 关于医疗救助，在起付标准方面，低保对象、特困人员原则上全面取消救助门槛，暂不具备条件的地区，对其设定的年度起付标准不得高于统筹区上年居民人均可支配收入的 5%，并逐步探索取消起付标准，低收入家庭成员按 10% 左右确定，因病致贫家庭重病患者按 25% 左右确定；报销比例方面，对低保对象、特困人员可按不低于 70% 比例给予救助，其他救助对象救助水平原则上略低于低保对象；年度最高限额根据实际情况合理设定（见表 2）。

表 2 现行居民三重保障制度的制度设计

	居民基本医疗保险	大病保险	医疗救助
保障对象/目标群体	除职工基本医疗保险应参保人员或按规定享有其他保障的人员以外的所有城乡居民		低保对象、特困人员等；因病致贫重病患者②
制度定位	公平普惠保障基本医疗需求	保障基本医疗保险之外个人负担的符合社会保险相关规定的医疗费用	帮助困难群众获得基本医疗保险服务并减轻其医疗费用负担
运行机制	对参保患者发生的符合规定的医疗费用进行保障	对参保患者发生的符合规定的高额医疗费用③给予进一步保障	1. 对救助对象参加居民医保的个人缴费部分给予资助。全额资助特困人员，定额资助低保对象、返贫致贫人口 2. 对救助对象经基本医保、补充医保支付后，个人及其家庭难以承受的符合规定的自付医疗费用给予救助
筹资机制	个人缴费和政府补助相结合；国家制定最低标准，各省确定本省标准	从基本医疗保险划拨资金	各级财政补助、彩票公益金、社会捐助等多渠道

① 《黑龙江：提高城乡居民医疗保障水平 全面取消大病保险封顶线》，中央人民政府官网，http：//www.gov.cn/xinwen/2021-09/04/content_ 5635376. htm，2021 年 9 月 4 日。

② 《国务院办公厅关于健全重特大疾病医疗保险和救助制度的意见》（国办发〔2021〕42 号），中央人民政府官网，http：//www.gov.cn/zhengce/content/2021 - 11/19/content _5651446. htm，2021 年 11 月 19 日。

③ 高额医疗费用以居民年人均可支配收入为主要测算依据。

续表

	居民基本医疗保险		大病保险	医疗救助
经办管理	医保经办机构		商业保险公司	医保经办机构
待遇支付政策	住院			
	起付标准	标准不一	与居民基本医保相衔接，原则上不高于统筹地区居民上年度人均可支配收入的50%。对低保对象、特困人员和返贫致贫人口，起付标准降低50%	低保对象、特困人员原则上全面取消救助门槛，暂不具备条件的地区，对其设定的年度起付标准不得高于统筹区上年居民人均可支配收入的5%，并逐步探索取消起付标准，低收入家庭成员按10%左右确定，因病致贫家庭重病患者按25%左右确定
	报销比例	对于起付标准以上、最高支付限额以下的政策范围内的费用，总体支付比例（统筹地区基金支付金额/政策范围内医疗费用）75%左右，职工医保和城乡居民医保保持合理差距	对于起付标准以上、最高支付限额以下的政策范围内的费用，大病保险支付比例不低于60%；对低保对象、特困人员和返贫致贫人口，大病保险支付比例提高5个百分点	医疗救助对低保对象、特困人员可按不低于70%比例给予救助，其他救助对象救助水平原则上略低于低保对象，具体比例由各统筹地区根据实际确定
	最高限额	居民医保叠加大病保险最高支付限额原则上达到当地居民人均可支配收入的6倍左右；对低保对象、特困人员和返贫致贫人口，大病保险取消最高支付限额	年度最高限额根据经济社会发展、人民健康需求、基金支撑能力合理设定	—
	普通门诊			
	报销比例	对于起付标准以上、最高支付限额以下的政策范围内的费用，居民医保门诊统筹支付比例不低于50%	—	—

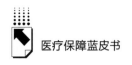
续表

	居民基本医疗保险	大病保险	医疗救助
待遇支付政策	门诊慢特病		
待遇支付政策	把高血压、糖尿病等门诊用药纳入医保报销。恶性肿瘤门诊放化疗、尿毒症透析、器官移植术后抗排异治疗、重性精神病人药物维持治疗、糖尿病胰岛素治疗、肺结核、日间手术等,可参照住院管理和支付。对罹患慢性病需要长期服药或者患重特大疾病需要长期门诊治疗,导致自付费用较高的符合救助条件的对象给予门诊救助。门诊年度救助限额由县级以上人民政府根据当地救助对象需求和救助资金筹集情况研究确定。		
支付范围	支付范围	基本医疗保险按照规定的药品、医用耗材和医疗服务项目支付范围支付。补充医疗保险、医疗救助参照政策范围内费用范围执行	
支付范围	其他不予支付的范围	应当从工伤保险基金中支付的;应当由第三人负担的;应当由公共卫生负担的;在境外就医的;体育健身、养生保健消费、健康体检;国家规定的基本医疗保险基金不予支付的其他费用。对经济社会发展有重大影响的,经法定程序,可做临时调整	

资料来源:《国家医保局 财政部关于建立医疗保障待遇清单制度的意见》,中央人民政府官网,http://www.gov.cn/zhengce/zhengceku/2021-08/11/content_ 5630791.htm,2021 年 8 月 11 日。

可见,大病保险和医疗救助主要通过降低基本医疗保险起付线、提高报销比例和封顶线的方式减轻参保者的部分自付医疗费用负担,同时也对低保对象、特困人员、返贫致贫人口设有倾斜支付政策,这些制度设计无疑可以减轻大病患者的部分经济压力。然而,受制于筹资规模并考虑到基金安全,三重制度对基本医疗保险目录之外的费用不予保障,这客观上导致难以彻底为大病患者兜住底线,特别是需要使用政策范围外药品、医用耗材和医疗服务项目的病人,其所面临的费用负担较重。因而,虽然医疗救助属于社会救助范畴,我国《社会救助暂行办法》第 2 条也明确了社会救助的职责是"托底线、救急难",但医疗救助的报销范围限于基本医疗保险目录范围内,使得上述托底目标难以实现。

2. 大病保险实质上是基本医疗保险的一部分

基本医保和大病保险的覆盖群体和资金来源均重合,大病保险的覆盖对象即为城乡居民基本医保的参保人，其资金来源于居民医保基金中按一定比例或额度划出的部分，并没有独立的筹资来源，可视作基本医保的二次报销，因此实质上仍是居民基本医疗保险不可分割的组成部分。引入大病保险虽然实现了保障项目的扩张，但并未实现筹资规模的扩张。在居民基本医疗保险筹资机制不良、筹资总额增长乏力的情况下，大病保险实际上也难以得到充足的资金支持。

大病保险交由商业保险公司经办的本意是借助市场力量壮大经办能力、提高经办效率，但商业保险公司只是在服从基本医保政策的前提下对参保者超过基本医疗保险限额的部分进行第二次报销，它们虽然提供了人力支持，却没有自主权发挥风险管理等多方面的专长，目前并无明确证据表明商业保险公司经办大病保险提高了经办效能。在一些地方，商业保险公司不但没有发挥其技术和网络优势，反而增加了医保经办机构管理和协调成本，亏损也成为大病保险运作的常态。此外，自 2012 年大病保险试点以来，我国商业健康保险总保费收入的增长很大一部分来自大病保险等政策性保险业务。商业保险公司介入大病保险分散了其独立按照保险市场规律开拓商业健康保险业务的积极性，一定程度上导致商业健康保险市场发展滞后，未能成为中高收入群体获得更好的健康管理服务的普遍有效途径。

3. 医疗救助的两大实现机制在基本医保的制度框架下运行

医疗救助制度通过资助参保以及门诊、住院救助这两大形式实现其功能，其中前者对救助对象参加居民医保的个人缴费部分给予资助；后者对救助对象经基本医保、大病保险支付后仍难以承受的医保政策范围内的费用给予救助性补偿。可见医疗救助的两大机制均在基本医保的制度框架下实现。

资助参保机制帮助救助对象先履行基本医保的缴费义务再享受待遇，不仅有助于基本医疗保险的全覆盖，而且遵循了权利义务对应的社会保险原则。门诊和住院医疗费用救助机制虽然减轻了救助对象的部分自费负担，但因局限于基本医疗保险目录范围内的医疗费用的救助，导致难以真正为困难

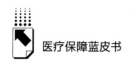
群体托住底线、救助急难。此外，救助对象主要聚焦在低保、特困人员等"收入型贫困"群体，因病致贫的"支出型贫困"人员获得的医疗救助相对不足。

需要指出的是，在法定医疗保障制度完善的国家，医疗救助制度发挥作用的空间很小。例如在德国，医疗救助①的功能主要是为极少数没有医疗保险的贫困者提供救助，所涉人数和支出额规模很小且呈现下降趋势，如2021年德国接受医疗救助的人数不到1.2万人，净支出约为6.7亿欧元，②相较于当年基本医保的7000多万参保者、2850亿欧元总支出而言微不足道。

综上，由于居民医保制度的建立是本着先急后缓、先易后难、先起步再发展的思路推进，基本医保、医疗救助、大病保险这三重保障制度以相互嵌套的形式逐步构建，采取多重报销、资助参保的形式衔接。此举虽然使得制度得以确立并确实惠及了城乡居民，但因三重制度支付范围一致、大病保险并无独立筹资来源等制度设计，导致其保障功能有限、分立存在的必要性不大，需要通过全面深化改革才能走向成熟定型。

二 居民法定医疗保障制度的实际运行状况

本节基于事实与数据，从覆盖人数、资金运行状况、保障程度和经办管理等方面分析三重制度的实际运行状况。无论是从覆盖面、资金量还是所提供的保障待遇水平来看，基本医疗保险制度均在三重制度中占据了绝对主体地位（见表3）。

---

① 德国医疗救助涵盖与法定医疗保险相同的应享权利，这意味着未参保医疗保险的社会救助对象与法定医疗保险参保者有权享有同等的医疗服务。法定医疗保险基金承担未参保社会救助对象的医疗费用，然后接受医疗救助提供者的报销。虽然这些救助对象严格意义上不是医疗保险参保者，但医疗服务提供者承认并视他们为参保法定医疗保险的患者。社会服务办公室（Sozialamt）支付医疗保险机构在医疗救助下提供的医疗服务的费用。
② 数据来源：德国联邦统计局数据库，https：//www-genesis.destatis.de/genesis/online。

表 3　居民医保三重制度的运行概况（2021 年）

	覆盖人数	基金支出	保障水平	经办机构①
基本医保	10.09 亿人	9296 亿元	政策范围内住院费用基金支付比例 69.3%②	县级以上医保经办机构 3379 家，其中隶属医保部门的机构（2936 家）中，90% 以上经办居民医保
大病保险	12.2 亿人（含部分城镇职工）③	从基本医保筹资总额中划入少许	大病报销比例提高 10 个至 15 个百分点④	18 家保险公司
医疗救助	2.09 亿人。其中资助参保 1.06 亿人，门诊和住院救助 1.03 亿人次	620 亿。其中资助参保 228 亿元，门诊和住院救助 392 亿	门诊和住院救助资金相当于当年基本医保基金支出的约 4%	隶属医保部门的县级以上医保经办机构中，80% 以上经办医疗救助。一些商业保险公司也介入医疗救助

1. 覆盖面

目前我国大多数社会成员参加的都是居民医保，其参保人数近四年来稳定在 10 亿人左右，其中成年人约 7.5 亿人，学生及儿童约 2.5 亿人。在参保的 7.5 亿成年人中，相当一部分是本应参加职工医保的城镇就业者。数据表明，2022 年末全国就业人员近 7.34 亿人，其中城镇就业人员约 4.59 亿人，而参加职工医疗保险的在职职工仅 2.66 亿人，这意味着有 1.93 亿城镇就业人员并未参加职工医疗保险，这些人员主要是农村进城务工的流动人口和灵活就业人员等。2022 年，职工医保人均个人缴费水平是居民医保的约 5 倍。同年，职工和居民医保住院费用目录内基金支付比例分别为 84.2% 和 68.3%，⑤ 相差近 16 个百分点。可见，对比职工和居民医保两大制度，个人

---

① 医保经办机构数据截至 2020 年底。资料来源为上海市医疗保险协会《全国医疗保障经办体系建设情况调查分析》，2021 年 5 月 27 日。

② 《2021 年全国医疗保障事业发展统计公报》，国家医疗保障局官网，http://www.nhsa.gov.cn: 8000/art/2022/6/8/art_7_8276.html，2022 年 6 月 8 日。

③ 《大病保险运行十年》，中国银行保险报网，http://www.cbimc.cn/content/2022-09/29/content_ 468746.html，2022 年 9 月 29 日。

④ 《大病保险运行十年》，中国银行保险报网，http://www.cbimc.cn/content/2022-09/29/content_ 468746.html，2022 年 9 月 29 日。

⑤ 国家医疗保障局：《2022 年全国医疗保障事业发展统计公报》，2023 年 7 月 10 日。

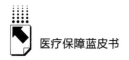

缴费水平的差距明显大于待遇差距。按照《中华人民共和国社会保险法》的规定，无雇工的个体工商户、未在用人单位参加职工基本医疗保险的非全日制从业人员以及其他灵活就业人员可以参加职工基本医疗保险，这意味上述就业人群也可以选择参加居民基本医疗保险。在现行筹资机制下，基于个体经济理性，许多城镇就业人员倾向于选择参加待遇水平虽略低但缴费水平明显更低的居民医保。居民医保与职工医保参保人群边界的模糊，不仅使得居民医保的财政补助负担不断加重，而且伴随体制内就业者数量的减少和退休人员快速增长，导致职工医疗保险面临医保筹资锐减和医保待遇支付压力日增的困境。

此外，由于路径依赖，居民医保延续着自新农合起就遵循的自愿参保原则。新农合采取自愿原则有其特定时代背景，包括避免强制性参保缴费给农民增加经济负担、尊重农民意愿和自主权利等。① 然而，自愿参保政策延续至今实际上与全民参保、全民受益的目标相悖，不可避免地导致未保、漏保和断保，也给基层医保经办机构带来巨大的动员参保压力。

自 2019 年起，居民医保的参保人数已经连续 4 年下降。2022 年参加城乡居民基本医疗保险人数为 98328 万人，比 2021 年底减少 2538 万人，② 其中固然有剔除重复参保的因素，但也表明如若不对参保机制进行适当改革，看似已经实现的"全民医保"成果实则并不稳固。

在城乡居民大病保险制度方面，2016 年时已基本实现全覆盖，为全国 10.5 亿城乡居民提供保障。③ 截至 2021 年末，城乡居民大病保险已覆盖 12.2 亿城乡群众（包含部分城镇职工），累计赔付超过 6000 万人次。④

① 董四平等：《从自愿与强制之争看新农合的参与原则》，《中国农村卫生事业管理》2007 年第 3 期。

② 《2022 年医疗保障事业发展统计快报》，国家医疗保障局官网，http：//www.nhsa.gov.cn/art/2023/3/9/art_ 7_ 10250.html，2023 年 3 月 9 日。

③ 《我国城乡居民大病保险制度基本实现全覆盖》，中央人民政府官网，http：//www.gov.cn/xinwen/2016-10/19/content_ 5121791.htm，2016 年 10 月 19 日。

④ 《大病保险运行十年》，中国银行保险报网，http：//www.cbimc.cn/content/2022－09/29/content_ 468746.html，2022 年 9 月 29 日。

全国医疗救助总人次从 2018 年的 13295 万人次增长至 2021 年的 20941 万人次，其中 2021 年资助参保 10645 万人，[①] 实施门诊和住院救助 10126 万人次。救助总人数、资助参保人数、门诊救助人次、住院救助人次均呈上升趋势，年均增长率分别为 16.4%、11.5%、32.3%、9.7%（见表 4），这表明该项制度正惠及越来越多的困难群体。同时，门诊救助人次的增速最快，医疗救助方式从"以住院救助为主，兼顾门诊救助"逐步扩展为综合型救助。

表 4 医疗救助受益人（次）数（2018~2021 年）

年份	救助总人次（万人次）	资助参保[②]（万人）	门诊救助（万人次）	住院救助（万人次）	其他有关部门实施直接救助(万人次)
2018	13294.7	7673.9	3063.3	2297.7	259.8
2019	16036.9	8750.8	4441.6	2608.7	235.9
2020	18241.2	9664.2	5514.5	2848.6	214.0
2021	20941.1	10645.4	7094.6	3031.5	169.6
年均增长率	16.4%	11.5%	32.3%	9.7%	-13.3%

资料来源：《中国医疗保障统计年鉴（2022）》，年均增长率为计算得出。

2. 资金运行状况

自新农合、城居保制度创立以及合并实施以来，居民基本医保的基金收支规模伴随参保者和筹资规模的扩大而持续增长。2019~2022 年，基金收入、基金支出的年平均增长率分别为 5.5%、4.2%。2021 年的基金收入为 9725 亿元，其中个人缴费 3242 亿元、财政补助 6272 亿元，基金支出为 9296 亿元，当期结存率为 4.4%。2022 年，基金收入首次突破 1 万亿元，同比增长 3.5%；支出 9273 亿元，同比减少 0.2%；年末累计结存再创历史新高，为 7537 亿元，可以支付 9.8 个月（见表 5）。

---

① 包括医疗救助资助参保的 8816 万人（其中重点救助对象 4613 万人）、其他部门资助参保 1830 万人。

② 含其他部门资助参保。

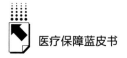

表5　居民基本医疗保险基金收支（2019~2022年）

年份	基金收入（亿元）	基金支出（亿元）	当期结存（亿元）	累计结存（亿元）	可支付月数（个）
2019	8576	8191	385	5143	7.5
2020	9115	8165	950	6077	8.9
2021	9725	9296	429	6717	8.7
2022	10061	9273	788	7537	9.8
年均增长率	5.5%	4.2%	26.9%	13.6%	9.3%

资料来源：2019~2021年数据来源于《中国医疗保障统计年鉴（2022）》，因2018年及以前不含未整合的新农合，故仅列出2019年后数据。2022年数据来源于国家医疗保障局发布的《2022年全国医疗保障事业发展统计快报》。

　　大病保险的资金来自从居民医保基金中按一定比例或额度划出的部分，全国并无统一的划拨标准，各地根据当地情况确定并实行动态调整。例如，湖南规定，大病保险筹资标准原则上控制在当年居民医保筹资标准的10%左右。① 广东省规定该比例为5%左右。② 上海市确定为当年城乡居民医保基金筹资总额的2%左右。③ 假设按当年基本医保基金收入的5%估算，全国每年从居民医保基金划入大病保险的基金约为500亿元。可见，大病保险实质上仍是居民基本医疗保险制度的一部分，它看似实现了居民医保项目的扩张，实则造成了基本医疗保险基金的分散和制度的肢解。在居民基本医疗保险筹资机制不良、筹资总额增长乏力的情况下，大病保险实际上也直接面临资金支持不足的问题。

---

① 参见《湖南省人民政府办公厅关于印发〈湖南省城乡居民基本医疗保险实施办法〉的通知》（湘政办发〔2022〕67号），湖南省人民政府官网，http：//hunan. gov. cn/hnszf/xxgk/wjk/szfbgt/202301/t20230105_ 29175054. html，2022年12月21日。

② 参见《广东省人民政府办公厅关于进一步完善我省城乡居民大病保险制度的通知》（粤府办〔2016〕85号），广东省人民政府官网，https：//www. gd. gov. cn/zwgk/gongbao/2016/24/content/post_ 3365084. html，2016年8月16日。

③ 参见《关于印发〈上海市城乡居民大病保险办法〉的通知》（沪医保规〔2021〕24号），上海市医疗保障局官网，https：//ybj. sh. gov. cn/gfxwj/20211231/1bdc76970ca04e67a491de7589e0b057. html，2021年12月27日。

全国医疗救助资金的规模也在不断壮大，救助总金额从 2018 年的 425 亿元增长至 2021 年的 620 亿元，年均增长率为 13.4%。从支出类别看，住院救助资金一直占救助总金额的一半以上，2021 年约为 325 亿元，但其占比呈现下降趋势；其次为资助参保资金，目前占救助总金额的近 1/4，其占比呈现上升趋势（见表 6）。2021 年，全国次均住院救助、门诊救助分别为 1074 元、88 元。[1]

表 6 医疗救助资金规模（2019~2022 年）

单位：万元

年份	救助总金额	资助参保资金[2]	门诊救助资金	住院救助资金	其他有关部门实施直接救助资金
2018	4246277	1182989（28%）	325920（8%）	2644317（62%）	93052（2%）
2019	5022489	1589085（32%）	412276（8%）	2930056（58%）	91073（2%）
2020	5398622	1873202（35%）	500598（9%）	2971834（55%）	52988（1%）
2021	6198959	2276915（37%）	625705（10%）	3254852（53%）	41487（1%）
年均增长率	13.4%	24.4%	24.3%	7.2%	-23.6%

资料来源：《中国医疗保障统计年鉴（2022）》，年均增长率为计算得出。括号里的数值为该项支出占当年医疗救助资金总数的比例。

3. 保障程度

根据国家医保局发布的数据，2019 年居民医保政策范围内住院费用基金支付 68.8%，实际住院费用基金支付 59.7%，个人负担比例为 40.3%；职工医保的住院医保实际报销比例为 75.6%，个人支付 24.4%。[3] 然而，居民医保的保障水平仍明显低于职工医保。加上食宿、交通、误工和陪护等就医间接费用，居民医保参保者特别是重特大疾病患者家庭的实际经济负担更重。根据 2019 年数据推算，居民基本医保住院政策范围内费用占比（实际

---

[1] 《2021 年全国医疗保障事业发展统计公报》，国家医疗保障局官网，http://www.nhsa. gov.cn：8000/art/2022/6/8/art_ 7_ 8276.html，2022 年 6 月 8 日。

[2] 含医疗救助资助参保以及其他有关部门资助参保。

[3] 《2019 年全国医疗保障事业发展统计公报》，国家医疗保障局官网，http://www.nhsa. gov.cn/art/2020/6/24/art_ 7_ 3268.html，2020 年 6 月 24 日。

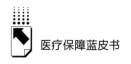

基金支付比例/政策范围内基金支付比例）约为87%。此后，实际住院费用基金支付比例并未公开数据。2021年，居民医保政策范围内住院费用基金支付比例69.3%,[①] 比2019年略有提升。按照2019年住院政策范围内费用占比估算，实际住院费用报销比例约为60%，个人实际负担约40%。

大病保险方面，公开资料显示，参保群众大病报销比例提高了10～15个百分点。其中，个案最高赔付超百万元。[②] 医疗救助制度一方面通过资助低收入居民缴纳基本医保保费从而享受其待遇，另一方面通过直接救助医疗费用的方式，进一步提升保障水平。从现状判断，我国的医疗救助在资助低收入人群参加法定医疗保险方面发挥了很大作用，但对这一群体医疗费用的直接救助功能却非常有限。2021年，用于资助参保以外的医疗救助资金额约为392亿元，相当于当年基本医保基金支出（9296亿元）的约4%。粗略估算可得，三重保障制度的实际住院保障比例平均约为66.67%。

整体来看，三重保障制度从低水平起步迅速发展，对减轻居民的就医负担发挥了重要作用。但客观而言，因上述筹资机制存在缺陷，筹资水平总体上仍然偏低，三重保障制度的保障能力仍显不足。"政策范围"内外之别，以及对于起付标准以上、最高支付限额以下的政策范围内费用的报销比例设置，加之基金最高支付限额和救助最高限额的设定，使得个人自付的医疗费用具有不确定性，在面对重特大疾病时自费负担仍然较重，因病致贫或返贫的风险犹存。有关资料表明，在贫困群体中，因病致贫、因病返贫的比例为40%左右。[③]

从国际比较视角看，在同样采取社会医疗保险型制度的德国、日本、韩国等国，个人自付的医疗费用负担较轻且具有确定性。如德国的基本医疗保险只规定了少量个人定额共付，对参保患者不构成经济负担。日本医疗保险

---

① 《2021年全国医疗保障事业发展统计公报》，国家医疗保障局官网，http://www.nhsa. gov.cn：8000/art/2022/6/8/art_ 7_ 8276.html，2022年6月8日。

② 《大病保险运行十年》，中国银行保险报网，http://www.cbimc.cn/content/2022-09/29/ content_ 468746.html，2022年9月29日。

③ 何文炯：《基于共同富裕的社会保险制度优化》，《社会保障评论》2023年第2期。

视参保者年龄的不同，需自付 10%～30% 的医疗费用：多数参保者需要自付 30% 的医疗费用，学龄前儿童和 70～74 岁没有工资收入的老人通常自付 20% 的医疗费，75 岁以上老人自付 10%。韩国医疗保险的给付标准为：按不同医疗机构的类别和等级，门诊和药店个人负担总费用的 30%～60%；住院个人一般负担 20%，癌症、罕见病、重症疑难症等个人负担 10%，一些大病病种个人无须自付，大病患者的保障水平较高。此外，与我国基本医保设置基金支付的最高限额不同，以上三国均设置了与参保者收入水平相关联的个人自付额上限，以此避免参保者罹患重大疾病导致自付额过高而陷入困境。

综上，我国居民医保有政策范围内外之别，在政策范围内又设置约束条件，使居民的疾病医疗经济风险具有不确定性。

4. 管理经办

医疗保障制度的有序实施直接依赖经办服务体系，健全的医保经办服务体系无疑非常重要。2018 年，国务院新组建负责全国医疗保障事务管理的国家医疗保障局，随后，建立了自上至下的医疗保障管理体制，为开创医保事业发展新局面提供了有效的组织保障。与此同时，医保经办机构也陆续划转各地医疗保障行政系统，而基本医疗保险和医疗救助由医保经办机构经办。截至 2020 年底，全国设有县级以上医保经办机构 3379 家，其中省级 37 家、地市级 459 家、县级 2883 家。在隶属医保部门的医保经办机构（2936 家）中，90% 以上经办居民医保，80% 以上经办医疗救助。[①] 这些机构较好地完成了医保经办服务的任务。自 2018 年以来，大多数地区的医保经办机构划转顺利，医保标准化、信息化建设任务基本完成，业务经办的规范化程度明显提升。

然而，由于医保经办机构设置迄今缺乏统一依据，各地经办机构在名称、性质、部门设置、行政级别等方面有明显差异。以隶属医保行政部门的经办机构为例，参公管理类为 789 家，占 27.13%；公益一类为 1983 家，占

---

① 资料来源：上海市医疗保险协会《全国医疗保障经办体系建设情况调查分析》，2021 年 5 月 27 日。

68.19%；其他类 136 家，占 4.68%。同一层级经办机构的行政级别亦有区别，多数低于同级行政部门一级，有的低半级，有的无级别。受编制约束，医保经办人员的配置并未伴随医保全民覆盖与业务量剧增而正常增长，经办人员专业化、职业化程度偏低。截至 2020 年底，全国医保经办机构的人员编制总数不足 7.6 万人，另有约 2 万多名编外聘用人员，人均服务对象超过1.3 万人。与同样采取社会医疗保险模式的德国、韩国差距巨大，这两国医保经办机构人均服务对象分别约为 600 人、3100 人。此外，医保经办机构与医保行政部门的权责界限并不清，医保方与定点医院、药店、药企等相关方的基金支付活动和价格谈判中的行政管理色彩偏浓，容易引发医保与医疗、医药机构之间的对立，进而可能导致参保者利益受损。①

大病保险绝大部分交由商业保险公司经办，截至 2020 年底，18 家保险公司在全国 31 个省（自治区、直辖市）开展了大病保险业务。② 如上文所述，在经办力量不足的情况下，此举的本意是借助市场力量壮大经办能力、提高经办效率，商业保险公司在一些地方还介入了医疗救助经办。③ 然而，大病保险的筹资和待遇给付政策等均嫁接于基本医保，商业保险公司所能发挥的作用有限，其有效开拓真正意义上的健康保险市场的积极性也受到了影响。

三　重构居民法定医保制度：三制合一和制度优化

在多层次医疗保障体系中，法定层次的保障的最终目标应是承担化解灾难性医疗卫生支出、解除全体人民疾病医疗后顾之忧的根本责任。这不仅是国家建立医保制度的根本目标和典型国家的通行做法，亦是中国特色社会主义制度的内在要求。根据世卫组织的统计数据，政府项目和强制缴费型医保

---

① 华颖：《中国医疗保险经办机制：现状评估与未来展望》，《西北大学学报》（哲学社会科学版）2020 年第 3 期。

② 《大病保险已覆盖 12.2 亿城乡居民 累计赔付 5535.88 万人》，https://www.chinapeace.gov.cn/chinapeace/c100007/2021-06/03/content_ 12495309. shtml，2021 年 6 月 3 日。

③ 资料来源：上海市医疗保险协会《全国医疗保障经办体系建设情况调查分析》，2021 年 5 月 27 日。

制度可以理解为强制实施的法定层次的基本保障，在德国、法国、英国、美国、日本等发达国家中，通过法定层次的基本保障筹得的资金占本国当前卫生支出的比例在85%左右（见表7），这意味着国民绝大部分的疾病医疗均通过法定层次的保障制度得以满足。在全面建成小康社会并快速迈向高收入国家行列的进程中，我国作为中国共产党领导的社会主义国家，更应当通过法定医保制度有效地解除全民重大疾病的后顾之忧，将以人民为中心、人民健康至上的新发展理念落到实处。

表7　2020年典型国家卫生支出的资金来源占比

单位：%

国家	当前卫生支出中来自不同筹资制度的百分比				
	政府项目和强制缴费型医保制度（1）	政府项目	强制、缴费型医疗保险①	自愿性医保项目（2）	自费支出（3）
德　国	85	9	76	2	12
法　国	85	6	79	6	9
英　国	83	83	0	5	13
美　国	85	33	52	5	10
日　本	84	10	75	3	13
韩　国	63	12	51	10	28
俄罗斯	71	38	33	2	28
中　国	55	19	35	10	35
巴　西②	45	44	1	30	22
印　度	37	30	7	12	51

资料来源：世界卫生组织，Global Health Expenditure Database，https：//apps.who.int/nha/database/ViewData/Indicators/undefined/en。

注：由于四舍五入的原因，（1）+（2）+（3）之和可能不等于100，（1）项内的总计亦会有出入。

从上述三重保障制度的制度设计和实际运行可以看出，三制并行符合建制初期的由无到有、先急后缓的基本思路，也发挥了较好的保障作用。然

---

① 包括社会医疗保险和商业健康保险。

② 另有3%来自未指明的筹资项目。

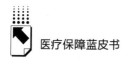

而，以构建成熟定型的居民法定医保制度为目标，亟待加快改革步伐，宜将三制合一，实现制度、资金和经办的整合并优化相关制度安排，提高综合保障效能。

（一）整合基本医保、大病保险、医疗救助功能

1.三制合一的必要性

我国法定的居民医保由三重保障制度组成，符合建制初期的由无到有、先急后缓的基本思路，也一度发挥了较好的保障作用，但这一历史原因不能成为其继续偏离社会医疗保险制度一般规律的理由。此外，我国医保制度的建制目标是全民在同一种制度下公平实现基本医保权益，职工医保和居民医保终将走向统一，而职工和居民医保两大制度架构的一致性是两制合一的先决条件，这意味着附加在居民基本医疗保险之上的医疗救助功能需要重构，而大病保险没有独立筹资来源，还引发了商保公司行为的扭曲，它作为居民基本医保的有机组成部分，理应回归基本医保。因此，积极妥善地推进三重保障制度向单一制度安排转化是建设高质量的居民医保制度的必由之路。

2.三制合一的可行性

从可行性来看，三重保障制度均是由政府主导的法定医保制度安排，均适用基本医保的目录规制，从而并不存在合并障碍。在制度功能的实现方面，大病保险应对居民医保参保者中重大疾病患者的灾难性医疗费用支出问题，医疗救助解决困难群众的参保问题和参保后自付部分的费用问题。随着基本医疗保险目录准入机制完善、待遇水平的不断提高，以及医保筹资方式调整为以缴费能力为基础，大病保险和医疗救助带有过渡性质的现有功能完全可以融入基本医保。

具体来说，大病保险针对参保患者大额自付费用负担提供的二次补偿，可以通过大病保险制度的经办权收归医保经办机构、资金回归基本医保、调整基本医保的待遇参数直接实现。医疗救助的两大现有功能可以整合进重构后的居民医保。一是资助参保功能，这一功能实际主要针

对收入型贫困者。如能实现按个人可支配收入的一定比例缴费，并设置缴费收入的下限，则低收入居民可自动少缴费甚至免缴费参保；同时，如果同步优化筹资机制，高收入者的缴费会持续增长，财政补贴的压力也可以得到缓解。二是门诊和住院的进一步补偿，这一功能目前面向接受资助参保的收入型贫困者，同时也考虑到了因病致贫的支出型贫困者。随着基本医保制度的完善和保障水平的提高（医保目录扩张、起付线和共付比例降低甚至取消、由医保基金支付封顶逐步转向个人自付封顶），使得患者的自付费用在可控范围内，灾难性医疗支出得以避免，医疗救助的这部分功能同样可以逐渐消解于基本医保。此外，随着医保信息系统的完善，三重保障制度的"一站式"费用结算已经逐渐普及，其整合在实施上亦具有可行性。

当然，在基本医保水平尚不充分的情况下，仍然需要定位于保障救助对象医保支付范围外医疗费用的兜底型医疗救助制度，这部分职能可以由负责社会救助的民政部门承担。在基本医保制度成熟定型后，医疗救助的功能定位应是向极少数因特殊原因而未参加医疗保险者提供救助。

（二）优化居民医保参保机制，实现应保尽保

1. 进一步厘清职工与居民的身份界限

根据自 1998 年建立城镇职工基本医疗保险制度之时延续至今的政策，职工基本医保强制实施的范围是与用人单位建立正规劳动关系的劳动者，这虽是一个很狭窄的范围，在职工基本医保最初是作为国企改革的配套措施的历史情境下也是合理的选择。根据相关规定，无雇工的个体工商户、未在用人单位参加职工基本医疗保险的非全日制从业人员以及其他灵活就业人员可以参加职工基本医疗保险，由个人按照国家规定缴纳基本医疗保险费，这实际上意味着这部分劳动者可以自主选择参保与否，或者参加居民医保。因此，在实践中，凡不能或选择不参加职工基本医保的人均可参加居民医保，所产生的不良效应至少包括：一是居民医保成了正规就业者之外所有人的制度安排，混淆了职业或社会劳动者与一般居民身份的界限；二是政府补贴泛

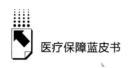

化涉及近 10 亿人，财政负担持续加重，真正需要政府补贴的低收入群体也会因此无法获得更有效的保障；三是覆盖范围边界的模糊助长了不参保或脱保等现象。

从优化并使法定居民医保制度走向成熟、定型的目标出发，须尽快厘清职工参保与居民参保的覆盖范围边界并调整参保政策，将居民医保覆盖对象明确界定为农村常住人口与城镇中的非社会劳动者，同时将包括灵活就业者等在内的城镇就业人员纳入职工基本医疗保险，未来则是以统一的国民基本医疗保险制度覆盖全民，即不再存在职工、居民身份之别，而是以家庭为单位参保、全民同享统一的基本医保制度。

2. 通过强制参保或自动参保实现稳定的全覆盖

自愿参保下总会有人因各种原因而拒保、漏保、脱保或断保，结果必然不是全民参保。因此，应当实施强制参保或自动参保，即明确要求所有城乡居民均须参保，对于因各种原因未参保或者漏保的人员则可以通过集中补缴或者事后补缴的方式补充参保。将居民医保"自愿参保"变成"强制或自动参保"不仅是法定医保制度的内在要求，而且具备有利条件，因为目前财政补助占居民基本医保基金收入的六成以上，再加上不断增长的由财政支撑的医疗救助资金，政府实际上掌握改革的主动权。

（三）提升筹资的可持续性和充足性，促使保障能力持续提升

1. 从定额缴费转向与收入关联型缴费制

即遵从医保制度客观规则，根据参保人收入水平来确定其缴费水平。现行按人头定额缴费的方式实际上有违筹资的公平性原则，目前以个人缴费标准占人均可支配收入之比来衡量，负担最重的农村低收入组的缴费负担是负担最轻的城镇居民高收入组的 20 多倍。即使目前 10 亿名参保者中有超过 1 亿人均接受了医疗救助的参保资助，定额筹资也直接造成低收入群体参保缴费负担畸重甚至因此脱保，同时还限制了有能力且理应承担更多义务的高收入者个人缴费的提升，影响制度的可持续发展和保障水平提高。相关研究表明，如将费率设置在不增加城乡低收入组现有缴费负担的水平上，个人缴费

总额也可增加一倍多，个人和政府筹资责任将基本均衡，当年基金收入可增加约四成。① 可见，如能在深化改革中将参保人的缴费与收入挂钩，不仅意味着医保筹资公平性的提高，还有助于医保基金规模的持续扩大、医保制度保障能力和可持续性的稳步提升。同时，采用收入关联型缴费制还为统一居民与职工两大基本医保制度创造了条件，在未来实现以一项基本制度覆盖全民的目标后，可以家庭为单位参保，遵循有收入者缴费、无收入者依附其供养人参保的原则。

2. 改造政府补贴机制，实现参保地与受益地的匹配

在厘清职工与居民身份界限的基础上，地方财政应当依据常住人口数对居民医疗保险实行全口径财政预算补贴，以此适应我国人口流动性高、人户分离常态化的现实，实现常住地参保、常住地受益。待省级统筹实现后，则在省内建立统一的预算机制，中央财政补贴中可以切出一块用于省际调剂。

3. 提高统筹层次，进一步发挥互助共济功能

法定医保的统筹目标是省级统筹，而大多数地区的居民医保事实上还停留在市县统筹层次，因而需要进一步提高居民医保基金的统筹层次，最终实现省级统筹，以此增强制度的互助共济性和医保基金的风险承担能力。

（四）理顺经办机制：集中统一，规范运行

健全的医保经办机制是确保制度有序、高效运行的基本条件。针对医保经办机制存在的问题，有必要采取如下行动。

1. 明确界定医保经办机构的性质与职责

基于国际经验和医保制度的内在要求，医保经办机构应是专责医保制度实施与运营的特别法人。考虑到我国现阶段实际情况，独立法人化一时难以实现，有两种方案可供选择：一是将医保经办机构统一定为参公管理机构，其管理与运行经费由财政足额保障；二是统一定为公益二类，允许从医保基

---

① 华颖：《居民基本医疗保险：筹资政策、实践效应及其优化》，《长白学刊》2023 年第 2 期。

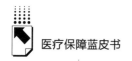

金提取一定比例的管理经费，增强经办机构自主性和提升运行效率的动力；两种方案下都须统一接受医保行政部门监管，同时明确其级别按照社会保险经办机构执行。同时，国家层级应当尽快出台相关行政法规或权威的政策性文件，统一医保经办机构的职责，由其全责承担基本医保制度的完整实施任务，并允许各统筹区域根据城乡有别原则，以服务对象多寡及其变化为依据，自主配置经办力量。

2. 明确医保经办机构与相关主体的关系及处理规则

基于现实，有必要进一步清晰界定医保行政部门与经办机构的职责，前者的职责应是制定和细化相关政策、依法实施有效监管，而后者是全责承担制度实施的任务。同时，按互利合作原则重构医保经办机构与定点医药机构的关系，积极探索经办机构与医药行业组织订立统一规则或签订协议的做法，以此强化医疗、医药行业自律，促使医疗、医药系统各循其规、各尽其责、协同发展。此外，还需要厘清市场主体参与医保经办的边界，在保障信息安全的前提下，可采取委托或外包方式吸引市场主体介入医保运行监管，委托第三方评估医保经办绩效等。国家层级应列出委托经办的项目、环节及具体事务清单，以指导地方实践。

（五）加快发展商业健康保险，实现人员分流与医保质量提升

构建多层次医疗保障体系是我国医保改革的既定目标。不同人群对医疗保障的需求存在差异，法定医疗保障制度虽然应当公平地解决疾病医疗费用问题，但更加全面和个性化的医疗保障、全周期的健康服务则需要通过商业健康保险等途径得到满足。在前述医保制度健全的主要大国中，5%左右的卫生筹资仍然来自以商业健康保险为主的自愿性保障制度。因此，利用市场机制加快发展商业健康保险显然具有必要性。

鉴于目前商业保险公司普遍介入大病保险、"普惠保"等政策性保险业务，未能专注于开拓健康保险市场，应当重构相关政策体系，在让大病保险回归基本医保的同时，让商业保险公司回归本位。一方面，可将公务员医疗补助与职工补充医疗保险转化成商业健康保险，以此稳定商业健康保险市场

的客户群体，增强商业保险公司开拓市场的信心，进而持续提升产品开发能力与健康管理服务水平。另一方面，应当明确法定医疗保障能够解决的疾病医疗问题，使得中高收入群体对需自行寻求其他途径解决的疾病医疗与健康服务问题有清晰判断，有针对性地引导这部分人群利用市场机制获得更好的健康保障，同时为其提供有针对性的税收优惠政策支持。

B.4
中国商业健康保险的发展

王 琬[*]

摘 要: 商业健康保险是中国特色多层次医疗保障体系的重要组成部分,政府政策的大力支持和国民健康保障需求的日益多样化,推动了我国商业健康保险市场的快速发展。然而,现阶段我国商业健康保险市场还存在着专业化水平较低、产品同质化水平较高、市场竞争性不足等问题,在整个医疗保障体系中所发挥的作用仍然有限。国际经验表明,多层次医疗保障体系的实现不仅仅依靠国家的基础医疗保障覆盖,也需要多样化的商业保险以实现有机互补。基于对市场发展空间的分析和对市场消费需求的预测,本报告认为,我国商业健康险市场未来将呈现出持续增长的向好趋势,其中,中高收入群体仍是商业健康险的主要消费群体。商业健康保险是对基本医疗保障制度保障能力的补充、覆盖范围的拓展、管理服务的延伸和风险控制的强化,应进一步优化商业健康保险发展的外部环境,激发商业健康保险发展的内生动力,深化健康生态产业链整合、精细化开发产品、实施专业化健康管理服务是商业健康险应重点开拓的方向。

关键词: 医疗保障 商业健康保险 专业健康险公司 中高收入群体

---

[*] 王琬,对外经济贸易大学教授,主要研究领域为医疗保障与卫生政策、健康保险;崔维晴、王昕睿、洪欣悦,对外经济贸易大学研究生,协助整理资料。

一 商业健康保险的政策演进

商业健康保险是我国多层次医疗保障体系的重要组成部分，自 1982 年保险业务恢复以来，国家出台了多项政策，积极推动了商业健康保险市场的规范与发展。

（一）制度体系建设阶段（1982~2001年）

1982 年，我国恢复保险业务，但商业健康保险仍有较强的计划属性，市场化水平较低。直至 1995 年，全国人大常委会颁布《中华人民共和国保险法》，规定健康保险为人身保险的子类，仅人身险公司具备健康险经营资格，商业健康保险的经营开始有法可依。1998 年，国务院颁布《关于建立城镇职工基本医疗保险制度的决定》，提出在"保基本"的基础上对"超过最高支付限额的医疗保险费用，可以通过商业医疗保险等途径解决"，初步搭建起了社会医疗保险与商业医疗保险之间的桥梁。

（二）经营管理规范阶段（2002~2008年）

为了使商业健康保险发展与我国社会经济现状相适应，原保监会于 2002 年颁布了《关于加快健康保险发展的指导意见》，鼓励保险公司在优化产品的基础上加强消费者研究，完善健康保险体系。2006 年，国务院颁布《关于保险业改革发展的若干意见》（下文简称"国十条"），明确指出人民参加健康保险有利于完善我国社会保障体系、满足多样化保障需求，要求大力推动健康保险发展，并支持相关保险机构投资医疗机构，为大健康体系建设谋划蓝图。同年，《健康保险管理办法》出台，这是健康保险监管领域的第一部专门化法章，标志着我国商业健康保险的专业化经营迈入了新阶段。新出台的《健康保险管理办法》将健康保险的经营主体进一步拓宽到了财险公司。

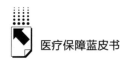
（三）合作衔接促进阶段（2009~2019年）

2009年，新医改启动。中共中央、国务院《关于深化医药卫生体制改革的意见》明确提出，要"加快建立和完善以基本医疗保障为主体，其他多种形式补充医疗保险和商业健康保险为补充，覆盖城乡居民的多层次医疗保障体系"，"积极发展商业健康保险，鼓励商业保险机构开发适应不同需要的商业保险产品，鼓励企业和个人通过参加商业保险以及多种形式的补充医疗保险以解决基本医疗保障之外的需求"。商业健康保险参与我国多层次医疗保障体系建设正式上升为国家战略。2012年，多部门联合发布《关于开展城乡居民大病保险工作的指导意见》，我国开始探索政企合作的大病保险试点。2013年至2017年，中央有关部门相继发布了《关于促进健康服务业发展的若干意见》《关于加快发展现代保险服务业的若干意见》《关于加快发展商业健康保险的若干意见》《"健康中国2030"规划纲要》《关于支持社会力量提供多层次多样化医疗服务的意见》等多部文件，鼓励商业保险机构扩大产品供给，参与健康管理服务，并提出了到2030年商业健康保险赔付占卫生总费用的比重要明显升高的发展目标。

（四）全面参与多层次医疗保障体系建设阶段（2020年至今）

2020年，中共中央、国务院颁布《关于深化医疗保障制度改革的意见》，这是新时期我国医疗保障制度体系建设的纲领性文件。《意见》明确提出，"到2030年，全面建成以基本医疗保险为主体，医疗救助为托底，补充医疗保险、商业健康保险、慈善捐赠、医疗互助共同发展的医疗保障制度体系"。商业健康保险作为我国医疗保障体系的有机组成部分，在该阶段的发展应更具专业性和创新性。为此，中国银保监会先后发布了《关于长期医疗保险产品费率调整有关问题的通知》《关于规范保险公司健康管理服务的通知》《关于规范短期健康保险业务有关问题的通知》《关于进一步丰富人身保险产品供给的指导意见》等多项文件，以规范和促进商业健康保险发展。这一时期，银保监会还颁布了《关于规范保险公司城市定制型商业医疗保险业务的通知》《关于规范保险公司参与长期护理保险制度试点服务的通知》，鼓励和引导商业保险机构参与补充医疗保险和长期护理保险体系建设。

表1　多层次医疗保障体系下商业健康保险相关重要政策文件

颁布时间	政策名称	发文单位
1995年6月30日	《中华人民共和国保险法》	全国人大常委会
1998年12月14日	《国务院关于建立城镇职工基本医疗保险制度的决定》	国务院
2002年12月26日	《中国保险监督管理委员会关于印发〈关于加快健康保险发展的指导意见〉的通知》	保监会
2005年10月26日	《中国保险监督管理委员会关于完善保险业参与新型农村合作医疗试点工作的若干指导意见》	保监会
2006年6月15日	《国务院关于保险业改革发展的若干意见》	国务院
2006年8月7日	《健康保险管理办法》	保监会
2009年3月17日	《中共中央、国务院关于深化医药卫生体制改革的意见》	中共中央、国务院
2009年5月27日	《中国保险监督管理委员会关于保险业深入贯彻医改意见 积极参与多层次医疗保障体系建设的意见》	保监会
2012年8月24日	《国家发展和改革委员会、卫生部、财政部等关于开展城乡居民大病保险工作的指导意见》	国家发展改革委、卫生部、财政部等多部门
2013年9月28日	《国务院关于促进健康服务业发展的若干意见》	国务院
2014年8月10日	《国务院关于加快发展现代保险服务业的若干意见》	国务院
2014年10月27日	《国务院办公厅关于加快发展商业健康保险的若干意见》	国务院办公厅
2015年11月27日	《财政部、国家税务总局、保监会关于实施商业健康保险个人所得税政策试点的通知》	财政部、国家税务总局、保监会
2016年10月25日	《"健康中国2030"规划纲要》	中共中央、国务院
2017年5月16日	《国务院办公厅关于支持社会力量提供多层次多样化医疗服务的意见》	国务院办公厅
2020年1月23日	《关于促进社会服务领域商业保险发展的意见》	银保监会、国家发展改革委、教育部等多部门

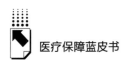

续表

颁布时间	政策名称	发文单位
2020 年 2 月 25 日	《中共中央、国务院关于深化医疗保障制度改革的意见》	中共中央、国务院
2021 年 5 月 25 日	《中国银保监会办公厅关于规范保险公司参与长期护理保险制度试点服务的通知》	银保监会办公厅
2021 年 5 月 28 日	《中国银保监会办公厅关于规范保险公司城市定制型商业医疗保险业务的通知》	银保监会办公厅

资料来源：中国银保监会网站、国家医疗保障局网站、北大法宝网站等。

二 商业健康保险的运行现状

国家政策的大力支持和国民健康保障需求的日益多样化，推动了我国商业健康保险市场的快速发展。然而，现阶段我国商业健康保险市场运行的一系列问题也逐渐暴露出来，如经营的专业化水平较低、产品的同质化水平较高等，一定程度上制约了商业健康保险的健康发展。

（一）业务规模

保费收入方面，自《"十二五"期间深化医药卫生体制改革规划暨实施方案》实施以来，商业健康险保费收入实现快速增长，从 2012 年的 863 亿元增长至 2022 年的 8653 亿元，年复合增长率高达 25.93%，远高于同期人身险总保费收入 12.19% 的年复合增长率①。商业健康保险作为整个保险行业中保费收入增速最快的险种，其保险密度和保险深度也逐年增加，2021年保险密度达到了 623 元/人。然而，受 2020 年以来国内经济下行以及行业监管政策调整等因素影响，商业健康险保费收入增速逐渐放缓，2022 年甚至出现负增长，保险密度和深度也有所下降（见图 1 和图 2）。

---

① 数据来源：根据国家统计局网站数据整理。

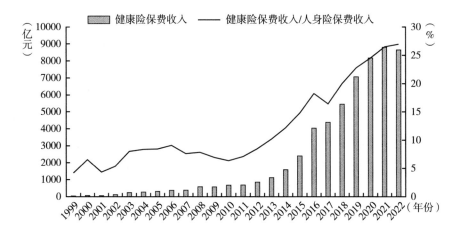

图1 1999~2022年中国商业健康保险的保费收入及占比情况

资料来源：作者根据国家统计局网站数据整理绘制。

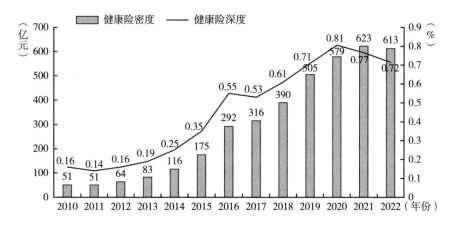

图2 2010~2022年中国商业健康保险的保险密度和保险深度

资料来源：中国社会保障学会：《中国医疗保障发展报告（2020）》，社会科学文献出版社，2020，第290页；国家统计局网站数据。

赔付支出方面，商业健康保险的赔付支出增长较快，简单赔付比例（赔付支出/保费收入）波动性也较大（见图3）。2010~2021年健康险简单赔付比例呈V形变动，在2016年达到最低点，此后平稳攀升，2021年

简单赔付比例大幅上升。产品结构调整是健康险简单赔付比例波动的主要
原因。2010 年之前，健康险产品种类较少，短期保障型产品为主流，赔付
比例相对较高；2010~2016 年，重疾险等长期健康险提升了健康险的保费
收入，而大部分赔付尚未发生，赔付比例有下降趋势；2016 年之后，以
"百万医疗险"为代表的短期健康险带来了医疗险的大部分保费收入，该
种产品赔付率较高，简单赔付比例也逐步上升；2020 年"重疾新规"的
实施使得需求提前释放，导致 2021 年重疾险保费收入下降，但赔付数额
相对增加，因而 2021 年赔付比例上升。简单赔付比例虽不能替代赔付率，
但可以在一定程度上反映赔付率的大小，目前我国短期健康险平均赔付率
仍未超过 50%[①]，相较于欧美发达市场普遍的 80%~85% 的赔付率[②]，我国
商业健康险的赔付率仍然较低，保障水平仍有待提升。

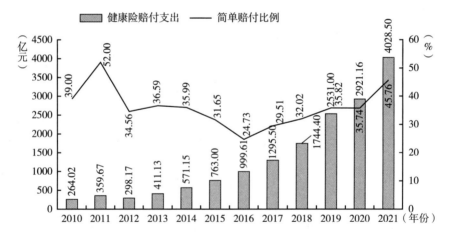

图 3 2010~2021 年中国商业健康保险赔付支出及简单赔付比例

资料来源：作者根据国家统计局数据整理绘制。

---

① 数据来源：《110 家险企短期健康险赔付率大透视：平均仅 40%，只 23 家超 50%》，百度百
家号，https://baijiahao.baidu.com/s? id=1728018688562599026&wfr=spider&for=pc，2022
年 3 月 22 日。

② 数据来源：《美国商业健康险打通以后的商业模式》，健康界，https://www.cn-healthcare.com/
article/20161006/content-486092.html? from=groupmessage&isappinstalled=0，2016 年 10 月 6 日。

　　《"健康中国2030"规划纲要》提出，到2030年我国商业健康保险赔付支出占卫生总费用的比重要明显升高。2016~2021年，商业健康险赔付支出占卫生总支出的比重增加了3个百分点，占社会卫生支出的比重增加了6个百分点（见图4）。在卫生总支出和社会卫生支出大幅上涨的背景下，商业健康险赔付占比上升，表明其在提高健康保障水平，减轻人民群众就医负担方面开始发挥一定作用，在我国多层次医疗保障体系中的重要性也逐渐提升。然而，商业健康保险的赔付支出占比仍较低，仅占基本医保基金支出的10%左右，尚未真正实现与基本医疗保险的有效衔接。从图5可以看到，个人卫生总支出占比相较于21世纪初明显降低，但目前仍高达27%左右，人民群众的医疗费用负担仍较重。随着国民健康意识的提高、医疗技术的发展和老龄化问题的加重，卫生总支出将持续上涨，财政支出占比虽逐年增加，但其上涨空间有限。因此，降低个人支出占比的可行之道就是提升社会卫生支出占比。作为社会卫生支出的重要组成部分，商业健康保险应持续发挥风险分散职能，以降低个人医疗费用负担。

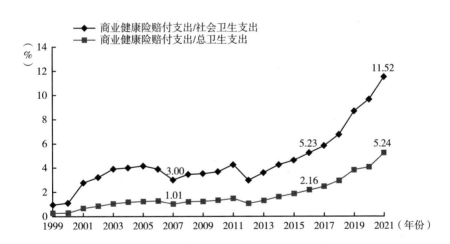

图4　1999~2021年我国商业健康险赔付支出占比

资料来源：作者根据国家统计局网站数据整理绘制。

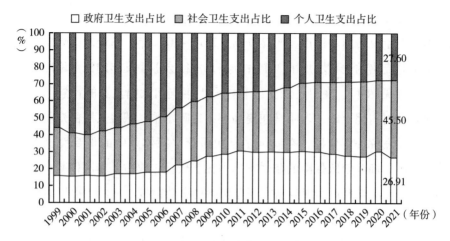

图 5　1999~2021 年我国各部分卫生支出占比

资料来源：作者根据国家统计局网站数据整理绘制。

（二）经营主体

商业健康保险的经营主体主要是人身险公司、财产险公司和专业健康险公司。近年来，随着大健康生态圈建设的持续深入，保险公司与第三方保险中介平台、健康险第三方管理公司（TPA）等各类参与主体的联系日益密切。

1. 保险公司

2019 年 10 月，银保监会修订《健康保险管理办法》，其中第八条规定："依法成立的健康保险公司、人寿保险公司、养老保险公司，经银保监会批准，可以经营健康保险业务。前款规定以外的保险公司，经银保监会批准，可以经营短期健康保险业务。"

截至 2020 年，我国共有 91 家人身险公司和 73 家财产险公司，共 164 家保险公司经营商业健康险业务。人身险公司通过经营长期健康险业务赚取保费，这是我国健康险保费收入的主要来源之一。自 2005 年起，财险公司健康保险业务有了可查的经营数据，彼时财险公司健康险业务收入占健康险总保费收入的比重仅为 1.6%，此后财险公司健康险业务占比持续增长，并在 2021 年达到 15.65%。从赔付支出来看，财险公司健康险业务的赔付支出占比从

2005 年的 2.78%增至 2021 年的 23.83%，增长幅度较大（见图 6）。虽均呈上升趋势，财险公司健康险保费收入占比却低于赔付支出占比，部分原因在于财险公司仅能经营短期健康险业务，而短期健康险业务赔付率较高，从而拉高了赔付占比。

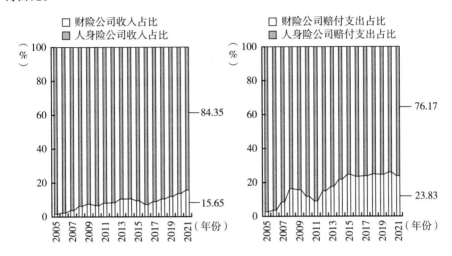

图 6　2005~2021 年财险公司和人身险公司健康险保费收入及赔付支出占比

资料来源：作者根据国家统计局网站数据绘制。

截至 2023 年 1 月，我国共有 7 家专业健康险公司，即人保健康、平安健康、和谐健康、昆仑健康、太平洋健康、复星联合健康以及瑞华健康。2014~2021 年，我国专业健康险公司保费收入总体呈上升趋势，但市场份额并未实现较大幅度上升（见图 7）。除和谐健康[①]之外的其他 6 家公司在 2021 年共实现健康险保费收入 541 亿元，市场份额在 6%左右，仅人保健康和平安健康两家公司收入突破百亿元，占健康险公司总体保费收入的 75%以上，其余 4 家健康险公司健康险保费收入仍不超过 50 亿元。这反映出专业健康险公司的产品不具有与大型寿险公司相当的竞争力，经营的专业化程度也有待提高。人保健康和平安健康成立时间较早，且背靠头部集团公司，在经营经验、品牌影响力和营销渠道上具有优势，剩余 4 家公司，除昆仑健康成立较早

---

① 和谐健康因股权转让问题，未披露年报数据。

外，太平洋健康、复星联合健康和瑞华健康成立均不到 10 年，仍在市场探索阶段。从净利润来看，2018 年除人保健康和平安健康外，剩余 4 家公司均亏损，2021 年太平洋健康和复星联合健康已经扭亏为盈，昆仑健康的亏损却持续扩大（见表 2）。

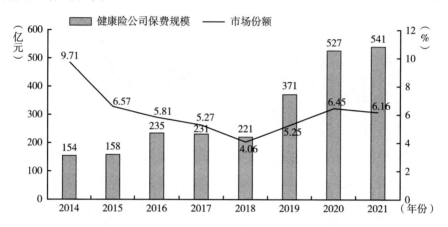

图 7 2014~2021 年我国专业健康险公司保费规模及占比

资料来源：作者根据各公司财务报表数据及国家统计局数据整理绘制。

表 2 2021 年中国各专业健康险公司保费收入及净利润

单位：亿元

公司名称	成立时间	2021 年健康保险保费收入	2021 年净利润	2018 年净利润	净利润增加值
人保健康	2005 年 3 月 31 日	271.64	2.56	0.21	2.35
平安健康	2005 年 6 月 13 日	145.64	8.83	1.44	7.39
昆仑健康	2006 年 1 月 12 日	48.32	-12.44	-7.70	-4.74
太平洋健康	2014 年 12 月 10 日	40.46	1.25	-1.37	2.62
复星联合健康	2017 年 1 月 23 日	22.92	0.20	-0.87	1.07
瑞华健康	2018 年 5 月 15 日	12.23	-1.09	-1.24	0.15

资料来源：作者根据公开数据及各公司财务报表数据整理。

随着市场主体的日益增多，我国健康险市场的竞争性也逐渐增强。2006~2019 年，健康险保费收入排名前 4 和前 8 的保险公司，其保费收入占比逐渐下降。从图 8 可以看到，CR_4 从 2006 年的 78.94% 降低至 2019 年的 49.55%，CR_8 从 2006 年的 87.23% 降低至 2019 年的 68.09%[①]，这反映出我国商业健康险市场的头部垄断程度逐步降低，市场竞争程度加强，腰、尾部保险企业获得了一定的生存空间。总体市场集中程度虽然有所下降，但前 8 大保险公司仍占据 70% 左右的市场份额，商业健康险市场上剩余百余家保险企业所占份额仅在 30% 左右，表明在产品及服务同质化程度较高的情况下，中小保险企业仍难以同大型保险企业开展正面竞争，而马太效应的存在又会导致中小保险企业在产品和服务的升级上落后于大型保险企业，这也使得中小保险企业之间的竞争异常激烈，在短期健康险市场和互联网健康险市场中尤为明显，甚至出现了一定程度的市场乱象。建立规范程度和成熟度较高的商业健康保险市场，各参与主体仍任重而道远。

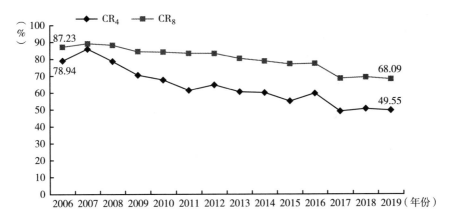

图 8　2006~2019 年我国商业健康保险市场 CR_4 与 CR_8 变动

资料来源：作者根据公开数据整理绘制。

2. 第三方保险中介

第三方保险中介主要包括传统保险中介和互联网保险中介两类，二者均广泛而深入地参与到商业健康险市场运行。传统保险销售中介包括明亚、大

[①] 黄心一：《我国商业健康险供给侧市场结构及其对市场发展的影响研究》，西南财经大学硕士学位论文，2022，第 23 页。

童、泛华等老牌保险经纪公司以及众多保险代理公司。互联网保险中介指取得保险经纪、代理等资质的互联网平台。截至2021年12月，在中国保险行业协会备案的互联网保险中介有555家[①]，其中，蚂蚁保险、水滴保、轻松保、慧择网等互联网平台的知名度较高。互联网的普及、触网群体保险意识的提高、投保流程的高效便捷使得互联网保险中介迅速崛起，带动了我国互联网健康保险的快速发展。互联网保险中介可利用渠道的流量优势提升合作保险公司的产品销量，为自身带来丰厚的佣金回报。蚂蚁保险2019年的总保费中涉及寿险、健康险的保费规模大约为150亿左右，约占蚂蚁保险保费收入的40%。[②] 此外，越来越多的互联网保险中介平台也不再满足于销售保险，而是同保险企业合作，进行产品创新和业务流程的重构。例如，蚂蚁保险参与产品设计，与人保健康合作推出了"好医保"长期医疗险、"健康福"重疾险等产品；也为保险企业提供技术支撑，陆续上线了智能核保、在线理赔等功能；水滴保、轻松保则不断进行营销模式创新，借助互助平台搭建众筹场景，以唤醒用户的潜在保险需求。

3. 健康险第三方管理公司

商业健康保险与大健康体系深度融合的现实需要对保险公司的专业化水平提出了更高要求，目前我国保险公司整合健康与科技资源的能力尚有不足，因此，专业健康险第三方管理公司（TPA）广泛地参与到商业健康保险经营各环节，其优势也得以显现。目前，我国的健康险TPA主要包括理赔型TPA、科技型TPA和资源型TPA三种类型。理赔型TPA主要提供就医调查、发票报销、核赔理赔等服务，此类TPA业务较为传统。例如，成立于2012年的"商保通"凭借其完善的数据库以及智能承保和自动理算系统，为保险公司团体保险理赔、高端医疗支付等业务提供支持和服务，有助于解决健康保险理赔过程中存在的信息不对称问题，同时提升理赔效率和客户黏

[①] 根据中国保险行业协会网站公开披露信息整理，网址：http://icidp.iachina.cn/? columnid_url=201510010001。

[②] 环球网：《互联网健康险逆势增长 蚂蚁、水滴和微保一超两强》，百度百家号，https://baijiahao.baidu.com/s? id=1678513313352525125&wfr=spider&for=pc，2023年9月5日。

性。科技型 TPA 主要利用大数据、云计算、区块链等技术，服务于产品设计、核保核赔等健康险业务各环节，此类 TPA 通常在医学和计算机科学领域具备较强的专业性。例如，"因数云"通过对医疗大数据进行分析，构建专病模型以及非标体模型，帮助保险公司开发设计单一病种保险及慢病群体保险，满足亚健康人群的风险保障需求。也有部分保险科技公司与上述 TPA 职能类似，如众安科技借助积累的经营数据进行保险产品设计、理赔系统开发等。资源型 TPA 主要负责凭借自身资源推动保险公司创新型产品开发，为保险公司搭建健康服务网络，主要有健康管理型 TPA 和药品福利管理型 TPA 两种类型。健康管理型 TPA，如妙健康、善诊等，通常采用线上线下相结合的方式开展健康管理服务，线上利用互联网科技，为客户提供健康咨询、饮食管理和疾病预防等服务，线下搭建体检中心，提供疾病筛查、风险评估和慢病管理等服务，有助于提升客户健康水平，增加客户黏性，同时为产品设计和风险控制提供数据支持。药品福利管理型 TPA，如诺惠医疗、健易保等，在罕见病和慢病领域重点发力，推动特药险的设计，同时提供药品供应链服务，提升药品可及性。此外，镁信健康还为各大药企的肿瘤特药设计了以金融分期、疗效保险为主的创新支付项目。健康险 TPA 为商业健康保险市场的发展做出了积极贡献，但我国的健康险 TPA 市场仍然不够规范，鱼龙混杂，缺乏配套的监管政策，这为我国健康险市场的良性发展埋下了一定的风险隐患。

（三）险种产品

根据《健康保险管理办法（2019 修订版）》，我国健康保险产品体系主要包括医疗保险、疾病保险、失能收入损失保险、护理保险以及医疗意外保险。近年来，除了普通医疗险、重疾险等传统健康险产品外，百万医疗险、惠民保、专病险、特药险等创新型健康险产品也不断走入大众视野，丰富了健康险产品体系。

1. 传统健康保险

传统健康保险需要对被保险人进行健康风险筛查，对于不合格的被保险人，保险公司会酌情拒保或者加费承保，因此，传统健康险可称为"健康体"保险。当前市场上大多数健康险产品，如普通医疗保险、重疾保险等均属于传统健康险。从保费收入来看，疾病保险为健康险第一大险种，医疗保险为第二大险种，护理保险和失能收入损失保险的保费收入则较低。自2014年起，在《关于加快发展现代保险服务业的若干意见》等利好政策影响下，医疗保险和疾病保险的保费收入开始迅速增长，且疾病保险的收入增速明显快于医疗保险，但2019年之后，医疗保险保费继续保持高速增长，而疾病保险增长速度则明显放缓。从险种结构来看，医疗保险和疾病保险的险种数量市场占绝对比重，护理保险和失能收入损失保险的供给则较为不足（见图9、图10）。截至2020年12月，中国保险行业协会产品库中人身险公司的健康险共计4669款，其中疾病保险2036款，医疗保险2470款，且医疗保险中有1461款为不可单独购买的附加险产品，主险产品相对较少，而失能收入损失险、护理险和医疗意外险的数量仅为28款、98款、2款①。

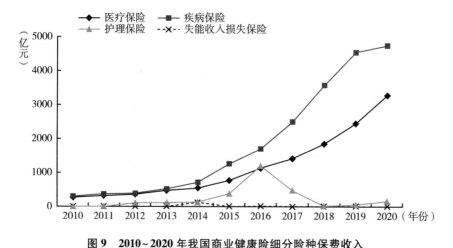

图9 2010~2020年我国商业健康险细分险种保费收入

资料来源：罗兰贝格：《中国健康险市场发展及展望白皮书》，2022年4月，第8页。

———————

① 亿欧智库：《2021年中国健康险行业创新研究报告》，2021年2月，第21页。

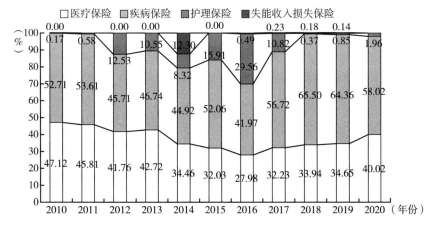

图 10 2010~2020 年以保费收入度量我国商业健康险的险种结构

资料来源：罗兰贝格：《中国健康险市场发展及展望白皮书》，2022 年 4 月，第 8 页。

疾病险中的重疾险在传统健康险中占据重要地位。受到消费者健康意识提高、中产阶级规模扩大、保险意识觉醒以及重疾年轻化趋势等因素的影响，我国重疾险市场快速发展，产品形态加速创新，产品责任范围不断拓宽。保险公司在重大疾病的保障种类、轻症疾病保障种类、轻症给付次数等方面不断进行迭代和升级。覆盖病种方面，重疾责任由最初的数十种逐步增加到了近百种；保障范围方面，逐渐纳入了轻症、中症、特殊疾病甚至前症，并额外考虑了恶性肿瘤、心血管等高发疾病；创新形式方面，出现了重疾多重给付、癌症多次给付、投保人豁免保费等产品形态。特定群体存在的保障缺口也日益受到关注，具有针对性的、保障责任相对简单的保障型产品也应运而生，例如，针对高龄人群推出老年防癌疾病保险。然而，自 2019 年开始，我国重疾险市场增长乏力，2022 年保费收入出现下降（见图 11）。重疾险市场的疲态既有新冠疫情等外部因素的作用，也是自身发展不平衡不充分所致。目前，重疾险仍属于传统型健康险产品，针对老年人和慢性病人群的产品种类较少，在病种和期限的搭配上灵活度较低，难以满足多样化的保障需求；服务领域拓展程度不足，尚未将优质的服务与产品相结合，客户吸引力偏弱；大部分重疾险为长期储蓄型重疾险，医疗保障功能较弱，与基

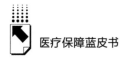

本医保的衔接仍不够密切，在多层次医疗保障体系中的地位不够明确，发展前景不够清晰。

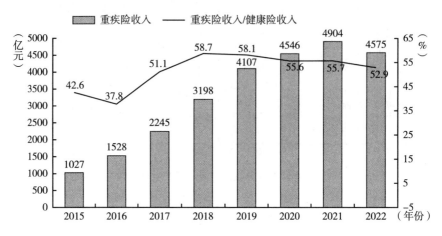

图 11　2015～2022 年我国重疾险保费收入及重疾险份额

资料来源：作者根据公开资料整理绘制。

医疗险是我国商业健康险第二大险种。商业医疗险与基本医疗保险均为费用补偿型保险，二者具有天然的基因联系。在 21 世纪初，我国商业医疗险定位为"企业补充医疗保险"，其福利性大于保障性，保障程度较低、保障范围较窄。2005 年以后，专门服务于高收入人群的高端医疗险出现，保障范围拓展至私立医院和海外市场。2014 年，专为大众设计的中端医疗险出现，保障范围也拓展至基本医保目录外。2015 年至 2017 年，百万医疗险的出现掀起了一波投保热潮，在增加了 1 万元免赔额的基础上，投保人可以用较低的保费撬动百万级别的保险金额，性价比较高，对覆盖家庭灾难性卫生支出风险具有较好效果。但近年来，百万医疗险市场的竞争已趋于白热化，各险企争相在最大限度上拓展保险责任，产品同质化程度很强，导致获客成本升高。传统医疗险以一年期短险为主，随着健康意识和生活水平的提高，消费者对长期医疗保障的需求日益增加。2020 年，银保监会发布《关于长期医疗保险产品费率调整有关问题的通知》，为费率可调的长期医疗险做了政府背书，以"好医保"系列为代表的长期医疗险陆续上市。截至 2021 年 9 月，已上市的费率可调的长期医疗险共有 21 款①，涉及老年防癌险、少儿特疾险以及普通长期住院医疗险等类型，但供给较少，保险责任较为保守，难以充分满足保障需求。

2.创新型健康险

创新型健康险与传统健康险的重大区别在于，创新型产品可面向包括慢性病体、老年群体、罕见病群体等更多"非标"群体承保，拓展可保人群，满足更多群体的医疗保障需求。相关的创新型产品包括惠民保、慢性病险、特药险等险种。

2020 年以来，城市定制型补充商业医疗保险"惠民保"发展较快。与百万医疗险相比，惠民保沿用了高免赔额的特点，但没有严格的健康告知环节，有既往症也可以投保，具有"低保费""高保额""低门槛"等特点。相较于百万医疗险等纯商业性产品，"惠民保"多为"政府+保险公司+第三方保险中介"联合经营，在属性上更偏向于政策保险，具有普惠性质，其低费率的实现也依赖在政府引导下的高参保率。惠民保产品的设计通常以城市为单位，截至 2022 年 12 月 1 日，全国共推出 263 款惠民保产品，覆盖除西藏、新疆、香港、澳门和台湾之外的 29 个省级行政区。② 最新的惠民保产品将保障重点从医保内责任拓展到医保外责任，并嵌入了特定高额药品责任、质子重离子责任等保障项目以及健康咨询、预防筛查等增值服务，较好地衔接了基本医保。但惠民保在经营过程中也出现了一些问题，例如免赔额居高不下、目录外赔付偏低、信息披露不完善、经营的可持续性难维持、参保率难提高等，制约了惠民保的发展。

保险公司也在积极拓展慢病险、老年人专属保险、特药险等险种。慢病险方面，太平人寿的超 e 保 2021（慢病版）、平安健康的平安 i 康保（慢病版）、友邦人寿的智选康惠（慢病版）等都为不同的既往症人群提供了与百

① 中再寿险：《2020~2021 年度健康险产品研究报告》，2021，第 14 页。
② 许闲：《探索发展到趋向成熟 惠民保助力多层次医疗保障体系完善发展——〈2022 年城市定制型商业医疗保险（惠民保）知识图谱〉解读》，《上海保险》2022 年第 12 期，第 12~14 页。

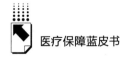

万医疗承保范围一致的保障。京东安联的臻爱无限 2021 借鉴了惠民保的思路，对部分既往症人群可保且可进行 50% 的赔付。老年保险方面，富德生命人寿的长青藤老年医疗，针对 40~80 岁的人群提供不限社保的医疗责任，同时针对老年人"三高"多发的特点，推出了专属的慢病药品保障，从慢病、大病的角度对老年疾病风险进行较全面的覆盖。特药险方面，微保与泰康在线等机构合作推出的"药神保"、太平人寿推出的"药安心"等药品保险，为特药险的开发打开了创新之门。此外，乐城全球特药险 2021 版对在国外上市但国内还没有上市的药品，基本医疗和百万医疗不能报销的肿瘤药品等予以报销，也获得了诸多关注。

可以看到，我国商业健康保险市场虽然实现了规模上的快速增长，但在产业结构、市场主体、产品供给等方面仍然问题重重。首先，商业健康险市场的总体规模虽快速增长，但在国民经济中的重要性仍然不足，对医疗风险的保障能力较弱，目前仍难以实现与基本医保的有效衔接。其次，商业健康险市场的经营主体虽愈加多元，但大部分仍不够成熟，仍处于探索发展阶段。其中，中小保险公司经营的合规性和业务流程的规范性都有待提高；健康险公司的专业能力和创新性不足，盈利能力较差；传统保险中介面临转型压力；TPA 企业过于零散，仍未建立系统的上下游产业链等，因此，真正成熟完善的商业健康保险市场尚未形成。最后，我国商业健康险产品体系虽逐渐丰富，但传统产品同质化程度高，险种结构单一；创新型产品的创新力度不足，产品设计的科学性有待提升，还未与大健康产业链中的健康管理等服务深度融合，难以满足不同群体的医疗保障和健康维护需求。

三 商业健康保险的国际经验

（一）典型模式

基于商业健康保险在医疗保障体系中的作用差异，可以将其分为基本型（Primary）、替代型（Duplicate）、补充型（Complementary）以及增补型

（Supplementary）四类。这四种模式也是目前国际上的主流模式①。

1. 基本型商业健康保险

基本型商业健康保险主要发挥与基本医保相同的医疗保障作用。基本型商业健康保险主要出现在没有实现全民医保的国家，商业健康保险承担了提供健康保险的主要责任。这可能是因为个人有权获得公共保险，但选择不参加公共保险，或者个人没有资格获得公共健康保险的保障。据此，基本型商业健康保险可以进一步分为基本替代型和基本主导型。德国是基本替代型商业健康保险的代表。德国的社会保障体系比较完善，早在 1883 年就建立了法定医疗保险制度。1920 年以后，商业健康保险才在德国出现，并一直作为法定医疗保险的补充和替代而发展。只有工资超过一定标准的居民才可以自由选择参加商业健康险，其他居民则必须参加法定医疗保险。"双元并立，结构互容"的特点使得德国医保体制长期都具有较高的稳定性和一定的灵活性②。与德国不同，美国实行补缺式医疗保障，以基本主导型商业健康保险为其主要特征。除老、残、幼等弱势群体以及军人以外，大部分民众都是通过商业健康保险获得医疗保障。美国健康保险市场经营主体多元，参与经营者既有非营利性的管理式医疗组织和非营利性的健康保险公司，也有营利性的保险公司和专业健康保险公司。从这一角度而言，美国的健康保险体系是多元并立的，而非多层次的。

2. 替代型商业健康保险

替代型商业健康保险同时发挥了商业健康保险与基本医保的作用。部分人群追求更高质量的医疗服务，从而在基本医保的基础上购买商业健康保险，达到多重保障的目的。替代型保险的作用主要体现在以下几种情形：当服务的全部费用由私人保险支付时，可以使用公共保险无法提供的私人医疗设施；绕过公共系统的排队，获得快速/特权保障；获得独立于转诊系统的

---

① OECD, "OECD Health Project: Proposal for a Taxonomy of Health Insurance", June 2004, https://www.oecd.org/health/health-systems/31916207.pdf.

② 冯鹏程等：《德国医保治理及商业健康保险融合发展的研究》，《保险理论与实践》2021 年第 2 期，第 112~129 页。

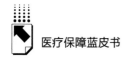
护理；选择医生、医院或其他健康提供者①。英国是替代型商业健康保险模式的代表性国家。英国的医疗服务体系以国民健康服务体系为主，政府为全体国民提供免费或近似免费的医疗服务。商业健康保险在很大程度上扮演着附加型保障的角色，覆盖了国家医疗服务体系含有的保障，并能够提供更快的速度、更宽泛的私人医疗卫生供应商的选择机会、私人专家诊疗以及更舒适的就医环境。商业健康保险还可以覆盖国家医疗服务制度外的保障，包括补充和替代性疗法等②。英国商业健康险的定位较为明确，主要为高收入人群提供高端医疗服务，这些保健保障计划种类繁多，包括私人医疗保险、重大疾病保险、失能收入损失保险、长期护理保险、卫生信托基金、现金计划、海外保险以及旅游健康保险等类型。

3. 补充型商业健康保险

补充型商业健康保险为共付或自付部分提供费用保障，主要作用体现在补充公共保险服务，旨在支付一部分合格的护理费用，以及支付全部或部分没有以其他方式报销的剩余费用（例如共同支付)③。法国是主要补充型商业健康保险的代表国家。法国全民公共医疗保险系统可以为任何在法国工作或连续居住至少三个月的居民提供广泛的医疗保障。但大多数法国人还会有私人的补充保险，用于支付公共医疗保险系统不能报销的费用。商业健康保险提供了法定保险计划没有很好覆盖的医疗服务，如牙科和眼科护理，保障患者个人医疗条件的舒适性，比如超出每日限额的单人病房费用。随着商业健康保险市场的饱和，一些保险公司开始提供法定保险范围外的医疗服务。

4. 增补型商业健康保险

增补型商业健康保险提供基本医保覆盖范围以外的医疗服务，如豪华护理、选择性护理、长期护理、牙科护理、药物、康复、替代或补充医学以及

---

① OECD, "OECD Health Project: Proposal for a Taxonomy of Health Insurance", June 2004, https://www.oecd.org/health/health-systems/31916207.pdf.

② 〔美〕安娜·萨根、萨拉·汤姆森主编《欧洲自愿健康保险》，王国军等译，中国金融出版社，2018。

③ OECD, "OECD Health Project: Proposal for a Taxonomy of Health Insurance", June 2004, https://www.oecd.org/health/health-systems/31916207.pdf.

高级酒店和舒适医院服务①。荷兰是增补型商业健康保险模式的代表国家。基本医疗保险是荷兰医疗保险体系的基础，可以保障参保人大部分医疗需求，商业增补型医疗保险对基本医疗起到补充作用，拥有基本医疗保险的参保人可以自愿选择增补型医疗保险。荷兰的投保人可选择商业增补型医疗保险来扩大覆盖范围，覆盖内容包括理疗（针对非慢性病）、针灸、顺势疗法、疫苗接种、正畸和成人牙科保健等。商业增补型医疗保险与基本医疗保险紧密衔接，有效扩大了保障范围。以 2017 年为例，荷兰医疗费用支出资金来源中，政府财政补贴与强制医疗保险支出共占总支出的 81%，增补型商业医疗保险占 6%，居民自付比例较低，商业增补型医疗保险与基本医疗保险共同起到了充分保障的作用。

（二）国际经验借鉴

多层次医疗保障体系的实现不能仅依靠国家的基础医疗保险，也需要多样化的商业保险，从而实现有机互补。

1. 明确的商业健康保险定位

商业健康保险需要与本国基础保障覆盖相适应，才能最大限度地发挥出多层次医疗保障体系的作用。商业健康保险在特定卫生系统中所扮演的角色很大程度上取决于与医疗保障有关的公共政策和商业健康保险的监管环境。大部分商业健康保险都扮演着补充型保障的角色，提供更加高效便捷的治疗途径、更多的服务供给者和更先进的设备②。一般而言，商业健康保险与公共医疗保障体系呈现此消彼长的关系。在公共医疗保障体系较为完备的国家，例如荷兰，商业健康保险以附加型保障的角色覆盖了国家医疗服务体系中含有的保障，同时提供更快的速度、更宽泛的私人医疗卫生供应商的选择机会，在一定程度上缓解了公共医疗保障体系的压力。公共医疗保障缺口的

---

① OECD, "OECD Health Project: Proposal for a Taxonomy of Health Insurance", June 2004, https://www.oecd.org/health/health-systems/31916207.pdf.

② 郑秉文：《商业保险参与多层次社会保障体系的方式、作用与评估——基于一个初步的分析框架》，《辽宁大学学报》（哲学社会科学版）2019 年第 6 期，第 1~21 页。

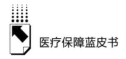

存在是商业健康保险存在的先决条件，例如，英国虽然是公共医疗覆盖较广的国家，但仍然存在公共医疗保障缺口，眼科护理、大多数牙科护理、门诊处方以及特定的医疗用品通常不在基础医疗的覆盖范围内，这就给商业健康保险提供了发展空间。

2. 丰富的可供选择的商业保险类型

多样化的商业健康保险产品可以给予公民更多选择，也有助于保险人提高风险控制能力。多样化的商业健康保险产品使得处于不同收入层次的消费群体可以根据自身的需求与预算选择合适的保险产品。在法国，诸多商业健康保险计划覆盖了附加型设施，少数计划还覆盖了法定保障计划未覆盖的医疗服务。除了产品种类多元，购买方也具有多元化特征，国家不仅允许个人购买商业健康保险，也鼓励企业为员工购买商业健康保险。调查显示，2009 年法国 44% 的个人投保人同时享有团体保险的保障。[1] 在荷兰，保障方案有标准版、白银版或黄金版等类型，并针对特定人群提供保障计划，如为年轻人提供出国旅游前的接种疫苗、牙科护理和避孕保障计划等。在英国，商业健康保险主要分为综合类、标准类和预算类三大类，类别划分的主要依据在于所覆盖的服务范围、价格和可供选择的医疗服务供应商范围的不同。

3. 政府的积极引导作用

政府对于商业健康保险的合理引导对于实现多层次医疗保障体系的完备性、多元性与稳定性至关重要。首先，政府需要引导商业健康保险合理定价，价格的合理性可以使商业健康保险体系容纳更多人群，更低的价格可以将大部分低收入人群纳入补充型全民健康保险计划中，从而缓解公共医保体系的压力。例如，法国政府实施了多项重大的需求侧改革措施，包括针对最贫困家庭的免费商业健康保险政策，对接近贫困人口的人群购买商业健康保险进行补贴等。其次，保险范围与合同条款的合理设置可以缓解道德风险与

---

[1]〔美〕安娜·萨根、萨拉·汤姆森主编《欧洲自愿健康保险》，王国军等译，中国金融出版社，2018，第 68 页。

逆向选择等问题。保险合同保障范围的扩大可以吸引更年轻、健康的群体，从而在一定程度上解决逆向选择问题。由于德国主要是基础替代型商业健康保险，公民的参保行为存在着较大的逆向选择风险。例如，一部分人会选择年轻时从较低的商业健康保险费中受益，但在年龄增大、需缴保费增加时返回到法定医疗保险计划中，这也促使政府增加了限制商业健康保险购买的监管要求。2007 年德国政府开始对替代型商业健康保险增加限制，对于希望加入商业健康保险的人群颁布更加严格的收入要求。最后，政府引导保险机构合理竞争也是促进商业健康保险发挥作用的重要因素。提高商业健康保险市场的竞争性可以达到控制成本的目的，法国政府通过提高透明度来提升其竞争性，自 2014 年 1 月起生效的《2012 年社会保障融资法》要求经营商业健康保险的保险公司报告管理费用的金额、构成及管理费用在总保费中所占的比例，以提高商业健康保险的透明度和可比性。

4. 商业健康保险的税收激励效应

大部分发达国家与地区大多对商业健康保险采取税收优惠政策，税收优惠会带来潜在需求的完全释放[①]。鼓励人们购买商业健康保险的税收激励政策主要包括个人激励、员工激励与雇主激励三类。税收减免允许从应征税的个人或公司收入中扣除所有或部分商业健康保险保费的费用，从而达到激励人们购买商业健康保险的目的。例如，英国政府早在 1990 年就推行了针对60 岁以上人群的商业健康保险保费的税收减免政策，希望通过税收优惠刺激需求，使该年龄段的人更愿意购买商业健康保险，以减少国民医疗服务体系的压力。在法国，政府为 2009 年以来购买团体商业健康保险的企业提供税收优惠政策。进一步地，税收优惠激励还存在多种形式，例如，从产品上可以设置税优健康险险种，在税收额度上可以增大税收优惠额度，从列支方式上采取税前列支的形式。

---

① 朱铭来、王美娇：《税收优惠政策对商业健康险激励效应研究》，《保险研究》2016 年第 2 期，第 47~58 页。

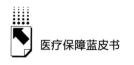

四　商业健康保险的市场前景

（一）商业健康保险的发展空间

近十年来，在国家政策的鼓励与引导下中国商业健康保险实现了规模快速增长。2020 年 1 月，中国银保监会及 12 个其他部门联合发布《关于促进社会服务领域商业保险发展的意见》，指出要扩大商业健康保险供给，力争到 2025 年实现市场规模超过 2 万亿元，成为中国特色医疗保障体系的重要组成部分。《关于深化医疗保障制度改革的意见》也明确提出，"到 2030 年，全面建成以基本医疗保险为主体，医疗救助为托底，补充医疗保险、商业健康保险、慈善捐赠、医疗互助共同发展的医疗保障制度体系"。然而，当前商业健康保险在整个医疗保障体系中所发挥的作用还很有限，收支规模与市场地位远不能与基本医保相提并论。由于寿命延长和生育率降低，我国面临严峻的老龄化挑战，同时随着医药技术的进步，居民医疗需求加速释放，我国医保基金面临着巨大的支出压力。在这一背景下，鼓励和引导商业健康保险发展，通过市场化的方式形成多元风险分担机制，给予消费者更多样化的健康保障选择，将有助于减小医保基金压力，提升医疗保障体系运转的效率和效果，并进一步增强医疗保障体系的公平性、可及性和可行性。

从国际经验来看，较完善的医疗保障水平应保持个人医疗负担在 10%～20%，当前我国个人和家庭自付医疗费用的负担仍然偏重。在基本医保财政支出受到约束的情形下，商业健康保险应该起到基本医保的替代与补充作用。在不同国家，商业健康保险的主体覆盖责任有所不同，其在医疗保障体系中的地位差异取决于各个国家的发展特点和基本国情。我国以基本医疗保险为主体，医疗救助为托底，补充医疗保险、商业健康保险、慈善捐赠、医疗互助共同发展的医疗保障制度体系有其历史必然性和制度优越性。但对标国际上的发达经济体，我国保险市场总体渗透率仍然不足，2020 年，欧美发达经济体的保险市场渗透率高达 12%，日本保险市场的渗透率为 8%，而我国仅为 4.5%，其中健康险市场容量只占保险市场总体规模的 18%①。因此，我国健康险市场仍处于发展初级阶段，还有很大探索空间。

麦肯锡公司一项关于商业健康保险购买人群的调研发现，目前中国城市中约有 30% 的居民购买了商业健康保险，有 20% 左右的居民有近期购买计划。家庭月收入低于 4500 元的群体，健康险渗透率为 27%；家庭月收入在 4500~11000 元的中上收入阶层，渗透率增至近 40%；而家庭月收入超过 11000 元的富裕人群，渗透率增至 50% 以上。在日本，户主年龄在 40~65 岁的高收入家庭是商业健康险投保的主力军，其投保率高于 90%，户主年龄超过 65 岁后，投保率一路下滑，到 90 岁及以上时投保率仅为 62.5%，并且家庭年收入越高，家庭投保医疗险的概率越大，家庭年收入超过 400 万日元（约为 25.2 万元人民币）后，投保率超过 90%。② 理论研究表明，收入水平是影响商业健康险需求的重要因素之一，即城镇居民人均可支配收入的提高能够显著促进商业健康险的需求。因此，当前商业健康保险的主要消费群体仍是高收入家庭。预计到 2025 年，中国家庭年均收入在 10 万~50 万元的中产阶级数量将占据总人口的 58%③，有望成为商业健康保险市场中最大的客户群体。基于此，本报告将对未来商业健康保险的市场总规模及前 20% 高收入群体的商业健康保险市场规模进行测算。

（二）商业健康保险的市场预测

1. 市场总规模预测

本报告应用银保监会公布的 2012~2022 年健康险相关数据，使用时间序列分析方法对未来十年商业健康保险发展的相关指标进行预测分析。④ 关于商业健康险保费收入时间序列预测结果如图 12 所示，健康险保费收入呈持续上升趋势，预计到 2025 年，财产保险公司年度保费将超过 2000 亿元，人寿保险公司年度保

---

① 罗兰贝格：《中国健康险市场发展及展望白皮书》，2022 年 4 月，第 5 页。
② 刘文强、张文珺：《以海外健康险龙头的成功之道，探究我国健康险发展路径》，公众号"强思非银"，https://mp.weixin.qq.com/s/4k6Es9ra_ jogNBvi6FlbZQ，2023 年 9 月 6 日。
③ 罗兰贝格：《中国健康险市场发展及展望白皮书》，2022 年 4 月，第 13 页。
④ 依据数据特点选择最优时间序列预测模型，模型解释力高，从统计角度来说精度较高。

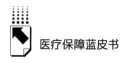

费将接近 9000 亿元；财产、人寿险公司商业健康险年度总保费将突破 10000 亿元；预计到 2030 年，财产保险公司年度保费将超过 3000 亿元，人寿保险公司年度保费将接近 12000 亿元；产寿险公司年度总保费将接近 15000 亿元。

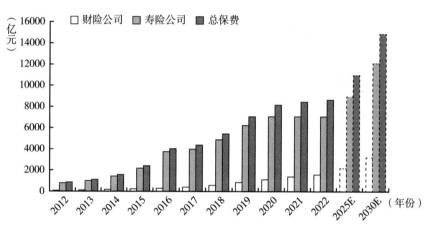

图 12　2012～2030 年商业健康险保费收入时间序列预测结果

资料来源：作者根据软件预测结果绘制。

　　虽然商业健康险市场总体上已达到一定规模，但我国人口基数庞大，从人均角度而言和世界主要国家仍存在很大差距。进一步对保险密度和保险深度做时间序列预测分析，结果显示，预计到 2025 年，我国人均商业健康险保费将超过 800 元，商业健康险保费占 GDP 比重达到 0.95%；预计到 2030年，人均商业健康险保费超过 1100 元，商业健康险保费占 GDP 比重达到1.26%（见图 13）。

　　2.目标消费群体需求预测

　　商业健康保险是对基本医保的补充，用来满足人们更高层次、更多样化的医疗服务需求。一个家庭只有在满足其他基础需求的前提下才会购买商业健康保险，商业健康保险需求与家庭收入水平之间存在着较为显著的相关性，所以以家庭人均收入为依据预测未来商业健康保险规模，可以体现家庭对商业健康险的需求以及购买力。本部分主要对家庭人均收入在前20% 高收入群体未来十年的商业健康险保费规模进行了测算。由于缺少高

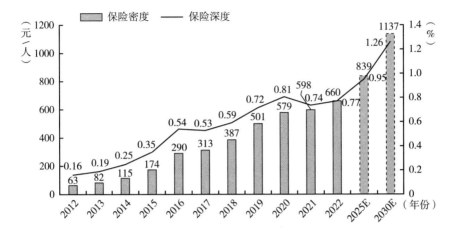

图 13　2012～2030 年我国商业健康险保险深度与保险密度

资料来源：作者根据软件预测结果绘制。

收入群体健康险保费收入历史统计数据，因而采用对可预测的保费总规模进行参数调整的方法，估算高收入群体的保费规模。计算公式为：高收入群体商业健康险保费规模 = 高收入群体人数×保险密度×调整系数。其中，保险密度代表该地区的人均保费，反映该地区居民参与保险的程度和保险发展水平。

基于历史数据的时间序列预测，预计 2025 年和 2030 年我国保险密度分别为 839 元/人、1137 元/人。将收入水平在前 20% 的群体定义为高收入群体，根据世界银行统计，2021 年我国收入排名在前 20% 的群体的收入占国民总收入的 53%。据预测，2025 年我国总人口约为 14.24 亿人，2030 年约为 14.16 亿人[①]，依此测算，收入排名在前 20% 的群体人数在 2025 年和 2030 年分别为 2.849 亿人和 2.831 亿人。调整系数基于 2013 年、2015 年、2017 年、2019 年中国家庭金融调查数据库（CHFS）计算所得。出于数据库完整性考虑，以家庭人均年收入作为衡量标准。首先剔除投保商业健康险但商业健康险保费缺失的个体和收入变量缺失的劳

---

①　数据来源于联合国《世界人口展望》中的方案预测数据。

动力个体。然后计算所有收入水平群体的商业健康险人均保费和收入水平在前 20% 群体的商业健康险人均保费，结果如表 3 所示。收入水平在前 20% 的群体所投保的商业健康险保费远高于全样本的平均水平，将两者相除得到大于 1 的比值，4 年的数据比值没有表现出显著的规律性且变化幅度不大，所以对所得到的 4 年的比值取平均值，为 2.83907，以此作为本文对收入水平在前 20% 群体进行商业健康险保费预测中调整系数的依据①。

用收入排名在前 20% 的人数，乘以预测的保险密度，再乘以针对收入划分的群体调节参数 2.83907，可以得到我国高收入群体的商业健康险保费规模，结果为 2025 年高收入人群商业健康险总保费 6786 亿元，2030 年9139 亿元，分别占到 2025 年和 2030 年预测市场规模的 61.7% 和 61.4%。预测结果表明，在未来一段时间，高收入群体仍将是购买商业健康险的主力军。区别于保额高、保费低、保大病的普惠型商业健康险，中高收入群体对于商业健康保险的需求往往不仅限于医疗费用保障，同时也很重视产品的健康管理、健康保障等功能，因此，提供差异化产品、联系健康生态产业链上下游、精细化开发产品、实施专业化管理是未来商业健康险应重点开拓的方向。

表 3 2013~2019 年高收入群体保险密度与总体保险密度及其比值

年份	高收入群体保险密度（元/人）	总体保险密度（元/人）	比值
2013	311.894	110.938	2.81143
2015	456.759	159.763	2.85897
2017	478.271	169.783	2.81694
2019	578.575	201.668	2.86895
均值	—	—	2.83907

资料来源：根据 CHFS 数据整理。

---

① 由于商业健康险类型统计口径的差异，基于 CHFS 数据库计算所得的保险密度与基于国家统计局计算所得数据之间存在差异，但由于本文所需的是总体与部分之比，所以认为该统计偏差不影响最终测算结果。

五　商业健康保险的发展展望

商业健康保险是中国特色多层次医疗保障制度的重要组成部分，在推进健康中国建设，实现中国式现代化的宏伟蓝图中将进一步发挥重要作用。

（一）明确商业健康保险发展的职能定位

《"十四五"全民医疗保障规划》明确指出基本医疗保障制度是保障群众基本医疗需求的制度安排，而商业健康保险是对基本医疗保障制度保障能力和覆盖范围的补充、服务的延伸和风险控制的强化，能够提升医疗保障服务效率和服务质量。具体而言，在中国特色多层次医疗保障体系框架下，商业健康保险应进一步发挥其在风险治理、价值创造与资源配置等方面的优势。

1. 风险治理：通过经济补偿，实现风险分担

商业健康保险是市场化的医疗风险分担机制，可以有效满足消费者多样化的保障需求，在化解家庭和个人承担的医疗费用风险方面发挥主要作用。同时，商业健康保险可以通过替代效应释放一部分财政负担和公立医疗资源，提升医疗保障体系整体的可持续性。

一方面，明确基本医疗保障边界，拓展商业健康保险发展空间。我国已经进入全面建成中国特色医疗保障制度的关键时期，这个关键时期的目标任务就是要构建以基本医疗保险为主体的多层次医疗保障体系。在这一进程中，要加快促进医疗保险制度走向成熟、走向定型，从根本上解决全民基本医疗保障问题，同时要开拓商业健康保险市场，使这一业务得到极大发展，使中高收入阶层能得到更好的医疗保障。[1] 政府无法也不能替代市场主体、社会组织在不同保障层次建设中的职责和功能。明确基本医疗保障的边界，

---

[1] 郑功成、赵明月：《面向未来的高质量医疗保障制度建设》，《中共中央党校（国家行政学院）学报》2022年第6期，第108~117页。

有利于避免基本医疗保障范围与商业健康保险保障范围重合，能够提升民众对补充性医疗保障的重视程度，从而为商业健康保险提供更大的发展空间，形成更好发挥市场机制作用的平台，让市场主体满足民众在基本医疗保障之上的差异化和多样化需求。2021 年 1 月，国家医保局和财政部共同印发《关于建立医疗保障待遇清单制度的意见》，明确了医疗保障领域的基本制度和基本政策，以及医保基金支付的项目和标准、不予支付的范围。① 医疗保障待遇清单制度迈出了多层次医疗保障体系建设的重要一步，有必要在此基础上进一步厘清基本医保边界，为市场和民众留出清晰合理的未来预期。

另一方面，强化商业健康保险衔接，形成多层次制度保障合力。在确保基本医保可持续运行的基础上强化商业健康保险风险共担，是形成多层次医疗保障制度合力，解决我国医疗保障体系发展不充分、不平衡问题的有效途径。商业健康保险应主动摆脱过于依赖政府、依赖基本医保的发展路径，转向基本医保范围以外的费用保障，通过满足广泛存在的民众未被满足的健康保障需求降低个人自付水平。探索对特殊疾病药物疗法、高值创新药的风险分担与费用支付机制，覆盖基本医保难以覆盖的高额治疗和药品费用。加强与医疗救助、大病保险、慈善互助等其他层次保障机制的衔接，形成多渠道支付模式，进一步解决"看病贵"难题。

2. 价值创造：推进健康管理，实现服务增值

保险作为风险管理也就是不确定性事务的管理主体，在改善经济社会运行生态，带来社会价值提升的同时，也直接参与和提升了诸多的价值创造活动。② 具体到商业健康保险领域，体现为通过推进健康管理等附加服务，提升大健康产业的上下游产业链价值。

随着我国健康治理的重点由"以治病为中心"向"以健康为中心"转

---

① 《国家医疗保障局关于政协十三届全国委员会第四次会议第 4599 号（医疗体育类 554 号）提案答复的函》，国家医疗保障局官网，http：//www.nhsa.gov.cn/art/2021/8/30/art_ 26_ 5865.html？from＝timeline，2021 年 8 月 30 日。

② 李晓林：《多层次医保体系下商业健康保险的发展空间——健康保险的战略担当》，健康保障论坛发言，北京，2021 年 7 月。

变，全社会的健康素养和健康保障意识都在逐步提升，特别是随着中高收入群体这一商业健康保险主力消费群体的崛起，健康管理服务将在未来成为民众健康保障的刚性需求，并成为拉动消费增长和升级的关键环节。近年来，国家出台了一系列指导意见，为行业创新和模式转变提供了指引。2014年国务院办公厅《关于加快发展商业健康保险的若干意见》明确指出，鼓励保险公司进一步将服务领域拓宽，提供慢性病管理、健康维护、疾病预防等差异化、高品质的健康管理服务，2019年《促进健康产业高质量发展行动纲要（2019—2022年）》提到，支持健康保险公司开展管理式医疗试点，建立覆盖健康保险、健康管理、医疗服务、长期照护等服务链条的健康管理组织，2021年《"十四五"全民医疗保障规划》进一步提出，鼓励商业保险机构提供医疗、疾病、康复、照护、生育等多领域的综合性健康保险产品和服务，逐步将医疗新技术、新药品、新器械应用纳入商业健康保险保障范围。由此可见，需求端和政策端都在促使行业积极调整和丰富已有保险产品的保障结构和附加服务形式，从而在客户健康状况评估、风险预测、健康管护、康复护理等方面探索更为深入和精细化的健康保险应用场景，在提升客户体验、增强客户黏性的基础上，通过综合性健康管理服务解决方案来切实增强群众健康体质，完成全方位、全周期的健康保障目标。

3. 资源配置：参与构建大健康生态体系，实现资源整合

保险是现代金融体系的重要组成部分，其资源配置职能主要体现为跨主体的风险成本转移、跨行业的资源整合以及鼓励创新的平台效用。商业健康保险通过参与构建健康生态体系，能够有效促进风险转移，优化资源配置，推动产业创新。

具体而言，商业健康保险作为卫生保健体系的第三方支付者，将医疗服务的需求方和供给方连接到一起，通过主动介入医疗服务管理过程，控制不合理的医疗费用，实现风险成本分担的跨主体分担。商业健康保险也是大健康产业链的关键环节，可以带动医疗、医药、康养服务与健康管理等上下游产业发展，促进医疗资源的跨行业整合。此外，商业健康保险还是金融市场

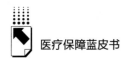

上重要的机构投资者，能为科研机构、制药企业的发展提供资金支持，为医疗技术的创新和新药品、新医疗器械的研发和应用提供了实现机制。在健康中国建设的大背景下，保险业应积极探索集团化经营的大健康战略，建立商业健康保险与医疗健康产业的资本纽带，通过发展健康保险与健康管理业务，培育大健康产业集群，实现内外部协同，从而完善养老健康产业布局，形成良性循环的健康保险生态圈。

（二）优化商业健康保险发展的外部环境

优化商业健康保险发展的外部环境，进一步完善促进商业健康保险发展的产业、社会、行业政策支持体系，提升商业健康保险与医疗、医药、基本医保等多方主体的联动能力。

1.完善商业健康保险政策支持体系

着眼于商业健康保险发展方向，进一步细化具体的产业政策、社会政策、行业监管和服务政策，完善促进商业健康保险发展的政策支持体系。例如，产业政策方面，不仅要从供给端推进税优健康险业务的拓展，也要从需求端用足、用好商业健康保险个人所得税政策，形成对企业、家庭和个人购买商业健康保险的有效激励机制；鼓励商业保险参与大健康产业建设，对保险企业参与康养服务、健康管理、新药物与新医疗器械研发等领域的经营活动，给予一定的金融扶持和税收减免。社会政策方面，推进商业健康保险参与多层次医疗保障体系建设，鼓励保险企业开发与基本医疗保险相衔接的费用补偿型医疗保险；支持保险业参与经办基本医保、大病保险、长期护理保险等医保服务体系建设。行业监管和服务政策方面，坚持政府主导，以保护消费者权益为导向强化健康保险立法与司法监督，加快完善《中华人民共和国保险法》《健康保险管理办法》等相关法律法规和政策规章制度，从宏观层面规范健康保险市场发展；促进行业自律，积极发挥行业协会的协调联通、自我治理和规范监管作用，通过规范产品定价、保险条款、服务标准等从微观层面加强对健康保险市场竞争行为的监管；探索通过构建商业健康保险行业共同体或行业联盟形成有力的行业话语体系和谈判体系。

2. 提高商业健康保险资源联动能力

商业健康保险需要不断提升与医疗、医药、基本医保等多方资源的联动能力，着力营造有利于自身发展的行业生态。[①] 一是谋求与医疗机构深度合作。合理兼顾多方利益，激励与监管并重，实现商业健康保险与医疗机构的纵向资源对接，扩充完善医疗资源供给来源和供给方式；强化医疗行为管控，提高风险控制和管理能力。二是开展与医药企业创新合作。借助医药企业在专病知识、疾病数据、医疗资源、患者管理等方面的经验，积极谋求在商业健康保险产品开发、服务能力提升、后台运营体系建设等方面的合作，寻找多方共赢、可持续发展的合作模式。三是深化与基本医保合作共建。在经办基本医保业务合作的基础上，努力将保险公司的产品研发、风险管理、科技创新等专业优势引入到公共医疗保障项目，协助医保经办机构实现医保控费能力和服务水平的提升。

（三）强化商业健康保险发展的内生动力

强化商业健康保险发展的内生动力，通过产业链上下游的专业分工和科技赋能，促使其在产品、服务、运营等方面的专业化能力不断提升。

1. 优化产品结构

在优化现有产品结构的基础上，积极拓宽产品保障范围。商业健康保险应以满足需求为导向，构建与多层次医疗保障需求相匹配的产品服务体系，提供更加精细化的行业解决方案，开发更加多样化的健康保险产品。例如，可以以城市定制型补充医疗保险为突破口针对不同地区老龄化程度、人群患病结构推出区域性健康保险，持续优化和丰富个人税收优惠型健康保险产品类型，为特殊工种设计应对特定健康风险需求的健康保险。在此基础上，进一步拓宽产品保障广度和深度，通过数据共享和技术应用识别健康风险，主

---

① 蔡海清：《商业健康保险的未来发展之路——从支付型向管理型转变》，中国医疗保险微信公众号，2021年2月23日，https://mp.weixin.qq.com/s?__biz=MjM5ODQ4MjU4MQ==&mid=2651263990&idx=2&sn=a063d4323b5763e27b7689e178d087cf&chksm=bd39b40c8a4e3d1a14d4f112842641a0f59484be64b6de08a87f7dc5d711d48f782da929b1a1&scene=27。

动挖掘健康险潜在需求，特别是开发满足当前未能得到有效保障的特殊群体的健康保险产品。一是针对带病人群、老龄人群的高风险保障产品。可以探索建立由政府参与的风险定价机制，通过差异化的产品设计和核保规则，提高老年人的可保性。二是积极推出针对慢性病、重病的长期保险产品。将老年专属保险产品设计与慢性病保险相结合，满足慢性病老人的普遍保障需求。针对身患重疾的参保人，可以在重疾险基础上推出长期医疗险，通过健康管理服务等方式化解后续治疗风险。三是广泛推出针对基本医保目录范围外保障的产品。重点保障住院和门特治疗发生的合理且必须承担的医保目录外个人自费费用，包括医保目录外自费的药品和高值医用耗材。

2. 加强健康管理服务

加强健康管理服务，推动健康保险与健康管理融合发展。积极拓展健康管理服务不仅是保险业回归保障本源的内在要求，也是商业健康保险发展的新支点。从需求端来看，伴随着商业健康保险产业的发展，民众特别是中高端收入群体对健康保险产品的需求已经不仅仅停留在简单的医疗经济负担补偿上，随着自身健康意识的提高，各类疾病全面信息的查询需求、医生药品的资源需求、便捷就诊的体验需求等医疗相关需求大量出现，必然要求推动健康保险配套增值服务的发展。从供给端而言，积极的健康管理服务不仅可以在辅助销售、增加客户黏性等方面提高保险公司经营绩效，还有助于帮助保险公司控制成本、提高核保效率以及开展产品创新开发。[1] 当前，从中央顶层设计到行业具体执行层面都为健康保险与健康管理的有效融合创造了积极的政策环境，未来保险公司应强化科技赋能以及产品服务的差异化定制，建立预防、治疗、康复以及自我健康管理全周期闭环服务体系，推动健康保险与健康管理融合共赢。

3. 推进专业化运营

提高专业化运营能力，促进营销方式优化更新。发挥行业主观能动性、

---

[1] 李峥等：《保险业健康管理服务应用调查报告》，载阎建军、于莹主编《中国健康保险发展报告（2022）》，社会科学文献出版社，2022，第49~52页。

实现行业自发创新转型是提升商业健康保险保障水平和保障能力的根本方式。这就需要保险公司主动调整原有营销渠道的成本结构，减少不合理费用支出，将保费收入更高效地还利于民，加强对于新型保险营销方式和支付方式的研究和投入，同时促进风险识别、产品设计、渠道管理、运营风控等向专业化的方向转变。特别是随着保险科技对于健康险行业的全面渗透，需要充分发挥"互联网+保险"线上服务对营销渠道和营销方式的变革作用，也要对互联网健康保险业务开展定期的监管评估和业务评价，对线上赔付风险做出预警监测，实现在转型变革过程中的稳定、规范和健康发展。

B.5
中国城镇职工职业性医疗福利发展报告

乔庆梅*

摘　要： 我国的职业福利脱胎于计划经济时期的劳动保障和国家保障，职业性医疗福利则源于计划经济时期的劳保医疗和公费医疗制度。市场经济发展和社会医疗保险制度改革，促使职业性医疗福利逐渐回归其职业福利的本位。本报告在梳理相关文献的基础上，以城镇职工补充医疗保险和公务员医疗补助为研究对象，归纳了我国职业性医疗福利的发展脉络、现实状况和存在的问题，提出了合理化发展职业性医疗福利的方向。研究发现，我国职业性医疗福利存在着福利职能与基本医疗保障重合度高、职业性医疗福利的受益群体面过窄、精细化落地措施不足等问题；关于职业性医疗福利发展的方向，提出在合理化基本医疗保障体系发展的基础上，应通过诸如税收优惠等政策，促进职业性医疗福利回归其单位自主性，实现职业性医疗福利与基本医疗保障的有机协调，并促进商业性补充医疗保险的发展等建议。

关键词： 医疗保障　职业性医疗福利　城镇职工补充医疗保险　公务员医疗补助

职业福利是企业单位在工资和社会保险之外，为职工提供的各种福利设施和福利项目，具有补偿性、均等性、集体性以及差别性等特征。职业福利

---

* 乔庆梅，中国人民大学劳动人事学院副教授，主要研究领域为工伤保障与医疗保障。

对满足劳动者发展和福利水平提升具有重要作用。计划经济时期，我国的职业福利主要体现为劳动保障和国家保障，即彼时的国家保障和劳动保障是依托于职业福利而实施的，无论国家机关工作人员的公费医疗还是国营企业的劳保医疗，均与劳动者的工作单位和职业密切相关。甚至，当时的职业福利不但惠及劳动者本人，而且也使家人受益。因此，计划经济时期，我国职业福利实质上与社会保障融合成了同一制度、同一体系，职业福利几乎承担了基本社会保障的所有职能。这种方式虽然较好保障了劳动者的权益，但也使职业福利异化，二者分责不清，社会化保障未得到充分发展。市场经济时期，以责任分担和社会统筹为特征的社会保障体系建立，职业福利和社会保障基本功能逐渐剥离，职业福利逐渐回归其本质属性并逐步发展；面向未来，如何进一步规范职业福利发展仍是需要进一步澄清的问题。

一　我国职业性医疗福利的建立与发展

职业性医疗福利可以泛指所有因职业身份而产生的医疗福利。从这一意义上讲，我国计划经济时期的劳动保险和公费医疗制度，都是与职业身份密切相关的医疗福利；从福利内容上讲，职业性医疗福利还包括诸如用人单位给职工提供的健康体检等福利形式。目前，我国实质上减轻员工医疗费负担的福利形式主要包括补充医疗保险和公务员医疗补助。故根据研究需要，本报告仅关注我国社会保障制度改革之后建立起来的独立于基本医疗保险制度之外、与职业身份相关的医疗福利，主要包括企业职工补充医疗保险和公务员医疗补助。

企业职工补充医疗和公务员医疗补助既是补充医疗保障的主要形式，又具有典型的职业福利性质，二者是伴随着基本医疗保险制度改革而建立和发展的。在有关社会保障体系建设的顶层规划中，职业性医疗福利均是以多层次医疗保障体系的组成部分出现的。如2020年2月，中共中央、国务院发布的《关于深化医疗保障制度改革的意见》明确提出促进多层次医疗保障体系发展，完善和规范公务员医疗补助和企业补充医疗保险等补充保障的发

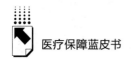

展。2021年3月通过的《中华人民共和国国民经济和社会发展第十四个五年规划和2035年远景目标纲要》提出，2035年要实现包括医疗保障在内的公共服务均等化。

（一）企业职工补充医疗保险

企业职工补充医疗保险是我国职业性医疗福利的主要项目之一。《中华人民共和国劳动法》第七十五条明确"国家鼓励用人单位根据本单位实际情况为劳动者建立补充保险"，这是企业职工补充医疗保险的法定依据。

1. 企业职工补充医疗保险的建立与发展

企业职工补充医疗保险保障对象为企业职工，有典型的身份特征，福利内容主要是超过基本医疗保险支付额度（封顶线）的医疗费支出，资金来源主要是企业福利基金或企业缴费的商业团体医疗保险，具有典型的职业福利性。

（1）企业职工补充医疗保险的萌芽与建立（1993~1998年）

企业职工补充医疗保险是伴随着基本医疗保障制度改革而开始的。1993年10月《劳动部关于职工医疗保险制度改革试点意见的通知》（劳部发〔1993〕263号）指出，"用人单位在经济条件允许的情况下，可为职工建立补充医疗保险"，并赋予企业建立补充医疗保险的自主权。1997年，《中共中央国务院关于卫生改革与发展的决定》（中发〔1997〕3号）指出"'九五'期间，基本建立起城镇职工社会医疗保险制度，积极发展多种形式的补充医疗保险"，再次将补充医疗保险纳入多层次的医疗保障体系建设中。作为基本医疗保险的补充，职业性医疗福利随着企业职工基本医疗保险改革而开始萌芽。这也意味着，作为劳动者福利保障的主要责任方之一，企业在承担基本医疗保险缴费责任的同时，开始承担提高劳动者医疗福利之责。

随着国家规划和政策出台，在基本医疗保险制度改革的同时，部分地区开始了企业职工补充医疗保险的尝试。如厦门市，在1997年7月城镇职工基本医疗保险启动伊始，就在全国首创了补充医疗保险，采取"政府主导、市场化运作"的方式,由社保经办机构向太平洋保险公司为城镇职工基本医疗保险参保人投保补充医疗保险。这一补充医疗保险虽然投保主体是医疗保险经办机构而非企业,但覆盖人群明确为参加基本医疗保险的城镇在职职工,既与职业身份密切相关,又体现出保障的福利性。

(2)企业职工补充医疗保险的快速发展(1998~2009年)

企业职工补充医疗保险的快速发展是伴随着城镇职工基本医疗保障制度的全面改革而推进的。1998年12月《国务院关于建立城镇职工基本医疗保险制度的决定》(国发〔1998〕44号)提出,"为了不降低一些特定行业职工现有的医疗消费水平,在参加基本医疗保险的基础上,作为过渡措施,允许建立企业补充医疗保险",进一步明确了企业职工补充医疗保险的政策方向;同时明确"企业补充医疗保险费在工资总额4%以内的部分,从职工福利费中列支,福利费不足列支的部分,经同级财政部门核准后列入成本"。为企业职工补充医疗保险提供了可操作性的政策依据。

随着国家政策明确,企业职工补充医疗保险在各地相继落地。如成都市于2000年6月1日起施行了《职工门诊补充医疗保险实施办法》,成为全国首个由社会保障行政部门颁行的职工补充医疗保险规章。2000年10月上海市颁布《关于促进本市发展多层次医疗保障的指导意见》,明确上海市补充医疗保险包括单位内部组织开展的职工医疗互助互济、总工会组织开展的在职职工医疗互助保障、商业保险公司提供的医保险种等;补充医疗保险基金从单位福利经费、工会经费、个人缴费等多渠道筹措;原医疗水平较高、福利经费不足的单位,可提取不超过工资总额2%的费用,作为补充医疗保险基金。再如吉林省,2000年制定了《吉林省建立企业补充医疗保险指导意见》,重要原则是"保证原有医疗待遇较高企业职工的医疗待遇不下降";[1]并明确企业补充医疗保险由企业(单位)或行业管理,保险基金经由社会保险经办机构按不同标准记入职工医疗保险个人账户后,剩余基金可用于支

---

[1] 刘运策、王丽:《我省建立企业补充医疗保险指导意见出台》,《吉林日报》2000年12月25日第A2版。

付基本医疗保险范围以内且个人账户资金不足以支付的需由个人负担的医疗费、超过基本医疗保险统筹基金最高支付限额的医疗费等。陕西省于2001年9月相继颁布《陕西省城镇职工大额医疗补助暂行办法》和《陕西省城镇职工企业补充医疗保险管理暂行办法》，以适应补充医疗保险发展的需要。可以看出，就企业职工补充医疗保险这一职业性医疗福利而言，中央政策和地方政策均充分考虑了基本医疗保险制度改革可能为企业职工医疗福利带来的影响，既有利益格局被打破和福利刚性需求必然要求新的政策予以弥补。

与高灵活性要求相适应，实践中由企业作为参保人的职工补充医疗保险则赋予了单位较强的自主性，不同企业参与投保的保险产品、不同保险企业提供的保障内容和服务均具有较大的差别。如南京纺织产业集团于2001年6月自行出台了职工补充医疗保险试行办法，按在职职工每月5元或10元、退休职工每月10元或20元的标准由企业代替职工缴纳补充医疗保险费，若职工一个自然年度内罹患规定范围内的恶性肿瘤、冠心病等重疾且自付部分超过补充医疗保险起付线时，最高可获得75%的报销。首旅集团通过投保商业保险，于2002年与中国平安保险签署了《团体补充医疗保险协议》，由中国平安保险公司为其26000多名员工提供包括小额门急诊保险、统筹住院保险、大额门急诊补充医疗保险或大额住院补充保险在内的补充保障。其中，小额门急诊保险对累计超过1000元至基本医疗保险门急诊起付线（2000元和1500元）之间合理的医疗费按80%的比例补偿，实质性降低了职工医疗保障报销起付线；统筹住院保险对基本医疗起付线以上至封顶线之间需自付的部分按80%的比例报销；大额住院补充保险对超过基本医保封顶线、大额住院医疗支付范围内需个人自付的医疗费按80%的比例给付"大额住院补充保险金"。[①] 2004年5月，中国人寿保险公司与中国海洋石油总公司签署员工团体补充医疗保险协议，为3.25万名中国海洋石油总公司的员工提供补充医疗保障，为职工提供重大疾病、高额医疗费及特殊医疗需求等保障，在基本社会医疗保险报销的基础上，补充保障门诊和住院最高报

---

① 《首旅集团投入750万建立补充医疗保险》，《中国经营报》2002年8月12日第23版。

销比例可达 90%~95%，超大额保障的给付比例甚至高达 100%。^① 可见，这些较早投保补充医疗保险的企业具有共同的特征，即企业规模较大、实力雄厚，且一般为国有企业。它们有的自行筹资、自行经办，有的投保商业保险，均较好解决了职工补充医疗问题，一定程度上体现了职业福利的灵活性和差异性。

在产品供给方面，一些商业保险公司也开始了企业职工补充医疗保障产品的尝试，如在厦门市，太平洋保险公司与基本医疗保险改革同步推出了职工补充医疗保险，由职工医疗保险管理中心从参保职工个人账户提取 18 元/（人·年），从社会统筹医保基金提取 6 元/（人·年），按每人每月 2 元的标准向太平洋保险公司划缴保险费。职工年医疗费超过社会统筹限额的部分，由太平洋保险公司给付 90%，职工个人负担 10%，赔付限额 15 万元。再如，泰康人寿保险公司于 2000 年在北京、上海等地推出了团体住院医疗保险和团体综合医疗保险，首创了"节余归己、终生有效、可逐年积累、100% 报销"的个人门诊医疗保险，^② 该补充医疗保险建立当年提供理赔 321 人次，^③ 缓解了企业职工看病压力，对稳定企业职工队伍、提升企业职工福利发挥了重要作用。

当然，任何制度都是在探索中逐步完善的。据统计，厦门市商业补充医疗保险建立的第一年，承保人太平洋保险公司出现了保费收入 463 万元、支出 521.28 万元（含赔款支出 442.4 万元、其他费用支出 78.88 万元）、亏损 58.28 万元的状况。^④ 如何兼顾企业、劳动者以及服务供给方等的多方利益，如何维持企业职工补充医疗保险的长期健康发展是该制度在

---

① 吕岩：《中国人寿中海油签署员工商业团体补充医疗保险协议》，《中国保险报》2004 年 5 月 20 日第 1 版。
② 吕贤如：《一项广受欢迎的改革举措 走近厦门商业补充医疗保险》，《光明日报》2001 年 1 月 5 日第 B1 版。
③ 吕贤如：《从太保公司第一个吃螃蟹谈起——关于厦门市商业补充医疗保险改革的思考》，《光明日报》2001 年 1 月 12 日第 B1 版。
④ 吕贤如：《从太保公司第一个吃螃蟹谈起——关于厦门市商业补充医疗保险改革的思考》，《光明日报》2001 年 1 月 12 日第 B1 版。

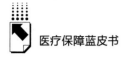

创建阶段需要考虑的问题。并且，由于企业职工补充医疗保险由企业承担缴费责任，企业的经营状况差异使不同劳动者之间保障水平差异巨大，整体参保率不高。①

地方政府和服务供给方的有益尝试，促进了企业补充医疗保险的发展，体现了多层次保障中的政府主导责任，也体现了企业在劳动者福利供给和风险保障中的社会责任。

(3) 企业职工补充医疗保险的多层次发展 (2009 年至今)

随着人才竞争激烈化，企业职工福利呈现出多层次、多元化的发展方向，其中包括企业职工补充医疗保险。2009 年，《中共中央国务院关于深化医药卫生体制改革的意见》（中发〔2009〕6 号）作为新医改开始的标志性文件，强调了补充医疗保险、商业健康险的作用，补充医疗保险正式成为多层次医疗保障中的重要一层。之后，国家开始制定政策引导商业补充健康保险的发展。2009 年，财政部、税务总局发布了《关于补充养老保险费、补充医疗保险费有关企业所得税政策问题的通知》（财税〔2009〕27 号），明确有关补充养老保险费和补充医疗保险费的企业所得税政策，规定企业补充医疗保险费不超过职工工资总额 5% 的部分，在计算应纳税所得时准予扣除，不计入工资总额。2020 年《关于促进社会服务领域商业保险发展的意见》《关于深化医疗保障制度改革的意见》提出鼓励商业保险机构开发适应不同需要的健康保险产品。2014 年国务院办公厅发布的《关于加快发展商业健康保险的若干意见》提出，大力发展与基本医疗保险有机衔接的商业健康保险，鼓励企业和个人利用商业保险及其他形式的补充保障解决多层次医疗需求。这一时期，企业职工补充医疗保险供求双方的选择更多样化，企业补充医疗保险已经成为政府税收政策支持下的投保双方市场行为，商业性团体健康险发展成主要的职业性医疗福利形式。根据中研普华产业研究院发布的数据，2018 年全国团体健康保险的保费收入为 1329 亿元，2019 年全国

---

① 据相关统计，自企业职工补充医疗保险建立至 2001 年底，北京市参保企业仅为 30%（黄哲雯：《让补充医疗保险落到实处》，《工人日报》2001 年 12 月 8 日第 4 版）。

团体健康险的保费收入达到了 1802 亿元，2020 年继续增长至 2475 亿元；预计到 2026 年，全国团体健康险保费收入将达到 4410 亿元。[①]

进入多层次发展时期，政府开始越来越多地通过政策引导介入到企业职工补充医疗保险的发展。这一时期的职业性医疗福利带有更多的政策性色彩，同时也催生了各种供个人投保的自费型补充医疗保险（如普惠保）产品，丰富了多层次的医疗保障内容。

2. 企业职工补充医疗保险的举办方式

当前，企业职工补充医疗保险主要有三种情形：一是政府主导的企业职工补充医疗保险；二是企业自行运营管理的职工补充性医疗保险；三是企业投保的商业团体健康险。

（1）政府主导的企业职工补充医疗保险

这种方式在基本医疗保险制度改革初期较为普遍。政府主导的企业职工补充医疗保险由社保机构通过招标的方式选择保险公司，由双方谈判确定补充医疗保险的覆盖范围、筹资标准、待遇内容等事宜，由社保部门承担经办管理的任务。企业作为参保主体，仅承担缴费之责，并不对保险内容起决定作用，处于较被动的参与地位。因此，这种补充保险虽是针对企业职工的，但员工激励的作用不强，无法实现真正意义上的职业福利目标。

（2）企业自主建立的职工补充医疗保险

2002 年《财政部、劳动保障部关于企业补充医疗保险有关问题的通知》（财社〔2002〕18 号）规定，企业职工补充医疗保险资金可以由企业或行业集中使用管理，单独建账、单独管理，用于本企业个人负担较重职工和退休人员的医药费补助，并不得划入基本医疗保险个人账户，也不得另行建立个人账户或变相用于职工其他方面的开支。由此，企业自主建立的职工补充医疗保险也成为补充医疗保险的一种形式。具体而言，这种方式主要包括两种情形：一种情形是企业内部自行支付的补充保险，如中国

---

① 周迅：《中国团体健康险行业发展现状 团体健康险行业收入分析》，中研网，https://www. chinairn.com/hyzx/20230208/153730802.shtml，2023 年 2 月 8 日。

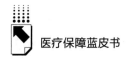

石油所属的一些油田公司以及一些大型煤炭企业，根据国家规定，按照职工工资总额的一定比例提取职工补充医疗保险费用后，自行管理这部分保险基金，为发生大额医疗费用的员工提供补充报销。这种方式在医疗保险制度改革初期，发挥了重要的弥补作用。另一种情形是由企业将筹集的补充医疗保险基金委托商业保险公司运营管理，双方就计息、管理费用等事项进行约定，当员工发生购药、门诊或者住院费用时，可持发票进行报销，如粤电集团曾与泰康保险签订资金运营管理协议，委托后者对其计提的职工补充医疗保险基金（职工工资总额的5%）进行运营管理，并以3.5%的利率计息。在这种自主建立补充保险的方式下，企业对于保障内容和保障水平具有主动权，可以较好地基于自身发展状况调整补充保险方案，有利于发挥职业福利的激励作用。

（3）企业向商业保险公司投保团体健康保险

该方式可以赋予企业保险方案选择上有较大的自主权，员工除了能获得医疗费用补偿，还可以获得其他健康保障或服务，一些大型金融企业，如中国工商银行、中国建设银行以及一些外资企业等采取了此种模式；再如国家电网集团也通过其控股的英大保险为职工提供一揽子的补充医疗保险服务，显著提高了职工的医疗福利水平。

可见，从企业职工补充医疗保险的举办方式和发展历程看，该职业性医疗福利经历了由政府主导到政府引导的过程，并越来越多地成为完全的市场行为。

（二）公务员医疗补助

公务员医疗补助是随着公务员群体实质性地纳入基本医疗保险统筹而建立的，目的是保持公务员原有的医疗保障水平不降低，突出体现了职业福利性。

1. 公务员医疗补助的建立与发展

与计划经济时期的公费医疗和劳保医疗相比，改革后的基本医疗保险制度一定程度上降低了劳动者的医疗保障水平。为了适应社会福利的刚性要求、保持原有的医疗保障水平不降低，国务院 1998 年发布的《国务院关于建立城镇职工基本医疗保险制度的决定》（国发〔1998〕44 号）中提出，国家公务员在参加基本医疗保险的基础上，享受医疗补助。可以看出，基本医疗保险制度改革伊始就奠定了公务员医疗补助的政策基础。2000 年 4 月，国务院办公厅转发劳动保障部、财政部《关于实行国家公务员医疗补助的意见》（国办发〔2000〕37 号），将"保证国家公务员原有医疗待遇水平不降低，并随经济发展有所提高"作为指导原则，明确了公务员医疗补助的覆盖范围、经费来源、经费使用等。而早在国务院国办发〔2000〕37 号文之前，广东省政府已于 1999 年 11 月颁布了《广东省国家公务员医疗补助暂行办法》（粤府办〔1999〕104 号），明确广东省公务员医疗补助的筹资比例原则上控制在当地国家公务员工资总额的 2% 左右，并根据实际状况适时调整。这是全国范围内率先实施的公务员医疗补助制度尝试。

在国办发〔2000〕37 号文件发布后，2000 年 9 月，山东省印发了《山东省人民政府办公厅转发省劳动和社会保障厅、省财政厅关于实行国家公务员医疗补助的意见的通知》，之后，四川、福建、河南、湖南、安徽等相继印发了地方性的公务员医疗补助实施意见或办法。据笔者统计，自 2000 年 9 月山东省印发本省的公务员医疗补助实施意见起，到 2008 年 12 月天津市印发《天津市国家公务员医疗补助办法》止，全国有 30 个省、自治区、直辖市发布了地方性公务员医疗补助政策法规；没有发布省级公务员医疗补助政策法规的个别省份，其辖下的各地市和医疗保险统筹区，也制定了各自的地方性公务员医疗补助办法，为制度落地做了较好的政策储备。

2. 公务员医疗补助的基本内容

虽然我国基本医疗保险制度改革之初就已经明确将公务员纳入社会统筹的目标，但制度改革打破了既有的利益格局，福利刚性和路径依赖使公务员并未随企业职工同步纳入基本医疗保险社会统筹。直至各地公务员实质性纳入基本医疗保险统筹，公务员医疗补助才真正落地。与企业职工补充医疗保险的多样性和差异化不同，各地公务员医疗补助制度具有相对的统一性。

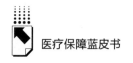

（1）制度覆盖范围

各地出台的政策中，公务员医疗补助制度覆盖范围基本上都是"《国家公务员暂行条例》和《国家公务员制度实施方案》中规定的国家行政机关工作人员，以及经批准列入参公管理的事业单位和其他机关工作人员及各单位的退休人员"，具体如国家行政机关工作人员和退休人员、依照国家公务员制度管理的事业单位工作人员和退休人员，参照国家公务员制度管理的党群机关、人大和政协机关、民主党派以及工商联机关工作人员和退休人员，审判机关、检察机关工作人员和退休人员，以及列入参照国家公务员管理的其他单位机关的工作人员和退休人员。

（2）公务员医疗补助的资金筹集

根据国家规定，各地公务员医疗补助资金均来源于地方财政，并列入当年财政预算。在筹资标准上，则体现了地区差异。如前述广东省的筹资比例为公务员工资总额的2%，四川省筹资水平不低于上年度制度覆盖人员工资总额的2%，天津市按用人单位全部职工当年缴费工资基数之和的5%来计；武汉市按上年度在职职工工资与退休人员退休费总额的9%来确定；河南省医疗补助费由省财政厅按上年度职工工资总额的6%列入当年预算，但不同性质的单位筹资来源有所不同，其中全供事业单位中退休人员医疗补助由省财政厅按上年度职工工资总额3%的比例补助，剩余所需资金由各单位自筹。此外，各地还规定了公务员医疗补助筹资比例随支出动态调整的做法，以满足支出增长需要。

（3）公务员医疗补助标准与补助内容

各地医疗补助内容和标准，既有内容一致性，又有水平差异性。根据《关于实行国家公务员医疗补助的意见》，医疗补助经费主要用于基本医疗保险统筹基金最高支付限额（即封顶线）以上且符合基本医疗保险用药、诊疗范围和医疗服务设施标准的医疗费用补助，以及在基本医疗保险支付范围内需由个人自付的超过一定数额的医疗费用补贴。实践中，各地在补助内容和补助标准上各有不同。如天津市公务员医疗补助分为门诊医疗补助和住院医疗补助：门诊医疗补助标准是受补助人一个年度内发生的门（急）诊医疗费用累计在 1 万元（含）以下的部分，在职人员补助 80%，退休人员补助 90%，副司局级以上人员补助 95%；住院医疗补助支付范围包括三方面，一是住院医疗费用由城镇职工基本医疗保险报销后需由个人负担的费用，在职人员补助 80%，退休人员补助 90%，副司局级以上人员补助 95%；二是受补助人一年度内发生的住院医疗费用，累计超过城镇职工基本医疗保险支付限额至大额医疗费支付限额的部分，先由大额医疗费按规定报销后，再由公务员医疗补助基金按 75% 予以补助；三是超过大额医疗费封顶线部分，在职和退休人员按 95% 补助，副司局级以上的按 100% 补助。再如河南省，公务员医疗补助的补助范围主要包括三个方面：一是受补助人在住院期间基本医疗保险起付线以上、封顶线以下按基本医疗保险规定应由个人负担的医疗费，其中职工补助 50%，退休人员补助 60%，副厅级及以上在职和退休人员补助 70%；二是基本医疗保险封顶线以上至大额医疗费封顶线以下需由个人自付的医疗费补助 50%，超过大额医疗费支付限额的医疗费补助 80%；三是支付大额医疗费的保费。可见，虽然各地补助标准有所不同，但整体而言，受保人的医疗费用经过城镇职工基本医疗保险报销以及公务员医疗补助之后，均较彻底地解决了公务员的医疗费用负担。公务员群体的医疗费用总和报销率明显高于城镇企业职工及城乡居民，形成了公务员的"超福利"。

（4）公务员医疗补助的管理与经办

各地公务员医疗补助的管理经办，既统一于基本医疗保险经办体系，又保持相对的独立性。《关于实行国家公务员医疗补助的意见》指出，社会保险经办机构负责医疗补助的经办工作。这给公务员医疗补助制度定下了基调，即公务员医疗补助统一于整体医疗保障体系、由社保经办部门经办。仍以前述天津市和河南省为例，根据《天津市国家公务员医疗补助办法》，公务员医疗补助实行全市统筹，建立公务员医疗补助统筹基金，由社会保险经办机构单独经办，独立列账核算。《河南省省直国家公务员医疗补助暂行办法》规定，公务员医疗补助经费由河南省社会医疗保险中心负责筹集、管理和支付，具体由省财政厅按上年度职工工资总额的 6% 划拨到用人单位，

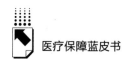

再由用人单位按标准在保险年度内一次性向省医保中心缴纳，作为住院医疗补助基金，建立独立的公务员医疗补助财政专户，专款专用。可见，从目标定位上，公务员医疗补助统一于多层次的医疗保障体系，由基本医疗保险经办机构经办；从保障特征上，公务员医疗补助来源于职业单位、依托于职业身份，同时又提供了较高的保障水平。

3. 公务员医疗补助的调整

公务员医疗补助是一项内容较单一且具有群体独享性的职业医疗福利，筹资来源、保障对象、管理经办等业务均较简单，并保持了一定的制度稳定性。加之公务员医疗补助是以医疗支出的一定比例为待遇标准的，待遇水平调整实质上是随个人医疗费用增减而增减的。各地公务员医疗补助政策的调整主要有以下几方面。

（1）筹资标准的调整

医疗费用支出水平、基本医疗保险保障水平、财政承受能力等是各地公务员医疗补助筹资标准的决定因素，资金收支状况是调整公务员医疗补助筹资标准的依据，部分地区的筹资水平也随支出规模进行了调整。如山西省于2011年将省直机关公务员医疗补助筹资标准，由制度建立之时职工工资总额的7%调整为4%；吉林省长春市2021年将筹资标准由原来市直机关、事业单位职工工资总额和退休人员退休费之和的3.5%下调至3.1%等。

（2）补助水平的调整

整体而言，各地待遇水平调整普遍为提高补助标准。如，黑龙江省于2011年将一年内门诊医疗费累计超过1200元部分一般公务员补助80%、照顾公务员补助95%，调整为一年内门诊医疗费用累计超过800元以上的部分一般公务员补助80%、照顾公务员补助95%，降低了公务员医疗补助的门诊起付线；同时提高对一般公务员住院医疗的补助比例，即住院医疗起付线以下、起付线以上至基本医疗保险封顶线以下的个人自付部分、基本医疗保险封顶线以上至20万元以下的医保内个人自付部分分别由原来的80%、80%、70%提高至85%、85%、90%等。山西省自2012年起全面提高公务员医疗补助标准，将基本医疗保险起付线以下自付部分的补助由40%提高到

50%，将住院医疗超过医疗保险统筹基金支付封顶线至 10 万元以内部分由补助 90%改为对所有超过基本医疗保险统筹基金封顶线以上部分补助 90%，将公务员医疗补助年度最高支付限额提高到 30 万元等。

（3）覆盖范围的微调

公务员医疗补助的群体独享性决定了该保障的覆盖范围调整有限，部分地区制度覆盖范围调整主要是出于系列社会政策改革、群体间医疗保障政策衔接的需要。如江西省景德镇市于 2020 年 6 月发布《关于将自主择业军转干部纳入市公务员医疗补助范围的补充通知》，将自主择业的军转干部纳入公务员医疗补助范围，这是配合部队人员医疗保障改革及军地衔接的需要，其他覆盖范围并无大的变化。

4.政策进一步完善

公务员医疗补助政策随实践发展而完善。2003 年，财政部印发《公务员医疗补助资金和离休干部医药费会计处理规定》，规范了公务员医疗补助资金管理规则；2021 年，国家医保局、财政部发布《国家医保局财政部关于建立医疗保障待遇清单制度的意见》明确公务员医疗补助参照清单管理；2021 年《医疗保障基金使用监督管理条例》规定公务员医疗补助资金的使用及监管参照该条例；2022 年国家医疗保障局颁布的《医疗保障基金使用监督管理举报处理暂行办法》进一步明确公务员医疗补助资金举报处理参照该办法执行。由此，与公务员医疗补助相关的一系列政策，包括待遇内容、资金监管等有了更完备的法规依据。

可见，作为公务员特有的职业性医疗福利，公务员医疗补助既具有保障群体专享性、单一性，又有保障内容相对全面、待遇相对优厚的特点，突出体现了高福利特征。

二 我国职业性医疗福利的发展成就及问题

定位于基本医疗保险制度的补充，我国职业性医疗福利得到了一定的发展，一定程度上发挥了衔接基本医疗保险、提高保障水平、弥补基本医疗保

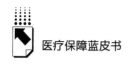

险不足的作用；同时，由于历史的、政策的和实践的多方面原因，职业性医疗福利仍有诸多需进一步厘清的问题。

（一）职业性医疗福利的发展成就

目前，我国职业性医疗福利发展的主要成就可以总结为完善制度建设、提升保障水平、丰富职业福利等方面。

1. 完成了较为全面的政策及制度建设

由前文分析可知，企业职工补充医疗保险、公务员医疗补助作为两项最主要的职业性医疗福利，均具备了初步的政策体系。关于企业职工补充医疗保险，从国家大政方针和改革发展规划，到具体的财务税收政策，均具备了一定的实施和操作依据。关于公务员医疗补助，几乎所有的省、市及医疗保险统筹区均制定了当地的政策；在一系列医疗保险相关政策中，如基金监管、待遇清单等，几乎无一例外地强调了公务员医疗补助"参照执行"。可见，虽然关于职业性医疗福利的专门性规范政策不多，但制度运行可资依据的法规、规则基本上实现了实践环节的"全覆盖"。

2. 提升了受保障群体的医疗保障和福利水平

由于企业补充医疗保险和公务员医疗补助均对患者自付的医疗费予以报销或补助，实质性提高了报销额度、扩大了报销范围，减轻了覆盖群体的医疗负担。以部分企业职工补充医疗保险为例，投保这类补充医疗保险的企业一般是规模大、经营规范、资金实力雄厚的大企业，在保险产品选择上，它们具有较强的议价能力和保险责任谈判能力，所选择的补充医疗保险大都可在基本医疗保险的基础上对职工自付医疗费予以较高比例的报销，大大降低职工个人医疗负担。据笔者的了解，大部分建立或投保企业职工补充医疗保险的企业，职工医疗费最终都可实现90%以上乃至100%的总和报销比例。再如公务员医疗补助，各地的补助比例均居于较高水平，尤其在部分经济发达地区，公务员医疗补助还增加了对基本医疗保险药品目录或诊疗目录之外的药品和诊疗费报销，相当一部分地区公务员医疗补助甚至并未设有补助的最高封顶线，大大提高了公务员医疗福利水平。

3. 丰富了劳动者职业福利内容

多元化发展已成为当今福利体系的重要特征，职业福利作为劳动者福利的重要组成部分，既可以作为用人单位人力资源管理的手段，又可以为劳动者提供一定水平的保障、弥补基本保障的不足，同时还是企业承担社会责任的重要方式。在我国基本医疗保险制度改革之后，作为社会保障的基本医疗保险与劳动者职业福利逐渐剥离，这不但使劳动者职业福利体系与项目内容受到影响，而且降低了劳动者的整体福利水平，加之初建的社会医疗保险在解决劳动者医疗保障问题上存在着缺陷，造成了劳动者福利损失。包括企业职工补充医疗保险和公务员医疗补助在内的医疗福利填补了职业福利的欠缺，弥补了基本医疗保险的不足。

（二）职业性医疗福利发展中的局限

某种意义上，以企业职工补充医疗保险和公务员医疗补助为主的职业性医疗福利仍属于特定群体享有的医疗保障，覆盖面、保障水平、职能定位等都具有局限性。

1. 职业性医疗福利的功能与基本医疗保险重合度高

基本医疗保险保基本，医疗福利提高职业福利水平，这是二者理论上的职能分工。但由于我国职业福利脱胎于计划经济时期的劳动保障和国家保障，职业福利几乎承担了基本保障的所有功能。进入市场经济时期，社会保障和职业福利要回归其本来的职能定位，即社会保障提供普惠而基本的保障，职业福利提供较高水平的差异化的福利。但由于先天不足以及发展阶段所限，我国职业性医疗福利并未实现与基本保障的差异化发展，即职业福利仍然发挥着基本医疗保障的功能，形成了职业性医疗福利与基本医疗保障职能的高度重合。这既与基本保障不足有关，又源于职业福利定位不清。以企业职工补充医疗保险为例，当前各主要的企业职工补充医疗保险产品，保障内容多集中在三个方面：降低基本医疗保险起付线，提高基本医疗保险报销封顶线，扩展基本医疗保险药品目录和诊疗目录范围，这样就不可避免地形成了职业性医疗福利与基本医疗保障的功能重合，体现更高福利水平的诸如

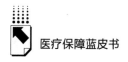

职工健康服务、预防保健等则相当薄弱。职业福利的职责定位不清晰，对职工的内部激励作用有限，也无法满足职业福利高水平发展的要求。

2.职业性医疗福利受益群体面过窄

职业福利是以职业身份为依托的，具有均等性、集体性和差别性的特征。不同的职业群体、不同就业单位的劳动者享有的职业福利差异是客观存在的。然而，对医疗福利的需求又具有不同于其他福利需求的特点，即劳动者面临的疾病风险和对健康的需求是普遍的。从这一意义上讲，所有劳动者，无论其所在的企业规模如何、单位性质如何，对职业性医疗福利都具有普遍的需求。尤其在基本医疗保险保障不充足的情况下，对补充保障的需求具有普遍性。然而，目前职业性医疗福利主要集中于公务员和部分大企业尤其是国有大型企业的职工，这就意味着，职业性医疗福利属于部分群体的"专有特权"，且从保障内容和保障水平看，均在一定程度上形成了"超国民福利"。这使国有大企业职工、公务员与占劳动力大多数的中小企业就业者、非正规就业者及其他劳动者之间形成了巨大的医疗保障水平差异，导致了职业劳动者健康福利领域的鸿沟。

3.高福利增长需求下的精细化落地措施不足

福利需求的增长要求更完备的政策落地措施。但目前职业性医疗福利的精细化落地措施明显不足。

首先，合理化资金收支的规划不足。福利刚性决定了福利支出必然呈增长趋势，这要求企业职工补充医疗保险和公务员医疗补助既要实现与基本医疗保险的有效衔接，又要为劳动者提供较好的医疗福利。具体而言，前者需要参保单位、承保人不断更新产品种类和保障水平，后者需要根据福利费用支出合理制定财务预算及基金支出规模。根据财政部中央预决算公开平台公布的全国一般公共预算支出数据，自2017年至2021年，全国财政对职工基本医疗保险基金的补助处于逐年增长的状态，从2017年的185.84亿元，[①]

---

① 《2017年全国一般公共预算支出决算表》，财政部官网，http：//yss.mof.gov.cn/qgczjs/201807/t20180712_ 2959592. htm，2018年7月12日。

到 2020 年的 195.7 亿元,[①] 再到 2021 年的 243.02 亿元,[②] 并且,可以预见,随着基本医疗保险支出的增长,公务员医疗补助支出必然呈持续增长的态势。因此,在确保一定福利水平的情况下合理规划资金收支是需要面对的问题。

其次,政策实施的精细化措施不足。虽然职业性医疗福利得到了一定的发展,具备了基本的制度架构,如医疗保障待遇清单、医疗保障基金管理规范等作为原则性规范,提供了一定的政策依据,但精细化操作规范明显不足。要实现二者的持续健康发展,势必需要更精细的操作化措施,包括制度规范、与服务或经办有关的操作标准等。

三 进一步发展职业性医疗福利的思考

较其他职业福利相比,脱胎于计划经济时期的劳保医疗和公费医疗的职业性医疗福利,既有职业福利的性质,又发挥着部分基本保障的功能。随着基本医疗保障的完善和职业福利的发展,职业性医疗福利要回归其职业福利的本质,同时实现与基本医疗保障的协调。

(一)回归职业性医疗福利的单位自主性

职业福利是用人单位为实现发展目标而实施的劳动者激励措施,尤其在人才竞争日益加剧的背景下,职业福利已成为用人单位留住人才、彰显自身优势的主要手段,其最终目的是服务于本单位的发展,属于用人单位的自主行为。但由于我国职业福利与计划经济时期劳动保障和国家保障的天然联系,包括职业性医疗福利在内的职业福利既具有国家主导的色彩,又具有一定的单位自主性。这虽然可以在一定程度上实现国家对职业福利的规制,但

---

① 《2020 年全国一般公共预算支出决算表》,财政部官网,http://yss.mof.gov.cn/2020zyjs/202109/t20210917_3753571.htm,2021 年 9 月 17 日。

② 《全国一般公共预算支出决算表》,财政部官网,http://yss.mof.gov.cn/2021zyjs/202207/t20220728_3830482.htm,2022 年 7 月 28 日。

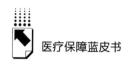

造成了职业福利定位不清的弊端。为了实现自身的健康发展，职业性医疗福利应回归原本的功能与定位，将其发展的自主权交由用人单位，将职业性医疗福利服务的提供交由市场来完成。建议在国家政策的约束与引导下，由用人单位根据自身需要购买不同福利水平和内容的商业性补充医疗保险、职工健康服务等，这样既可以发挥用人单位职工福利配置的自主性，又可以促进商业保险、健康服务产业的发展，还可以为劳动者提供适应本单位需要的多样化、特色化的职业性医疗福利。

（二）实现职业性医疗福利与基本医疗保障的有机协调

以企业职工补充医疗保险和公务员医疗补助为主的职业性医疗福利作为我国基本医疗保障的补充而建立，因此，实现用人单位职业性医疗福利自主化须以其与基本医疗保障的有机协调为前提。结合我国基本医疗保障的发展状况，这一目标可以分解为两个阶段实施：第一阶段，在当前条件下，职业性医疗福利仍以弥补基本医疗保障不足为目标，为在职劳动者提供基本医疗保障无法解决的待遇水平、医疗项目等；第二阶段，随着基本医疗保障越来越完善地解决了人们的医疗需求，职业性医疗福利应充分发挥其"职业福利"的功能，调动用人单位职业福利主动性，通过市场途径，为劳动者提供个性化的医疗福利，如健康服务、保健咨询等，以提高劳动者职业福利水平，促进健康产业发展。

（三）合理化基本医疗保障体系发展

表面上看，合理化基本医疗保障的发展与完善职业性医疗福利并无必然联系，但结合我国基本医疗保障和职业福利的改革与发展历程，合理发展基本医疗保障是职业性医疗福利科学发展的前提。如前所述，我国职业性医疗福利作为基本医疗保障的补充而建，内容和形式均与基本医疗保障有交叉、保障功能有重叠。但从本质属性和长远发展看，职业性医疗福利应该回归其职业福利的本质，即作为人才激励、提升劳动者归属感的措施，既要有平等性，又要有差异性。尤其是随着我国基本医疗保险制度发展和人们医疗保障需求提高，二者的职能定位和制度边界亟须明确。只有确定了基本医疗保障的合理水平，才能科学定位职业性医疗福利及其他补充保障的政策目标，包括制度设定、保障水平和项目内容等。

（四）科学发展职业性医疗福利的具体措施

从前面的分析可知，现阶段我国职业性医疗福利承担了两种职能：补充保障和职业激励。合理化职业性医疗福利的发展，应在细分该两项功能定位的基础上制定具体的措施：一是利用税收优惠等政策鼓励企业单位投保商业性团体健康保险以解决劳动者的补充保障问题，同时将公务员医疗补助纳入相对统一的商业性补充医疗保险，这样既可以解决现阶段基本医疗保障不足的问题，还可以实现不同劳动者之间医疗保障的相对公平，同时促进商业健康保险发展。二是将职业性医疗福利的发展自主权交由用人单位，由用人单位根据自身状况为劳动者提供基于组织发展、人才战略的职业福利，既体现不同用人单位之间职业福利的差异性，又使职业性医疗福利不囿于某些特定的形式，丰富职业福利的内容。

参考文献

[1] 丁学娜：《保障功能分化：中国共产党对职业福利的认知与实践逻辑》，《审计与经济研究》2022 年第 1 期。

[2] 黄哲雯：《让补充医疗保险落到实处》，《工人日报》2001 年 12 月 8 日第 4 版。

[3] 刘运策、王丽：《我省建立企业补充医疗保险指导意见出台》，《吉林日报》2000 年 12 月 25 日第 A2 版。

[4] 吕贤如：《一项广受欢迎的改革举措 走近厦门商业补充医疗保险》，《光明日报》2001 年 1 月 5 日第 B1 版。

[5] 吕贤如：《从太保公司第一个吃螃蟹谈起——关于厦门市商业补充医疗保险改革的思考》，《光明日报》2001 年 1 月 12 日第 B1 版。

[6] 吕岩：《中国人寿中海油签署员工商业团体补充医疗保险协议》，《中国保险报》2004 年 5 月 20 日第 1 版。

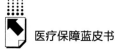

［7］周迅：《中国团体健康险行业发展现状 团体健康险行业收入分析》，中研网，
https：//www. chinairn. com/hyzx/20230208/153730802. shtml，2023 年 2 月 8 日。

［8］杨艳东：《中国职业福利发展道路的反思与前瞻》，《中州学刊》2010 年第
1 期。

B.6
中国慈善医疗发展报告

王海漪*

摘　要： 健全多层次医疗保障制度体系是我国医疗保障制度改革的既定目标，作为这一体系的有机组成部分，慈善医疗是值得重视的民间力量。伴随着改革开放以来我国慈善事业的逐步恢复和发展，医疗保障制度不断完善，中国慈善医疗的发展格局基本形成，慈善组织角色类型日益多样化，对推动医疗保障制度完善做出了有益贡献。但受慈善医疗动员能力不足、医保制度衔接不畅、慈善医疗行为有待规范等影响，慈善医疗仍需进一步优化。面向未来，应当营造社会氛围，强化慈善医疗资源动员能力；出台慈善医疗发展政策性文件，创设促进慈善医疗的政策环境；完善慈善医疗体系架构和运行机制，促进慈善医疗长效发展，最终助力医疗保障制度体系建设。

关键词： 医疗保障　慈善医疗　多层次医疗保障制度体系

一　引言

　　慈善医疗是建立在恻隐之心和救急解难的社会伦理之上，是通过无偿捐助的慈善手段汇集社会力量为有需要者解决就医费用负担的民间机制。在法定医疗保障尚不能全面解除医疗后顾之忧的情形下，慈善医疗作为利用社会

---

* 王海漪，中国人民大学中国社会保障研究中心博士生，主要研究领域为医疗保障与慈善制度相关理论和政策。

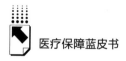

力量帮助困难患者解决医疗费用的有益补充，是值得重视和倡导的民间力量。对医疗保障制度体系而言，慈善医疗的有益补充作用至少表现在以下三个方面上。

第一，扩大了医疗保障救助资金来源和服务供给，弥补了医疗保障供给不足，形成先富帮后富、有能力者帮助需要者的良好分配格局，这是通过调节社会财富格局提升总体保障能力的直接效应。目前，流向医疗领域的慈善资源逐渐增加，慈善医疗具有很大发展潜力。一方面，社会捐赠能够扩大医疗保障救助资金来源。进入新发展阶段，企业捐赠规模也将持续增加；而随着中等收入群体规模逐步扩大，他们也将成为慈善医疗最具潜力的参与者。另一方面，得益于慈善组织规模扩大和多元化发展，其提供的多样化的慈善医疗服务能够及时回应社会问题，满足多元化医疗保障需求，尤其对于残障人士、罕见病患者等少数特殊群体具有独特意义。例如，近年来，罕见病慈善组织在向罕见病患者提供医疗资源转介、信息支持、康复服务、特食供应等专门慈善医疗服务方面发挥了独一无二的作用。

第二，慈善医疗的发展具有促进其他医保制度完善的间接效应。一方面，慈善医疗组织对于贫困患者和弱势群体的需求有着深入了解，通过提供建议和反馈，可以推动医疗保障制度更好地满足社会的医疗需求。另一方面，慈善医疗可以为社会保险和商业保险提供有关医疗服务、费用和效果等方面的实证数据，有助于医疗保险更准确地评估风险、设计保险产品，提高社会保险和商业保险的可持续性和质量。慈善医疗机构还可以与保险公司合作，开展保险产品创新，探索更具社会责任感和公益性质的保险方案。

第三，慈善医疗的社会影响深远，主要体现在缓解医患关系的紧张态势以及传承中华传统美德中的团结互助精神上。这有助于弘扬社会主义核心价值观，同时也在缩小社会贫富差距方面发挥着重要积极作用。这种良性机制对于整个社会的稳定与和谐具有重大意义。总之，慈善医疗为弘扬社会主义核心价值观提供了有益途径，彰显了和谐、友善的深刻内涵。

二　我国慈善医疗的发展历程

改革开放后，伴随着慈善事业的发展，我国慈善医疗也不断发展，客观上发挥了减轻困难患者医疗费用负担的作用，事实上扮演着弥补法定医疗保障不足的补充医保角色。

新中国成立以后，党和政府高度重视医疗保障制度建设。1951 年针对城镇就业人口及其供养的直系亲属建立了劳保医疗制度，1952 年针对机关和事业单位工作人员建立了公费医疗制度。上述两项医保制度均惠及家属。在农村，于 1955 年开始依托合作社建立起了覆盖农村居民的合作医疗制度。伴随城乡医疗保障制度的建立，旧式慈善医疗也成为历史。但在这一时期，民间互助医疗仍然存在，城乡居民团结合作的气氛尤其浓厚。

改革开放以后，在"先富带后富"最终"实现共同富裕"的思想下，出现了一些慈善组织，慈善医疗则是伴随着慈善事业发展起来的慈善形态。1981 年 7 月，中央批准成立中国儿童少年基金会标志着有组织的慈善事业开始复苏。1982 年，宋庆龄基金会成立。1984 年，中国残疾人福利基金会成立。这一时期，大型综合慈善组织和红十字会系统发起了一些慈善医疗救助项目。例如，在中国残疾人福利基金会成立之初，针对贫困残疾人开展了小儿麻痹矫治手术（助行行动）、白内障复明手术（启明行动）以及聋儿听力语言训练康复（助听行动）三项抢救性康复慈善医疗项目[1]；红十字会开展的人道救助项目也都是慈善事业恢复后慈善医疗的典型项目。

1987 年，我国第一个专业化的慈善医疗组织——中国医学基金会成立，这一慈善组织的出现标志着我国慈善医疗形态更加多元化。随后，中华国际医学交流会、中国预防性病艾滋病基金会、中国人口福利基金会、中国癌症基金会、中国初级卫生保健基金会等慈善医疗组织相继成立，中国专业慈善医疗组织数量逐步增加。

---

[1]　中国残疾人福利基金会：《历程综述》，https：//www.cfdp.org/lichengzongshu.html。

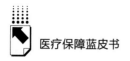

与此同时，传统医疗保障制度变革与社会阶层分化凸显了慈善医疗的必要性。一方面，伴随城乡经济体制改革特别是国有企业改革，面向城镇职工的劳保医疗制度也丧失了组织基础与财政基础，改革劳保医疗制度成为必然选择。1994年，国务院选择江苏镇江市、江西九江市作为医保改革试点城市（简称"两江医改试点"），从免缴费型、单位保障制的劳保医疗走向了缴费型的社会化的职工基本医疗保险。1998年，国务院在总结试点经验的基础上决定在全国范围内建立城镇职工基本医疗保险制度，要求机关事业单位、企业单位的城镇职工都要参加，由用人单位和个人分担缴费责任，采取社会统筹与个人账户相结合的财务机制，我国城镇医疗保障形式自此转向社会医疗保险。这场深刻的制度变革实质上重构了权利义务关系，即所有参保职工均须承担法定的缴费义务并依法享受相应的医保权益，而职工家属则被排除在外，成为没有医疗保障的群体；同时，对于乡镇企业职工、个体工商户是否纳入城镇职工医疗保险基本并无统一强制规定，致使相关劳动者也缺乏医疗保障。在农村，伴随20世纪80年代初期土地承包责任制的全面推行，合作医疗制度赖以生存的农村集体经济迅速解体，加之财税体制的变迁，农村合作医疗制度迅速衰落，覆盖率从1976年的90%下降至1989年的4.8%①，绝大部分农民失去了集体性质的医疗保障，重新回到自费医疗阶段。医疗保障制度改革导致的巨大保障空白及个人医疗费用负担的骤然加重，迫切需要社会力量的援助。另一方面，社会阶层分化使慈善医疗发展更有必要。伴随经济结构多元化、分配方式多样化，社会分化日益加剧，当发生疾病风险时，低收入困难群体难以支付医疗费用，法定医疗保障制度又保障不足，因而陷入困境，而中高收入阶层则具有了帮助他人的能力，因此，以援助为己任的慈善医疗得以出现并不断发展，而慈善组织规模扩大与数字化又为慈善医疗提供了组织基础和技术支持。正是不断增加的社会需求和供给，促使慈善事业更加关注医疗卫生领

---

① 顾昕、方黎明：《自愿性与强制性之间——中国农村合作医疗的制度嵌入性与可持续性发展分析》，《社会学研究》2004年第5期。

域，慈善医疗不断发展。据统计，我国每年约有 27% 的慈善资源用于慈善医疗事业，仅次于教育领域①，为提升国民医疗保障水平发挥了作用。

2018 年，国家医保局成立，集中统一的医疗保障管理体制形成，我国医疗保障制度建设与改革取得全面进展，对于慈善医疗的发展格局产生了直接影响。

第一，随着全面深化医疗保障制度改革顶层设计出台，慈善医疗也被再一次确定为多层次医保制度体系的有机组成部分。2020 年，作为医疗保障领域的纲领性文件，中共中央、国务院《关于深化医疗保障制度改革的意见》（以下简称《意见》）将"全面建成以基本医疗保险为主体，医疗救助为托底，补充医疗保险、商业健康保险、慈善捐赠、医疗互助共同发展的医疗保障制度体系"作为深化医疗保障制度发展的目标。2021 年 6 月 15 日，《医疗保障法（征求意见稿）》第一章第 2 条明确规定："国家建立以基本医疗保险为主体，医疗救助为托底，补充医疗保险、商业健康保险、慈善医疗救助等相互衔接、共同发展的医疗保障制度体系。"尽管慈善医疗在不同政策文件分别被表述为"慈善捐赠""慈善医疗服务""慈善医疗救助"等，但均是以慈善方式在医疗领域开展的扶助行为，是多层次医保体系中社会力量参与部分活动总称。以上文件已经确立了慈善医疗的政策定位，即慈善医疗是多层次医保体系中医疗救助的补充部分，要充分动员并发挥好社会力量，促进我国医疗保障制度规范统一、有机协同。

第二，医疗保障制度改革对慈善医疗影响重大。随着我国医疗保障制度的不断优化，慈善医疗也同步发展。例如，国家医保局成立后，大力推进医保药品采购政策改革，我国医保药品谈判进入发展快车道，带量采购于2019 年全面启动。国家医保局的成立及医保药品采购政策的重大变化直接影响慈善医疗发展格局。例如，2021 年中国癌症基金会年报报告的 2020 年之前启动的八个药品援助项目中，有五个项目由于 2018 年、2019 年《国家

---

① 亚洲公益事业研究中心：《中国社会公益慈善指南：医疗卫生》，2021。

基本医疗保险、工伤保险和生育保险药品目录》调整后部分药品被纳入目录而停止或被调整。2018年，各大基金会药品援助项目进入调整期。此外，随着医保目录的调整等政策优化，参保人待遇稳步提升，尤其是癌症、罕见病、慢性病的保障范围持续扩大，待遇持续改善。

第三，在多层次医疗保障制度总体框架确定后，政府、社会、商业机构也在积极探索跨部门联动。例如，慈善组织联合商业保险公司推出带病体商业健康保险资助参保项目以及特殊病种共付方案，政府相关部门和慈善组织联合推动医疗救助一站式兜底项目等，这些积极尝试也将催生更加多样化的慈善医疗形态。

三 慈善医疗的发展现状

（一）慈善医疗的组织发展现状

改革开放以来，我国慈善事业逐步恢复和发展，加之近年来网络慈善得到了快速发展，我国慈善医疗事业也取得了长足发展。由此，专门慈善医疗组织、非医疗救助型慈善组织中的医疗救助项目和网络大病个人求助平台共同构成了社会力量支撑的三种慈善医疗供给组织形态。

1. 专门慈善医疗组织发展现状

第一，专门慈善医疗组织已形成一定规模。从改革开放之后到2000年前成立的专门慈善医疗组织只有17个[①]，以全国性基金会为主。自2011年开始，专门慈善医疗组织数增速上升。2016年，《中华人民共和国慈善法》（以下简称《慈善法》）颁布，当年专门慈善医疗组织注册数达56家，是新中国成立以来专门慈善医疗组织注册数最多的年份，超过2010年以前各年份之和。2022年，我国专门慈善医疗组织达到400余家（见图1）。

---

① 笔者收集了慈善中国平台提供的慈善组织名称、宗旨、业务范围及项目开展情况信息，将开展医疗卫生项目或以医疗卫生项目为主、应急救灾为辅的慈善组织作为专门慈善医疗组织，数据采集截止时间为2023年5月28日，本节未标记来源数据均来自慈善中国。

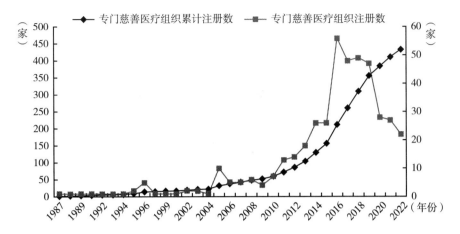

图1 1987～2022年专门慈善医疗组织注册数及累计注册数

资料来源：慈善中国。

　　第二，地方性专门慈善医疗组织是慈善医疗的主体，但全国性专门慈善医疗组织规模具有绝对优势。按照注册方式划分，在民政部注册的全国性专门慈善医疗组织仅占4%，多数专门慈善医疗组织是省级慈善组织，占总数的68%（见图2），其中在北京市、上海市、重庆市和天津市四个直辖市注册的组织达到140个，约占省级注册组织的一半。

　　虽然全国性专门慈善医疗组织数量少，但其慈善医疗项目规模远远大于地方性组织，2021年，中国初级卫生保健基金会的慈善医疗卫生项目年支出额达到62.4亿元，排名第一，排名前两位的慈善组织的慈善医疗项目年支出总额就超过100亿元，大幅超过其他慈善组织，支出排名前五的慈善组织全部是在民政部注册的全国性慈善组织（见图3）。其中，中国初级卫生保健基金会、中国癌症基金会为专门慈善医疗组织，中华慈善总会、中国红十字基金会为综合性慈善组织，中华少年儿童慈善救助基金会是以困难的少年儿童为救助和帮扶对象的非医疗慈善组织。

　　此外，发达地区专门慈善医疗组织数远超其他地区。以当前专门慈善医疗组织数来看，北京以114家位列第一，占地方性专门慈善医疗组织总数比重超过30%，第二名广东省为61家，占比为15%。浙江省为21家，位列第

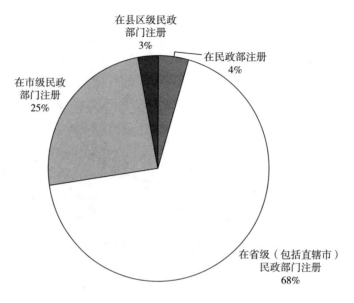

图2 专门慈善医疗组织注册方式

资料来源：慈善中国。

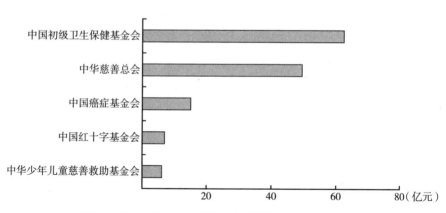

图3 2021年医疗卫生项目支出额最多的五个慈善组织

资料来源：慈善中国。

三。专门慈善医疗组织数超过均值的10个地区多数为东部和南部省市，其余21个省区市均在均值之下（见图4）。值得注意的是，虽然专门慈善医疗组织数较少，但其实各地未登记为慈善组织的慈善医疗组织（主要是民办非企业单位和社会团体）远远多于该数量，例如，包括中国抗癌协会在内的全国各地各级抗癌协会共有 226 个，仅有 2 个注册为慈善组织，注册为志愿服务组织的也仅有 8 个，这说明以慈善组织名义注册的专门慈善医疗组织仅是极少数，以上数据无法说明专门慈善医疗组织的绝对数量，但其排名和发展趋势信息仍具有参考意义。

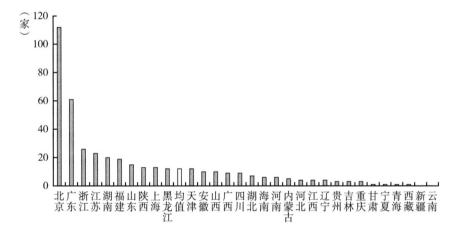

图 4　2021 年各省区市慈善医疗组织数

资料来源：慈善中国。

第三，组织角色类型逐渐多样化。随着我国慈善事业的发展，越来越多的社会组织介入医疗领域，从医药服务的需求和供给两个方面提供资金支持和相关服务，组织角色从对贫困大病患者资助的传统模式向资助非营利性医疗机构、促进基层医疗卫生设施和能力建设、促进医学事业发展等方向转变。

总体而言，慈善医疗组织主要有以下几种类型。一是以医疗救助为己任的慈善医疗组织。这类慈善医疗组织专门针对重大疾病患者提供现金资助、药物援助、公益医疗服务。这类组织以救助和帮扶特殊病种患者、特殊群体为使命，为项目对象提供直接资助、手术援助、筛查、药械援助等服务，其组织名称一般为医疗救助基金会、儿童救助基金会、患者救助关爱中心等。二是医学发展基金会。该类基金会主要通过资助医学教育、培训、交流、科研、医学技术应用、成果创新与转化，以促进医学事业发展。该类基金会主要包括两小类，一类是医学院校设立的医学教育发展基金，属于医疗与教育交叉领域的慈善组织，这类慈善组织主要是接受社会捐赠，尤其是校友捐赠，设立奖学金、助学金及奖教金等资金资助项目，奖励有突出贡献的优秀师生，资助家庭经济困难学生，以促进医疗领域人才发展；通过改善设备设施、资助科研、国内合作及学术交流等支持医学教学、医学研究及医疗事业发展和人才引进。这类组织在慈善医疗组织中的占比超过 10%。另外一类则是医学发展综合慈善组织及促进某项技术、某类疾病治疗的发展基金会。例如，成立于 1988 年的中华国际医学交流基金会，是中华医学会发起创办并经原卫生部批准、民政部注册的慈善组织，其慈善活动围绕国内外医学发展动态，资助和促进学术交流、国际联络与合作。三是针对某些病种设立的防治和救助基金会，是专门针对癌症、心血管疾病、眼病、心理疾病、罕见病等病种的病患防治，相关医学人才资助，促进疾病诊疗发展的慈善医疗组织。例如，中国预防性病艾滋病基金会、中国癌症基金会、中国牙病防治基金会、中国听力医学发展基金会、中国器官移植发展基金会、中国肝炎防治基金会等，利用专业优势，围绕特定病种开展患者救助、医学研究资助、医疗服务、公益活动等慈善活动。四是由医疗机构发起设立的医院救助与医学促进基金会，与医疗机构的业务和发展密切相关。该类慈善组织的宗旨和使命一般包括两个方面，一方面接受社会捐赠，救助在本院接受治疗的大病贫困患者。另一方面，资助本院医学实践和研究活动，促进医学事业发展。此外还有为促进某项诊疗技术发展、志愿提供医疗服务、关爱医护、促进医患关系和谐等专门设立的慈善医疗组织，体现了社会力量参与慈善医疗的多样性。五是企业基金会。例如，国家能源集团公益基金会与中国社会工作联合会合作开展国家能源集团的"两病"救助和新生儿先心病免费筛查项目，覆盖全国 31 个省，累计救助"两病"患儿 3.3 万人，筛查儿童 9.2 万余人。[①]

---

① 国家能源集团公益基金会官网：http：//www.chnef.org.cn/ceaixinww/axxd/new_gyxm_list.shtml。

六是患者组织。患者组织是由患者及其家属为了互助而成立的民间慈善医疗组织，一般由网络社群发展而来，规模普遍较小，宗旨是通过搭建交流平台，解决某类疾病患者的就诊、生活照料、心理支持、社会融入、反歧视等实际需求。例如，益友互助公益是关注肝炎问题的患者组织，其前身就是由乙肝患者发起的乙肝群体交流组织，在帮助乙肝患者慈善医疗救治、减轻乙肝患者群体治疗负担等方面发挥了一定补充作用。

第四，注册为慈善组织的基金会远远多于执行机构。目前，注册为慈善组织的组织类型以基金会为主。在当前435个医疗慈善专门组织中，基金会有368个，占比达到85%，而民办非企业单位和社会团体仅分别占10%和5%（见图5）。其中，基金会主要以吸纳社会捐赠和资助慈善医疗项目为己任，而民办非企业单位一般是慈善医疗项目的执行机构，是相关慈善服务的提供方，基于慈善组织注册的条件限制和激励机制，该类组织多以社会组织身份存在，包括各级各类医疗服务组织、医务社工组织、行业协会和医疗救援队等类型的相关社会组织。

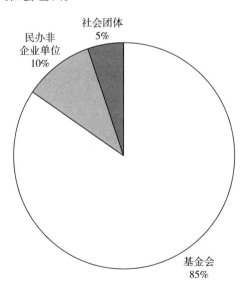

图5 慈善医疗组织类型分布

资料来源：慈善中国。

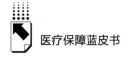

2. 非专门慈善医疗组织发展现状

当前慈善医疗活动的开展以非专门的综合慈善组织为主，其中又以慈善组织系统规模最大，既体现中国特色，又发挥示范作用。第一，慈善组织系统主要包括红十字会及红十字基金会系统、慈善会系统、残疾人福利基金会系统等。慈善组织系统之所以能够成为基础，是因为其具有强大的组织优势，从中央到地方的上下贯通架构和覆盖全国的组织体系最大限度地保障了慈善资源的有效组织、动员和基层服务能力。例如，红十字会以人道主义救援为主要职责，而健康权是人的基本权利，从1904年中国红十字总会成立起，红十字会系统就从事医疗救援、医疗救助等活动，与慈善医疗密切相关。新中国成立以来，我国红十字会在改革开放之后的80年代以及2000~2020年发展迅速。在21世纪初完成了省级红十字会的组建之后，各市县区的红十字会陆续成立。目前已经形成了纵向到区县，横向覆盖各省区市的大型系统。此外，红十字会直属机构红十字基金会是由中国红十字会总会发起并主管、经民政部登记注册的具有独立法人地位的全国性公募基金会，已覆盖多数省份，注册省级基金会21个。慈善医疗是红十字基金会的重要领域，先后荣获"中华慈善奖"的8个公益项目有7个是来源于医疗卫生领域的慈善医疗项目。

经笔者统计，截至目前，中国慈善会（县级及以上）有2863个[1]，红十字会（包含红十字基金会）有1579个，残疾人福利基金会70个，上述三大系统共有慈善组织4512个，占我国全部慈善组织数量近四成，且上述慈善系统均以慈善医疗为主要慈善领域，足以成为我国慈善医疗的基础阵地。从慈善医疗支出规模看，2021年，中华慈善总会慈善医疗项目支出为494641.50万元，中国红十字总会为44010.77万元[2]，中国红十字基金

---

[1] 2020年12月31日之前的县级以上慈善会来源于2020年全国慈善会发展报告，2021年至今的注册为慈善组织的县级以上慈善会、所有注册为慈善组织的社区、村、街道慈善会数据来自慈善中国网，https://cszg.mca.gov.cn/。

[2] 《中国红十字总会2021年部门决算报告》，第25页。其中，除中国造血干细胞捐赠者资料库项目外，其他项目均与医疗救助相关。

会为 74649.60 万元, 中国残疾人福利基金会为 1230.59 万元①, 中华慈善总会和中国红十字基金会的慈善医疗项目支出分别位列当年慈善组织医疗卫生项目支出额的第二和第四。从实践效果看, 由于慈善系统与政府部门职能具有高度同构性, 与政府部门关系良好, 一般是当地政府和百姓最信赖的慈善组织, 并能运用组织优势充分吸纳慈善资源、开展合作和服务。例如, 中国红十字基金会的中央专项彩票公益金大病儿童救助项目、中华慈善总会的药品援助项目、善济病困工程等, 这类组织以庞大的系统吸收了大量慈善资源, 形成了一批慈善医疗的"样板"项目。总之, 无论是从组织数量、慈善医疗项目支出规模还是具体的实践效果来衡量, 慈善系统在慈善医疗中占据了主要地位并发挥主要作用, 可称之为慈善医疗事业的基座。

在实践中, 面向妇女儿童、老年人、残疾人等特殊群体提供服务的慈善组织也在慈善医疗领域发挥了重要作用, 其中儿童慈善组织最具代表性。这些非专门慈善医疗组织的慈善医疗项目构成了慈善医疗的有机补充部分, 并且一些具有影响力的项目为慈善医疗的发展提供了值得借鉴的经验, 也以项目形式为慈善医疗专业化提供了有力支撑。

3. 慈善医疗发展出现的新形态值得关注

第一, 网络大病个人求助平台是当前患者求助、公众从善的主要途径之一, 为因病陷入生存困境的个体提供有益渠道, 参与人数、救助人数、捐赠金额等都呈井喷式发展, 一度引发社会关注。据不完全统计, 自 2014 年以来, 已有累计 600 多万户家庭通过网络大病个人求助平台求助, 累计筹款总额达到千亿元, 累计捐款人次达到 26 亿。通过转发、捐赠和求助等方式不同程度地参与人次达到 10 亿以上②, 为减轻困难群众医疗负担做出了独特贡献。

第二, 近年来, 以互联网企业大力推动为契机, 慈善组织互联网募

---

① 慈善中国 2021 年各组织年检报告项目中医疗卫生项目支出总和。
② 王海漪:《网络大病个人求助: 一个具有中国特色的慈善案例》,《社会保障评论》2023 年第 1 期。

捐平台获得了广泛应用，极大地推动了公众参与慈善的热情，互联网+大病救助呈现大众积极参与的蓬勃景象。2017～2021年，中国每年通过互联网募捐信息平台筹集到的善款已经从25.9亿元上升到了100亿元，占社会总捐赠额的比重不断上升。近三年来，每年都有超过100亿人次点击、关注和参与互联网慈善。[1] 而中国人历来认为大病至重，网络大病救助最能激起公众的恻隐之心并进行捐赠，网络平台的出现为公众小额捐赠提供了有益途径，也为慈善医疗筹资争取到了来自公众的慈善资源。

第三，网络平台充分利用技术优势，积极与慈善医疗组织合作创新，开发出的慈善医疗的新系统、新模式，提升了慈善医疗资源的利用率和可及性。例如，腾讯公司的新生儿项目聚焦出生缺陷重大疾病，通过建设数字化管理系统和管理质控平台，打造"筛诊治一张网"，用信息系统支撑先心病等筛诊治协同创新网络。

综合而言，互联网公司借助技术优势，以平台和系统为聚合点，一方面促进公众参与，极大地提高了慈善资源的动员能力，为促进公众参与慈善做出了巨大贡献。另一方面，互联网公司创新了慈善项目的服务模式，在项目执行层面为慈善项目向专业化、整合化和精准化转型提供了有益的实践场域，推动我国慈善项目的转型升级。

（二）慈善医疗类型及发展概况

1. 药品援助是我国当前慈善医疗项目支出占比最大的项目

中国的药品援助项目主要以国内规模最大的两个慈善医疗组织中国初级卫生保健基金会、中国癌症基金会以及综合慈善组织中华慈善总会三大基金会为依托开展。2021年，上述三大基金会的药品援助项目支出共计111亿元[2]，这三大基金会之所以位列慈善医疗项目支出前三，重要原因之

---

[1] 郑功成：《为公益慈善发展插上数字化翅膀》，《光明日报》2022年9月20日第2版。
[2] 数据来源：慈善中国，2021年三大基金会年检报告中药品援助项目支出总和；中华人民共和国民政部；慈善中国，https：//cszg.mca.gov.cn/biz/ma/csmh/a/csmhaindex.html。

一是药品援助项目在慈善医疗项目中的占比最高。以中国当前最大的药品援助项目——中国初级卫生保健基金会药品援助项目"生命绿洲患者援助公益项目"为例，仅2021年，该项目支出总计47亿元，占当年该基金会全部项目总支出的75%。自项目成立截至2021年9月1日，共覆盖疾病40种，项目医院10948家，项目医生61940名，项目药店3451家，项目药师9469名，累计捐赠患者已达108万余人，累计发放援助药品金额逾100亿元。[①]

总体而言，药品援助项目以外企为捐赠主体，以特殊病种患者为主要对象，直接向患者赠药，单项目平均支出额度高。但是，该类项目易受到国家药品政策和医疗保障政策影响。可以预见，随着我国药品谈判和带量采购政策的完善，越来越多高值药品会被纳入法定医保目录内，加上其他慈善医疗项目的发展，药品援助项目在慈善医疗的支出中占比将会逐步减少，但仍然会是药企进行药物试验及发展医保目录之外药品市场的战略选择，是推动高值原研药物变得可及、提升人民健康福祉的一个有益途径。

2. 现金资助仍然是我国当前慈善医疗的主要项目

有报告称，大病救助项目在医疗卫生项目总支出中的占比约为43%。[②]其中，现金资助仍然是我国慈善医疗的主要救助形式。这是因为尽管我国医疗保障制度不断健全完善，患者医疗费用负担持续减轻，但对重特大疾病患者的保障水平仍然有限，在欠发达地区和农村则更加明显，疾病仍然是造成贫困的最重要因素，也是引发返贫的主要原因。而现金资助是最简便、最具灵活性、最能给予受益者以使用自由的救助方式。除作为单独项目开展外，现金资助在综合慈善医疗项目（公益服务、培训、宣教、科研等）以及其他慈善领域（如扶贫济困、应急救援、教育等）中也多有涉及，尤其是在边远山区等较贫困地区，现金资助项目广泛存在于乡村振兴项目之中，说明对这类项目仍然具有较强的现实需求。例如，中国红十字基金会的中央专项

---

① 中国初级卫生保健基金会官网：www.cphcf.org.cn/zgcb/xiangmujijin.html。
② 亚洲公益事业研究中心：《中国社会公益慈善指南：医疗卫生》，2021年，第18页。

彩票公益金大病儿童救助项目由财政部批复支持，由中国红十字会总会负责、中国红十字基金会组织实施，是专注于白血病、先心病患儿救助的公益项目。两个专项基金分别于 2009 年、2011 年获得财政部批复纳入中央专项彩票公益金支持范围。截至 2022 年 11 月，已累计拨付中央专项彩票公益金 21.45 亿元，救助患儿 74898 人（白血病患儿 55749 人，先心病患儿 19149 人），切实缓解了 7 万多户困难家庭的经济压力，降低了因病致贫返贫的风险。[1]

3. 慈善医疗服务以提升基层服务体系和能力建设为主

一方面，除提供药品和现金以外，慈善医疗服务是为某类群体或某类特殊病种患病人群以直接提供诊疗服务、手术援助等医疗和康复服务为主的大病救助项目。例如，爱佑慈善基金会救助先心病的"爱佑童心"项目采取与定点医院合作模式，在全国各个地区选择定点医院为先心病患儿提供治疗服务，并不断提升管理能力，促进慈善医疗向专业化发展。可以预料，伴随着慈善医疗专业化，提供慈善医疗服务将成为主要供给类型，并将逐步实现系统化。

另一方面，基层医疗服务也是我国慈善医疗的一个重要领域，虽然没有直接为患者提供医疗救助，但是通过加强基层医疗体系能力建设，推动了基层医疗专业化发展进程，一定程度上提升了医疗服务的数量和质量。当前，我国基层医疗服务能力仍然较弱，虽然我国持续加强基层医疗体系和能力建设，但从实际改革成效看仍未实现根本性突破。2010~2021 年，全国总诊疗人次提高 45.1%，而基层医疗卫生机构的诊疗人次增幅仅为 17.7%，村卫生室的诊疗人次降幅达到 19.0%。[2] 排除城镇化率影响[3]可知，村卫生室实际诊疗人次增幅仅为 10.3%，仍然远远低于总诊疗人次增幅。基层医疗服

---

① 《中央专项彩票公益金大病儿童救助项目》，http://www.cwl.gov.cn/c/2022/11/25/522859.shtml，中国福利彩票网，2022 年 11 月 25 日。

② 国家卫生健康委：《中国卫生健康统计年鉴（2022）》，中国协和医科大学出版社，2020，第 121 页。

③ 根据《中国统计年鉴》2011 年、2022 年数据计算得出，农村居民在 2010~2021 年诊疗人次占比降低 29.3 个百分点。

务体系和能力建设不足仍然是医疗卫生服务改革的主要短板。总体而言，提升基层医疗服务系统和能力建设的项目服务地区主要以西部欠发达地区的农村为主，涉及筛查、医疗机构服务人员培训、公共卫生条件改善、公众宣传教育、设施援助等内容，与政府关系较其他项目更加紧密，尤其是脱贫攻坚期间，慈善组织通过提供政府购买服务或者对政府扶贫项目的直接资助服务于国家发展大局。

4.医务社工等相关慈善服务逐步发展

近年来，随着医保制度的不断完善，医疗费用报销和医保经办服务水平不断提升，"看病难""看病贵"问题得到一定程度的缓解，在治疗效果好、社会关注度高的病种方面尤为明显。例如，各地自 2010 年以来普遍出台了针对儿童先心病的特殊政策，加之精准扶贫政策推行，初诊患儿年龄大幅下降，患者及其家属的需求从医疗救助资金需求转向照料需求、心理支持需求和政策倡导需求等，慈善组织也做出了相应调整。例如，北京春苗慈善基金会以儿童为中心，组建了医务社工团队，逐渐发展出"小勇士加油站"项目，为困境重症儿童（先心病、早产和儿童肿瘤患者）及其家庭提供信息支持、情感支持和人文关怀等医务社工服务。可以预见，随着我国法定医疗保障制度的逐步发展和完善以及健康中国建设，慈善医疗将从单一提供资助转向慈善组织更加擅长、更能体现其价值的慈善医疗服务转型。

四　对慈善医疗发展的基本评价与建议

（一）实践成效

1.慈善医疗为减轻大病困难患者医疗负担贡献了社会力量

近年来，慈善医疗已成为减轻大病困难患者医疗负担的重要力量。从企业捐赠的资金、药品到医疗机构提供的治疗支持，再到政府购买服务的专项

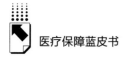

资金、互联网公开募捐活动筹集的公众善款，救助规模不断增长。① 除慈善组织的慈善医疗项目之外，网络大病个人求助平台规模不容忽视。如果慈善医疗能够被重视，在当前医疗保障缺口仍然较大的情况下，以及在慈善医疗在流向医疗领域的慈善资源逐渐增加的趋势下，可以弥补医疗保障供给不足，帮助困难患者解决或减轻医疗费用负担。

2. 慈善医疗为促进多层次医保制度体系完善提供了有益实践

慈善组织在慈善医疗项目中的探索也为多层次医疗保障制度各层次的衔接提供了有益的实践经验。一是促进慈善资源的有效衔接。社会慈善资源的联动不足与衔接不畅是慈善资源浪费与低效的重要原因。近年来，慈善组织不断尝试在社会组织之间、社会组织与政府之间、互联网公益平台与医疗机构之间进行跨机构合作，在主动寻找、透明救助方面做了积极探索。例如，新阳光联合陈行甲发起了"联爱工程"以实现慈善资源优化配置。中国人口福利基金会、阿里健康公益平台等多个慈善组织的慈善医疗项目均做了各具特色的尝试。二是市场主体在慈善医疗与法定医疗保障制度、商业健康保险（包括惠民保）衔接方面做了有益探索。例如，水滴公司的"缙情帮"项目通过打造一站式救助系统，整合政府部门、社会组织和企业的救助资源，较好实现了慈善项目精准化、专业化服务及资源的优化配置。

3. 慈善医疗为推动我国医疗卫生事业发展发挥了积极作用

第一，慈善医疗是贯彻国家医疗卫生政策的有效途径。人民健康是民族昌盛和国家富强的重要标志，而人民健康与医疗水平息息相关，慈善组织是推动相关政策实施、完成政府医疗卫生项目的有力实施力量。例如，我国于2016年制定《"健康中国2030"规划纲要》，癌症防治工作是健康中国行动的重要组成部分，并提出癌症筛查、早诊早治和规范诊疗水平显著提升，总

---

① 李庆、王勇：《慈善组织已成为我国医疗救助的重要力量》，《公益时报》2022年9月14日第4版。

体癌症 5 年生存率比 2015 年提高 3 个百分点等指标[1]。对此，中国癌症基金会承担了国家重大公共卫生服务专项农村癌症早诊早治专项，2020 年完成了 31 个省区市的筛查任务，于 2022 年开展癌症防治能力培训，以提高基层医疗机构的癌症筛查和早诊早治的技术水平。上述项目有力推动了我国癌症防治能力的提升。第二，通过社会实验、多样化公益活动等方式促进医疗卫生事业发展。例如，2014 年，美国慈善医疗组织 ALS 协会发起的"冰桶挑战"激发了公众了解罕见病的热情，由此诞生的北京病痛挑战公益基金会是北京市首家关注罕见病的公益基金会，通过社群服务、社会倡导等，推动社会认知提升，注重罕见病医疗保障体系建设。[2] 2018 年国家《第一批罕见病目录》出台，中国罕见病联盟成立，联盟由超过 50 家医疗机构、大学、科研机构和企业共同组成。自成立以来，联盟开展多学科诊疗，开展罕见病诊疗培训、罕见病注册登记，推动罕见病直报，开展相关理论及政策研究，探索中国特色的罕见病药物和医疗保障方案。在中国罕见病联盟和北京协和医院等单位的大力推动下，一系列具有重大临床意义的医学指南相继出台，包括 2018 年的《中国第一批罕见病目录释义》和 2019 年的《罕见病诊疗指南（2019 年版）》。[3] 慈善组织通过多样的公益活动，对医疗保障体系形成了有益补充。

（二）现存问题

1. 与其他医疗保障制度缺乏有效衔接

党的二十大报告将健全社会保障体系作为增进民生福祉的具体行动，提出要"促进多层次医疗保障有序衔接"，但当前慈善医疗与其他医保制度缺

---

[1] 《关于印发〈健康中国行动——癌症防治实施方案（2019~2022 年）〉的通知》，中国政府网，www.nhc.gov.cn/jkj/s5878/201909/2cb5dfb5d4f84f8881897e232b376b60.shtml，2019 年 9 月 23 日。

[2] 《从罕见病患者到基金会创始人，王奕鸥女士的公益之路》，医学界，https://www.yxj.org.cn/detailPage? articleId=308531，2022 年 2 月 22 日。

[3] 《应对罕见病　中国在行动》，人民网，http://health.people.com.cn/n1/2020/1103/c14739-31916096.html，2020 年 11 月 3 日。

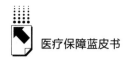

乏有效衔接，主要表现在三个方面。第一，缺乏引导，定位不清。明确慈善医疗的功能定位、遵循慈善医疗的发展规律是慈善医疗与其他医保制度有效衔接的前提条件。尽管《意见》已经明确了多层次医保制度体系的内涵和发展时间表，但是对于上述问题仍然缺乏具体政策指引，导致政府部门、社会组织及市场主体发展理念模糊不清，难以达成共识。例如，有些政府官员存在为了完成建设多层次医保体系任务而只注重促进多种主体共同参与的认识误区，进而忽视了政府责任，将政府看作多层次医保体系中其他主体的"竞争对象"，认为政府即便有能力保障，也要让位于慈善组织等其他社会主体，以体现医疗救助的多主体参与，造成政府责任缺失。第二，待遇衔接仍然不畅。制度衔接的最终目标就是促进医疗保障的待遇提升，从而提高人民健康福祉，因此健康福祉是否提升是检验制度衔接有效性的最重要的标尺，保障待遇衔接是促进制度衔接的关键。实践中，一些慈善项目简单沿用法定医疗保障制度规定，例如，一些慈善医疗救助项目按基本医疗保险目录确定待遇标准，以低保户、低保边缘户等政府医疗救助群体作为救助对象，难以从结构上精准地对法定救助待遇形成有效补充。第三，管理衔接仍然薄弱。一是信息共享仍然难以实现。政府部门横向和纵向信息共享以及政社商信息共享的体制机制未理顺，提高了慈善医疗成本。二是经办衔接仍然不畅，例如，一个患者在同时享受法定医保、商业健康保险和慈善医疗相关待遇时，往往手续较为烦琐，甚至出现待遇降低或慈善资源浪费的情况，进而直接影响患者享受的医疗保障水平及慈善医疗参与的积极性。

2. 慈善医疗动员能力仍然不足

虽然近年来，投入慈善医疗领域的慈善资源总体稳步上升，但仍然无法满足庞大的社会需求。2020 年我国投入卫生健康领域的慈善资源为 710.36 亿元[1]，相当于 2020 年全国医疗卫生支出 7.23 万亿元的 0.98%、个人医疗卫生支出 2.01 万亿元的 3.5%、全国基本医疗保险基金总支出 2.10 亿元的

_____

① 《2020 年度中国慈善捐赠报告》，中国慈善联合会，http：//www.charityalliance.org.cn/givingchina/14901.jhtml，2021 年 11 月 26 日。

3.4%。究其原因，一方面我国慈善事业能够动员的资源规模有限，这决定了慈善医疗中可分配的慈善资源的总量亦无法现实需求。笔者在调研过程中发现，慈善医疗资源不足导致慈善组织无力或者不敢宣传项目，担心申请人数过多导致救助资源无法满足患者需求。另一方面，与教育、抚养、环保等项目相比，慈善医疗由于个体支出总量巨大且存在极大异质性，救助效果难以满足部分捐赠群体的期待而增加了筹款难度。此外，公众出于善意进行捐赠从而成为慈善医疗的主要捐赠群体，但是尽管近年来随着网络慈善活动的发展，公众参与度在提升，但捐赠数额一直在低位徘徊，捐赠深度和稳定性仍然不足，这也决定了慈善医疗的慈善动员能力仍然有限，无法满足现实需求。

3. 慈善医疗行为有待规范，项目有待优化

一方面，慈善医疗行为有待规范。对慈善医疗行为的规范不是为了管制，而是为了引导其向更好的方向发展，但当前慈善医疗行为规范仍然不足，导致慈善医疗出现一些乱象，阻碍了慈善医疗的发展。一是慈善欺诈等违反慈善事业发展规律的现象仍然存在，长此以往，将不利于慈善医疗健康发展，还有可能造成巨大危害。在慈善医疗领域存在求助者隐瞒事实骗捐、诈骗者编造或冒用慈善组织身份骗取患者信任非法募集资金或者收保证金等、慈善组织项目造假、企业寻租或者利用慈善噱头营销和套捐等问题。二是从市场逻辑出发，药品援助是药企在不降低药品价格的情况下扩展药品市场的竞争策略之一，进而在实践中出现药品援助慈善项目放松审核条件等现象，一定程度上降低了药品援助的规范性。三是网络大病个人求助目前仍然存在法律监管空白。尽管《慈善法》修正草案将网络大病个人求助写入附则，但目前仍然缺乏监管主体和规制办法，网络大病个人求助仍然缺乏法律规制。由于无法避免商业主体出于竞争损害社会价值的行为，社会对网络大病个人求助仍然存在不信任的现象。而小平台冒用其他平台身份拓展业务，甚至诈骗跑路的现象也对整体发展造成了不良影响。为此，要有序促进慈善医疗发展，为慈善医疗提供更加清晰、具体的政策指引。

另一方面，慈善医疗项目有待优化。从筹资端来看，当前我国慈善医疗救助项目趋于同质化。由于慈善医疗救助存在特殊性，捐赠主体更加青睐有

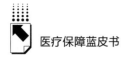

短期效果、成本可控、社会影响力更大的慈善项目。例如，在笔者梳理的265个慈善医疗项目中，对大病患者的救助项目共有99个，将儿童作为服务对象的救助项目数目最多，有34个，其中，四成项目集中在儿童先心病和白血病两个病种。相较而言，将老年人标记为救助对象的项目较少，而其他恶性肿瘤患者也由于费用高昂、缺乏社会吸引力更加难以筹集款项，一定程度上造成慈善医疗项目苦乐不均、资源配置低效的负面效应。

（三）发展建议

1. 出台慈善医疗发展政策性文件

建议以国务院办公厅名义或由国家医保局与民政部门联合发文，由医保局主动对接慈善医疗资源，出台关于慈善医疗的政策性文件，对慈善医疗的定位、功能及联动机制做好顶层设计，引领慈善医疗发挥作用，统筹促进慈善医疗发展。具体而言，至少应当包括如下内容。一是让慈善医疗享受更充分的政策支持。明确慈善医疗应当属于扶贫济困范畴，并实行特别优惠的税收政策，通过支持慈善医疗来助力全面切断贫病之间的链条。二是促进政府相关部门信息共享，降低慈善医疗的运行成本，提高慈善医疗的精准性。在安全合规的前提下，探索数据共享机制，降低慈善医疗救助患者的发现和救助成本，提升医疗救助与服务能力。同时，开辟社会组织等主体对申请者的信息与救助或医保机构的验证渠道，建立信息共享机制，促进慈善医疗资源供求有效匹配。三是更新监管理念，以监管促进慈善医疗发展。要从统一监管组织改变为监管行为，将符合慈善医疗的本意的一切活动纳入监管，以保障规范，避免欺诈，降低监管缺失引致的社会风险，同时提高主体公信力，确保慈善医疗机制稳定、顺畅。四是加强政社商合作，促进多主体共同参与化解低收入群体医疗费用负担。各地要结合当地医疗保障事业和慈善事业的实际及现实需求，建立机制探索跨部门合作，以最大限度提升慈善医疗的社会资源动员能力。

2. 完善慈善医疗体系架构和运行机制

从优化体系架构上讲，专业化是慈善事业的发展方向，慈善医疗尤甚。

由于其涉及领域广、参与主体多、过程链条长、专业要求高、需求差异大等特点，以专门慈善医疗组织举办的符合医疗运行规律的慈善医疗项目无疑是慈善医疗发展的关键及方向，为此，要以专门化慈善医疗组织为发展主体，不断促进机构和项目专业化提供精准、专业和高效的慈善服务，保障社会资源利用更加合理高效；我国公众普遍对政府的信任高于社会组织，慈善系统的官办背景是民众、政府部门及市场主体最认可的组织，要充分发挥慈善系统的组织优势，以此带领更多社会力量融入相关治理体系；要与时俱进，紧跟时代步伐，充分利用网络平台等的优势，合理运用市场化思维，促进慈善医疗的精准化、信息化、专业化和高效化。从完善运行机制上讲，重点要促进慈善医疗规范发展。加强对网络慈善平台的动态管理，对于网络募捐信息平台应建立动态调整机制，促进平台积极作为，吸引公众参与疾病救助等慈善项目，为慈善医疗事业的发展提供有效支持。尽快明确网络个人大病求助平台的监管主体和规制办法。尽快出台网络大病个人求助平台相关政策，要注意平衡好商业和慈善的关系，既要顺应和尊重平台的发展规律，促进其运营好，又要考虑平台社会属性，对其慈善行为加强监管，确保平台健康可持续发展。

3.创设有利于慈善医疗发展的环境条件

一方面，要进一步完善医保、医疗、医药相关政策，推动慈善医疗的需求合理化。要根据人口分布等因素优化医疗卫生资源配置；坚定并强化基本医疗卫生事业的公益属性；理顺医疗服务价格形成机制，促进医疗服务合理供给；完善药品及医用耗材的价格谈判及集采政策，在支持中国创新药发展的同时，促进其价格合理化；做好医疗腐败防治工作和医保监管工作，进一步降低不合规的慈善医疗需求。

另一方面，要通过改善政策环境、舆论环境、市场环境等手段，营造有利于慈善事业发展的社会氛围，以强化慈善医疗的资源动员能力。第一，引导医疗机构、药企等一批与慈善医疗关系密切的市场主体积极承担社会责任，以共同富裕为目标，在政府引导下，以创新为动力，将慈善理念融入企业的社会价值，促使市场主体经济利益与社会利益的实现。第二，要重视慈

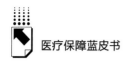

善医疗的公众参与。非组织化的互助是我国慈善事业的重要内涵，网络大病个人求助作为近几年十分成功的慈善案例，恰恰证明了中国传统善文化的深刻影响。因此，中国特色的慈善事业要真正获得大的发展，需要重视并促进公众参与。

面向未来，在现代化建设如期推进和迈向共同富裕取得明显实质性进展以后，我国法定医疗保障必定能够根本解决疾病医疗费用问题。到那时，当前以弥补医疗费用不足为目的的慈善医疗就完成了历史使命，而升华为助力健康中国实现的支撑力量，其角色也将升华为长期的健康保障推动者，与各方主体一起为促进全体人民健康发挥积极作用。

区 域 篇
Regional Reports

B.7
广东省佛山市多层次医疗
保障体系建设报告

申曙光　李玉华　孙静瑶*

摘　要： 建立健全多层次医疗保障体系是满足人民多样化、个性化与多层次医疗需求的必然选择。佛山市作为广东省和全国医保改革的先行地区之一，为保障全市人民医疗保障待遇的稳定与持续提升，近年来加快探索构建多层次医疗保障体系，诸多创新性做法在全国具有先进性和引领性，获得了全省乃至全国的高度关注，积累的经验也具有全国性推广价值。本报告在对佛山市近年来建设多层次医保体系的实践进行深入调研分析的基础上，阐述和分析其主要举措与成效。具体举措有：建立城乡一体化的基本医保制度、逐步完善大病保险制度、创新发展普惠性补充医疗保险、建立健全综合性医疗救助体系、探索搭建"三位一体"的医疗保

---

* 申曙光，中山大学岭南学院教授、博士生导师，主要研究领域为社会保障、金融风险、医药卫生体制与健康产业；李玉华，广东技术师范大学讲师，主要研究领域为社会保障；孙静瑶，中山大学岭南学院博士生，主要研究领域为社会保障。

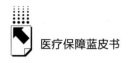
障综合服务平台；进一步完善了多层次医疗保障体系，大幅提高了医疗保障水平，有效减少了因病致贫返贫的发生，扎实推进了共同富裕和经济发展。佛山市取得了如下经验：践行"以人民健康为中心"的理念，坚持"系统集成、协同高效"的路径，积极引入多方社会资源、扩展多层次保障体系，构建"共建共治共享"的多元健康治理格局。在此基础上，提出进一步完善佛山市多层次医疗保障体系的政策建议，如强化协同合作、提升服务效率，增加财政投入、优化责任结构，加强队伍建设、提高服务质量，促进体系衔接、提升整体效用，强化技术运用、提高监管效能，以期为广东省乃至全国的多层次医保体系建设提供"佛山经验"。

关键词： 医疗保障 多层次医疗保障体系 佛山市

一 佛山市建立健全多层次医疗保障体系的背景与意义

佛山市地处广东省中部，东倚广州市，地理位置优越。佛山市是粤港澳大湾区、"广佛都市圈"、"广佛肇经济圈"、"珠三角经济圈"的重要组成部分，在广东省经济发展中处于领先地位，是全国民营经济最为发达的地区和医保改革的先行地区之一。佛山市自 2001 年建立城镇职工基本医疗保险制度以来，不断探索创新，逐步建立健全覆盖全民的多层次医疗保障体系，医保保障功能不断增强，患者负担明显减轻。目前，佛山市正加快探索构建多层次医疗保障体系，并预计在 2025 年基本建成以基本医疗保险为主体，医疗救助为托底，补充医疗保险、商业健康保险、慈善捐赠、医疗互助共同发展的医疗保障制度体系。多层次医保体系的建设有着强烈的现实需要和紧迫性，同时也是在中央和省市各级政府出台的政策文件和相关会议精神的指导下进行的积极探索，意义重大。

（一）建立健全多层次医保体系的背景

2020 年《中共中央国务院关于深化医疗保障制度改革的意见》提出，要坚持以人民健康为中心，加快建成覆盖全民、城乡统筹、权责清晰、保障适度、可持续的多层次医疗保障体系。从实际情况看，原有的佛山市多层次医疗保障体系仍然存在空缺和保障不足之处。一是基本医疗保险对高额医疗费用保障能力有限。基本医疗保险为参保人提供的是政策范围内的适度医疗保障，满足基本医疗保障需求，在解决患者重大疾病所产生的高额医疗费用时能力有限。二是补充医疗保险发展不充分。企业职工补充医疗保险是由各单位自愿为本单位职工提供的补充医疗保障，但实践中佛山市参保单位数量较少，发展不充分。城乡居民大病保险作为城乡居民基本医疗保障制度的拓展和延伸，其保障范围不涵盖医保范围外的医疗费用，保障能力也较为有限。除此之外，商业健康保险作为多层次医疗保障体系的重要补充，尽管其保障范围并不局限于基本医疗保险的"三大目录"，保障程度较高，但对投保群体既往病史、年龄、职业等的诸多限制条件，导致参保人即便有强烈的投保需求，也无法达到投保的门槛。

因此，无论是从费用保障还是人群保障来看，佛山市原有的医疗保障体系存在缺陷和不足，难以满足人们对政策范围外或是封顶线之上的医疗费用保障的需求。

（二）建立健全多层次医保体系的重要意义

在上述背景下，佛山市近年来针对多层次医保体系建设所采取的举措和进行的探索，具有多个方面的重要意义。

一是提升医保发展目标水平，促进医疗保障"病有良医"目标的实现。在全民医保体系已经建成的大背景下，我国医疗保障体系的目标开始从"病有所医"向"病有良医"升级转换。"病有良医"意味着要建立高质量、高效能医保制度体系，即医保制度统一、责任分工明确、支付方式高效、筹资机制科学合理、救助制度精准有效、医疗待遇实质公平、重特大疾

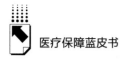
病保障健全、社商多元有效合作、医保基金"收、管、用"高效运转。佛山市开展的城乡一体化基本医疗保险制度改革、医疗救助体系改革等为"系统集成、协同高效"的多层次医疗保障体系建设奠定了坚实的基础，有助于解决"病有所医"目标下医保体系中医疗服务质量不高、多层次医保体系发展不充分、医保公平性不强、"三医联动改革"不协同等重要问题，促进医疗保障"病有良医"目标的实现。

二是提升医疗保障水平，更好地满足人民医疗与健康需求。随着人民对健康的日益重视和不断升级的健康医疗消费，佛山市初步建立的医疗保障体系难以应对和满足民众差异化、多层次、高质量的医疗保障需求。为满足民众对更高水平医疗保障的需求，需要在系统思维视角下，对现行的医疗保障体系进行完善，重点在于尽快完善补充医疗保障机制，关键在于使补充医疗保障机制能够与基本医疗保险有效衔接，形成制度合力。例如，2019年11月佛山市创新推出的具有"广覆盖"和"高保障"特点的普惠性补充医疗保险"平安佛医保"，就是在基本医疗保险"三大目录"的基础之上，将基本医疗保险目录外的自付医疗费用、特药费用和基本医疗保险（包括大病保险）封顶线之上的高额医药费用纳入保障范围，这对减少群众高额自付医疗费用压力、增强其抵御疾病风险的能力、提升医疗保障水平、解决因病致贫返贫等问题具有重要意义。

三是提升医疗保障效率，强化医疗保障公平性。医疗保障体系更加公平和更有效率是医疗保障高质量发展的基本内涵。更加公平既指人民获取优质医疗服务和基本医疗保障的机会均等，也指要实现医保待遇、医疗服务资源获取及使用等方面的公平。佛山市较早在全国范围内推行基本医疗保险城乡一体化改革，既有助于消除城乡之间、不同区域之间的保障待遇差异，使人民群众有更多的获得感和幸福感，也有助于打破医保二元分割格局，夯实和强化基本医疗保险的制度公平性。更有效率是指通过合理的资源配置，以尽可能小的成本去获取尽可能多的收益。与商业保险机构协同合作，有助于借助其专业优势，解决政府部门经办服务能力不足等问题，提高医保经办的管理水平和服务水平。

总体而言，佛山市构建和完善多层次医疗保障体系既是佛山市当前医疗保障事业发展的需要，也是对党和国家对医疗保障体系改革的思路与要求的积极响应。

二 佛山市多层次医疗保障体系建设的举措与亮点

近年来，佛山市着眼于多层次医疗保障制度的建设，从多个方面大胆探索，采取了一系列各具创新性和特色的举措。

（一）建立城乡一体化的基本医保制度

我国的职工基本医疗保险和城乡居民基本医疗保险是两种不同类型的医疗保险，在筹资、缴费及待遇上有显著的差异。同一区域内的职工医保和城乡居民医保，在门诊统筹和医保目录范围内合规的住院医疗费用报销比例上，职工医保均高于城乡居民医保。统筹建立职工和城乡居民一体化的基本医疗保险制度不仅是加快推进城乡一体化进程的重要举措，也是实现社会发展更加公平目标的迫切需要。在此背景下，佛山市在 2016 年开始对职工医保和城乡居民医保进行整合，统一了职工医保和城乡居民医保的覆盖范围、筹资政策、保障待遇、基金管理以及经办管理，是广东省内乃至全国范围内较早实施一体化基本医疗保险制度的地级市。

佛山市城乡一体化基本医疗保险制度具有以下特点。一是适度性。佛山市为参保群体提供的是政策范围内的基本医疗保障，主要包括"基础（普通门诊、门诊特慢性病种、住院、家庭病床及一次性生育医疗补贴五大类）+大病保险"的医疗保险待遇。二是规范性。佛山市按照医保三大目录保障范围的国家级、省级相关政策规定，严格规范医保责任边界，坚持基本保障和责任分担，合理设定待遇保障项目和保障标准，为参保人提供政策范围内医疗保障。三是公平性。佛山市基本医疗保险城乡一体化改革不是两项制度的简单合并，而是对基本医保制度的重构。制度公平性是佛山市基本医疗保险制度的显著特点。佛山市不仅为基本医疗保险参保人提供了同等水平

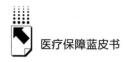

的"基础+大病"医疗保险待遇，还统一了缴费基数，对职工参保人的缴费基数实行统一金额制，彻底打破了原有医保二元分割的格局，较好地体现了社会的公平与正义。四是可持续性。佛山市一体化基本医疗保险制度建立了稳健可持续的筹资机制，医保基金收入与支出相匹配，在实现当年收支平衡的同时逐步增加医保基金累计结余，基本医保制度可持续发展能力较强。

（二）逐步完善大病保险制度

大病保险是在基本医疗保险的基础之上，对大病患者发生的高额医疗费用给予二次报销的一项医疗保险制度安排，重点解决高额医疗费用补偿问题，提升城乡居民医疗保障水平，减轻大病医疗费用负担，有效缓解因病致贫返贫问题。从 2013 年佛山市建立大病保险制度以来，制度设计不断完善、保障水平逐步提升、受益面逐渐扩大，基本医保基金使用效率不断提高，患病居民负担降低，城乡居民医疗保障结构得到优化。

佛山市大病保险制度的建立健全过程，体现出以下几个特点。一是遵循"福利加法"，稳步提升待遇水平。国家对大病保险报销水平的要求是不低于 50%，近年来，佛山市不仅降低起付线，同时也逐渐提高大病保险报销比例，起付线由 2017 年的 2 万元降至 2019 年的 1.5 万元，同期，报销比例由 60%~80% 提升至 90%，报销限额也由 20 万元提升至 40 万元。不仅如此，佛山市还设立重大疾病特殊药品费用补偿机制，最大限度地减轻大病人群就医负担。二是对困难群体在待遇上有所倾斜。佛山市大病保险制度为低保对象、特困供养人员、建档立卡贫困人员等困难群众参保开设绿色通道；困难人群起付标准降低至 3000 元，且不设封顶线，切实提高贫困人口受益水平，进一步减轻其因疾病而带来的经济负担，体现多层次医保体系减少因病致贫返贫的作用。三是形成专业负责的医管服务队伍，助力提升医保经办水平。"市、区、医院"三级模式的医管队伍，主要承担窗口业务、费用理赔、协助稽核、综合服务四个方面的工作，对医管队伍全方位的监督管理和考核机制的严格落实，保证了佛山市大病保险经办业务专业化且高效运作。四是强化政府主导与市场机制相结合，缓解医保部门经办压力。佛山市引入中国人寿保险公司广东省分公司和中国人民财产保险公司广东省分公司共同承办大病保险，发挥政府和市场共同的力量。商业保险公司凭借其自身专业的保险业务精算和专职管理人员优势，在管理经办、医疗费用稽核、医疗行为稽查等方面缓解了政府部门的工作压力，并且通过良性竞争，激发经营主体优化服务意识，提升服务质量和经办效率，为大病保险长效稳定运行提供强有力的保障。

从制度实施效果看，佛山市大病保险受益人次不断增长，受益率不断提高。2022年佛山市大病保险共补偿14.7万人次，总补偿人次占总参保人数的2.16%，受益率远高于大病发生率（0.2%~0.4%）[1]。同时，佛山市大病保险制度具有较大的补偿力度，有效减轻了大病患者的医疗支出负担。根据2017~2022年佛山市大病保险赔付微观数据，对于大病保险制度受益人群，平均而言，大病保险实际报销比例达9.68%[2]。

（三）创新发展普惠性补充医疗保险

一直以来，导致部分参保群体陷入灾难性家庭支出困境的并非基本医保目录内产生的医疗费用支出，而是医保目录外的高额医疗费用或是超出基本医疗保险覆盖范围的大额医疗费用。因此，建立一种能够提供医保目录外医疗费用或政策范围内超额医疗费用支出保障机制是构建多层次医疗保障体系亟须解决的问题。基于此，2019年佛山市创新推出了与基本医疗保险高度互补的第三层医疗保障机制：普惠性补充医疗保险"平安佛医保"，用于提高佛山市基本医保参保人的医疗保障待遇水平，解决重症高额医疗费用患者的负担。

佛山市创新推出的普惠性补充医疗保险具有以下几个特点。一是政府参与程度深。"平安佛医保"是全国率先由政府深度参与的惠民保项目，佛山市医保局等职能部门对现行医保政策覆盖不到位的费用项目进行了梳理，为后续商业补充医疗保险方案编制提供参考依据。佛山市医保局等职能部门还

---

① 数据来源：佛山市医保局。
② 数据来源：佛山市医保局。

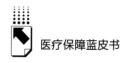

参与主导"平安佛医保"的项目设计，邀请具有一定资质的保险公司，结合佛山实际，编制商业补充医疗保险方案，并对保险方案进行论证和优化。"平安佛医保"方案经佛山市政府常务会议审议通过，市领导出席新闻发布会，市政府通过 App、短信、银行、小程序及公共交通广告等多渠道大力宣传推广"平安佛医保"。二是保障水平高。"平安佛医保"是全国率先将医保目录外住院个人自费部分纳入保障的惠民保项目，既对医保目录内的剩余医疗费用给予报销，也对医保目录外全部个人自付部分费用、恶性肿瘤自费药品目录的费用、超高额医疗费用予以报销，还增加了重大疾病、罕见病定额给付责任，对大病患者形成立体式全方位的经济补偿保障机制，保障水平较高。例如，"平安佛医保"2020 年度最高报销额高达 239.6 万元，恶性肿瘤自费药保额最高为 30 万元，恶性肿瘤自费药补偿保障责任的药品品种从原来的 15 种增加至 25 种，进一步扩充了用药覆盖范围。三是覆盖范围广。"平安佛医保"对参保人的参保要求非常宽松，没有年龄、职业、既往病史等的限制，只要是佛山市基本医保参保人，均可以参保"平安佛医保"，满足了参保群体因各种限制而无法投保商业健康保险却又希望能够提高个人医疗保障水平的需求。四是互补程度高。"平安佛医保"在保障待遇上与基本医保互补衔接，充分发挥了商业保险梯次减负的功能，减轻患者家庭的经济压力，有效化解因病致贫返贫的风险。

因此，"平安佛医保"一经推出就广受欢迎，先后获得多项荣誉。2020 年，参保人数达到了 93.78 万人，保费收入 1.73 亿元；2021 年参保人数达 81.89 万人，保费收入 1.51 亿元；2022 年，参保人数达到了 95.24 万人，保费收入 1.76 亿元，2022 年"平安佛医保"续保客户 70.3 万人，续保率达到 85.8%[①]。

（四）建立健全综合性医疗救助体系

医疗救助制度是社会救助的重要组成部分，也是医疗保障体系的重要一

---

① 数据来源：佛山市医保局。

环，是我国多层次医疗保障体系中托底性的制度安排，既可以保障无经济能力的社会成员获得基本医疗服务，又可以避免社会成员因超出支付能力的医疗支出导致暂时性贫困转化为长期性贫困。

佛山市2006年建立了医疗救助体系，资助低保对象和特困供养人员参加基本医疗保险，开展普通门诊救助和大病住院救助等措施。近些年，随着人民健康医疗保障需求的增长、医疗保障职能部门的调整、脱贫攻坚目标的实现，2006年出台并实施的医疗救助制度难以适应社会发展。因此，佛山市开始对医疗救助体系进行相应的调整与改革。2017年出台了《佛山市困难群众医疗救助暂行办法》，推动形成了救助对象覆盖佛山市户籍人员及持佛山市居住证的非户籍人员，救助项目包括资助参保、普通门诊救助、门诊特定病种救助、门诊慢性病种救助、按病种付费救助和支出型贫困救助的综合性医疗救助体系。2019年佛山市又开通了重点医疗救助对象以居民身份参加基本医疗保险"绿色通道"，并将孤儿纳入医疗救助范围，享受与特困供养人员同等的医疗救助待遇。2020年，通过《佛山市医疗救助办法》《佛山市医疗救助实施细则》《佛山市医疗救助经办工作手册》等规章制度建设，佛山市对重点医疗救助对象在医保定点医疗机构就医医疗费用基本免除，并将国家目录中的121种罕见病全部纳入救助范围。

佛山市建立的综合性医疗救助体系有以下几个特点。一是救助范围广。佛山市不仅在全国率先将国家罕见病目录中的病种全部纳入医疗救助范围，还扩大了救助人群的范围，突破原医疗救助对象必须参加医保的限制，将没有参加医保的户籍居民、罕见病患病群体、两病儿童及因病致贫返贫等群体都纳入救助人群。二是救助限制少。佛山市突破了医疗保险目录限制，将医疗保险药品目录以外的专用药品或食品费用也纳入了救助范围，大大降低了罕见病患者的医疗费用负担。三是救助力度大。在基本医保、大病保险、"平安佛医保"三道保障之后，佛山市对罕见病救助的比例达到80%，年最高救助30万元，困难患者家庭的经济压力大大减轻。四是救助门槛低。未参加基本医保的罕见病患者也可以成为医疗救助对象，同时医疗救助对象的

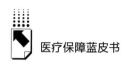

家庭人均金融资产最高限额从 17640 元进一步放宽到 28320 元，医疗救助的托底保障功能得到更好发挥。

（五）探索搭建"三位一体"的医疗保障综合服务平台

从世界各国医保制度发展的经验来看，慈善捐赠与医疗互助是建立多层次医疗保障体系的重要路径。但我国医疗保障领域的公益慈善和社会互助发展严重滞后。基于此，2021 年以来，佛山市着手搭建慈善医疗与社会互助共同参与的多层次医疗保障体系建设平台，先后把佛山市医疗保障协会、医疗保障慈善基金会、医疗保障综合服务中心等组织纳入了医疗服务综合保障体系，引导各类医疗保障资源积极参与佛山市多层次医疗保障体系建设，探索实现慈善资源、补充医疗保障与基本医保制度的良性互动，解决慈善资源与医疗救助衔接不畅的问题。

佛山市探索构建的"三位一体"医疗保障综合体系的创新性体现在以下几个方面。一是构建了医疗保障一体化发展新格局。通过佛山市医疗保障协会、医疗保障慈善基金会以及医疗保障综合服务中心三大载体，佛山市搭建起了医疗保障事业研究、医疗保障、慈善捐赠与社会互助资源整合以及不同类型医疗保障服务提供的平台，打破了市民医疗保障资源的使用壁垒，使多种社会主体积极参与到医疗保障事业高质量发展中，有助于形成科学有序、全面发展的改革局面，为佛山市医疗保障事业发展塑造良好的生态环境。二是坚持以维护群众利益为出发点。在医疗保障一体化发展的格局下，佛山市始终以群众关注的医疗保障热点难点问题为出发点，通过综合服务中心这一平台深入基层、面向群众，切实解决群众医疗救治困难问题，提高医疗保障服务效能，维护群众利益。三是激发社会活力，动员多元主体参与。佛山市积极动员多元的社会力量参与佛山市医疗保障事业发展，充分鼓励医药公司、商业保险公司、慈善公益基金会、社会工作机构等社会资源及专业力量参与医疗保障的创新发展。四是不同参与主体职责边界清晰。佛山市医疗保障协会为有意参与医疗保障慈善公益事业的组织提供了协商共议、合作交流的平台，主要承担佛山市医疗保障事业的社会调研与学术研究、政策分析与宣传倡导等职责。医疗保障慈善基金会构建的慈善捐赠及医疗互助资源链接平台，可统筹链接国家及各级慈善捐赠资源，筹集慈善资金；组织慈善捐赠、社会互助等项目实施，为医疗保障综合服务提供充分的资源保障。医疗保障综合服务中心（购买服务项目）是面向市民的政策咨询和精准服务平台。该平台能够为市民提供医疗保障服务输送、政策咨询等服务，还可协调医疗保障协会及绿舟医疗保障慈善基金会的资源，为有医疗救助需要的市民提供从基本医疗保障到慈善捐赠的全方位综合服务支持，实现社会资源的有效精准投放。

佛山市探索构建的"三位一体"医疗保障综合服务体系，通过三者间的互动、合作及错位发展，搭建多元主体共同参与医疗保障制度改革的平台，打通与基本医疗保障体系之间的互通互联机制，链接慈善资源，为人民群众提供便捷、高效、精准的医疗保障支持，推动多层次医疗保障体系的构建。

三 佛山市多层次医疗保障体系建设的成效

佛山市近年来推行的一系列大力度、富有创新性的建立健全多层次医保体系的举措取得了明显成效，大幅提高了医疗保障水平，有效减少了因病致贫返贫的发生，扎实推进了共同富裕和经济发展，在全国起到标杆和示范作用。

（一）进一步完善了多层次医疗保障体系

建立层次分明而又衔接有序的多层次医疗保障体系是实现医疗保障高质量发展的基础工作。佛山市通过一系列举措，建成了"基本医疗保险+大病保险+补充医疗保险+医疗救助+慈善捐赠+社会互助"的保障体系，强化了基本医疗保险与补充医疗保险的保障功能。

一是补足了多层次医疗保障体系的薄弱环节。佛山市通过与保险机构协同合作创新推出的具有普惠性和公益性的补充医疗保险"平安佛医保"，以

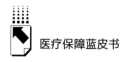

及"三位一体"的医疗保障综合服务体系，有效激发了社会力量参与医疗保障服务体系的热情，使社会资本与社会资源共同参与到医疗保障体系高质量建设中，强化了现行医保体系的薄弱环节。

二是强化了基本医疗保障的兜底功能。医疗救助是基本医疗保障体系的重要制度安排。佛山市通过对医疗救助体系的综合改革，突破了原先救助对象为低保对象和特困供养人员的限定，把孤儿、事实无人抚养儿童、罕见病患者、"两病"儿童以及因病致贫返贫人群等群体纳入医疗救助对象的做法，扩大了医疗救助范围，提升了重点医疗救助对象的待遇，强化了基本医疗保障的兜底功能。

三是注重发挥各层次之间的制度合力。佛山市多层次医疗保障体系实现了保障范围上的高度衔接，有效发挥了制度合力。基本医疗保险、大病保险、普惠性补充医疗保险以及医疗救助是对医保目录范围内的合规医疗费用进行层层递进的报销。基本医疗保险承担参保群体医保目录内的住院医疗费用报销，且有封顶线限制。超过封顶线的部分则进入下一个保障层次，由大病保险对医保目录范围内的合规医疗费用进行报销。在大病保险报销后，倘若还有政策范围内的合规医疗费用，连同政策范围外医疗费用，则由普惠性补充医疗保险"平安佛医保"进行赔付。如果属于佛山市的医疗救助对象，在上述三种保障机制后，还可申请医疗救助。这种多重保障结构延伸了政策范围内医疗保障的深度。纵向来看，患者产生的医疗费用主要包括政策范围内和政策范围外的住院、门诊医疗费用。佛山市普惠性补充医疗保险"平安佛医保"把政策范围外的住院和门诊医疗费用纳入保障范围内，解决了基本医疗保险以及大病保险无法提供的医疗保障问题，延展了医疗保障的宽度，使佛山市多重医疗保障结构从"形式上的建立"开始向"实质上的保障"转型。

（二）大幅提高了医疗保障水平

佛山市多层次医疗保障体系建设填补了医疗保障体系的保障空缺，提高了医疗保障整体水平。佛山市通过基本医保制度城乡一体化改革，提高保障公平性，通过大病保险、商业补充医疗保险等手段，有针对性地加强了对重特大疾病患者的医疗费用补偿，减轻了个人的医疗费用负担。

一是城乡一体化基本医疗保险使参保人实际受益性增强。数据显示[①]，2022 年居民门诊特殊病种实际报销比例达到了 71.18%（包括基本医疗保障和大病保险）；住院医保政策范围内报销比例达到 87.33%。2022 年职工医保大病保险的人均受益次数与 2015 年相比，增长了 55.21%。二是医疗救助提升了重点医疗救助对象的待遇保障水平。2022 年佛山市实施救助 25.92 万人次，救助金支出 6823.76 万元[②]。在罕见病救助方面，以血友病为例，佛山市血友病医保可支付范围内报销 90%[③]。2022 年佛山市血友病就医人数 157 人，总共产生医疗费用 3269.71 万元，其中基本医保基金、大病保险基金和医疗救助支付合计 2185.43 万元，实际报销比例达 66.8%，大幅减轻了血友病患者的个人医疗费用负担[④]。三是普惠性补充医疗保险减轻了群众就医负担。截至 2022 年底，"平安佛医保"累计理赔案件数超 14 万件，人均赔付 1.89 万元，最高赔付 124.27 万元，平均减负率 35.58%，多层次保障体系整体医疗费用平均减负率提升了 15.28%，其中重症参保市民的多层次保障最高减负率达 89%[⑤]。3 年来，累计为 65 位罕见病患者提供保障，最高减负率 52.72%[⑥]。四是商业健康保险成为医疗保障的重要补充。2022 年，佛山市人身险公司保费收入 467.01 亿元，同比增长 2.49%；商业健康保险保费收入 9.51 亿元，同比增长 57.53%[⑦]。总体来看，佛山市医保体系各层次之间基本上发挥了互补衔接的制度合力，提高了保障水平，减轻了患者家庭的经济压力，多层次医疗保障体系在减轻群众就医负担上取得了新成果。

---

① 数据来源：佛山市医保局。
② 数据来源：佛山市医保局。
③ 数据来源：佛山市医保局。
④ 数据来源：佛山市医保局。
⑤ 数据来源：佛山市医保局。
⑥ 数据来源：佛山市医保局。
⑦ 数据来源：佛山市医保局。

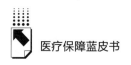

（三）有效减少了因病致贫返贫的发生

佛山市构建的多层次医疗保障体系为医保扶贫工作的开展提供了多层次的制度支撑，助力脱贫攻坚取得胜利。脱贫攻坚期内，佛山市多层次医保体系通过基本医保、大病保险、补充医保、医疗救助重重保障制度，实现了梯次减负，发挥重要的助力作用。为建档立卡贫困人口参保提供财政资助，确保"应保尽保"；大病保险对贫困人口进行倾斜支付与保障；普惠性补充医疗保险解决重大疾病参保群众因大额医疗费用、自费药物等导致个人负担重的现实问题；由医疗救助对负担过重的人员进行最后的兜底性保障。四重保障制度功能明确且联系紧密，形成一张覆盖范围广、保障力度大、兜底作用强的医疗保障网，为助力贫困群众脱贫、防范因病致贫返贫做出了重要贡献。除此之外，商业健康保险和慈善捐赠资助作为多层次医疗保障体系的重要组成部分，在特殊群体、特殊需求、特殊疾病保障等方面进一步发挥补充保障作用，也在一定程度上助力了医保扶贫的发展和全面脱贫目标的实现。

2022年，佛山市资助困难群众参保1.93万人，实现应保尽保，惠及困难群众就医23.54万人次，减轻困难群众超过7374.92万元的医疗费用负担，实现精准脱贫①。在助力脱贫攻坚方面，"平安佛医保"项目做出了突出贡献。以"平安佛医保"项目为代表的政商合作的普惠性补充医疗保险，契合了医保扶贫的一个重要理念，即医保扶贫不仅要助力脱贫，也要防止因病致贫返贫；不仅要保障建档立卡的绝对贫困人口，也要保障存在贫困风险的相对贫困人群。广东省佛山市的这一经验为新时期全国进一步巩固医保扶贫成果提供了经验与借鉴。

（四）扎实推进了共同富裕和经济发展

佛山市推进多层次医保体系建设取得的一系列成就，具有收入再分配的积极效应，在促进共同富裕、推动经济发展方面发挥了重要作用。

---

① 数据来源：佛山市医保局。

一是医保制度覆盖面广泛。佛山市基本医疗保险的参保人数由 2012 年的 447 万人增加到 2022 年的 681 万人，参保率稳定在 95% 以上，实现了基本医疗保障制度全覆盖[1]。随着多层次医疗保障体系的完善，居民医保的人均财政补助标准逐年提高，由最初的 140 元提高到 2022 年的 1283 元，惠及了 233 万名城乡居民[2]。报销比例也在持续提高，居民的个人疾病经济负担明显减轻，待遇保障水平和居民健康水平不断提高，成为实现"全民健康"的基本要素，推动了佛山市经济的建设和发展。

二是城乡一体化政策提高了医保制度的公平性。佛山市通过整合职工医保和城乡居民医保制度，将城乡居民医疗待遇提高到与职工一致的水平，建立覆盖全民、城乡一体、政策统一的医疗保险制度，促进社会公平正义，增进人民福祉。基本医保制度的统一，消除了由于城乡居民医保和职工医保制度分设造成的待遇差距较大问题，促进基本医疗保障制度的收入再分配效应的发挥，从而推动共同富裕。

三是医疗保障应对疫情的作用充分发挥。佛山市多层次医疗保障体系坚决贯彻落实党中央决策部署，将保障人民生命安全和身体健康作为首要政治任务，为夺取抗疫斗争重大战略成果贡献了医保力量。患者救治费用由医保和财政负担，确保疫病患者不因费用问题影响就医，确保收治医院不因支付政策影响救治，降低疫情对居民正常生活和经济社会发展的影响。同时，佛山市全力保障疫苗和接种费用，促使疫苗、抗原检测和核酸检测大幅降价。截至 2022 年底，划拨疫苗费用 14.58 亿元[3]，免除救治机构的后顾之忧，助力疫情防控。

（五）多种举措在全国起到标杆和示范作用

佛山市多层次医疗保障体系建设的多种举措在全国具有创新与领先性，从而成为全国的标杆，并起到了示范作用。一是基本医疗保险制度一体化改

---

① 数据来源：佛山市医保局。

② 数据来源：佛山市医保局。

③ 数据来源：佛山市医保局。

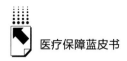

革在全国先行先试。一方面，制度公平性进一步增强，医保待遇水平进一步提高，提高了佛山市的民生保障水平。另一方面，相比于广东省乃至全国已经或者计划实施医保一体化的地区，佛山市不仅扮演着先行者的角色，同时改革的力度最大，改革的决心最强，一体化最为彻底，示范效应最强。二是综合性医疗救助体系具有样本效应。佛山市综合医疗救助体系改革在全国率先实现了重点医疗救助对象医疗费用基本免除，率先出台了罕见病的医疗救助政策；在省内率先实现基本医疗保险和医疗救助统一衔接的市级医疗保障制度。三是普惠性补充医疗保险受到广泛认可。具有紧密衔接、普惠公平、保障全面、可持续发展等特点的商业补充医疗保险"平安佛医保"受到了业界、学界和市民的广泛认可。在复旦大学团队 2021 年 1 月对全国 23 省、114 款普惠型商业医疗保险方案的评估中，"平安佛医保"名列"保障水平最高"全国十强；在 2020 年对全国同类型补充医疗保险参保人数统计数据中，"平安佛医保"参保人数位居前十。先后获得佛山口碑榜"最佳口碑服务案例"、"今日保中国保险白象榜"年度惠民保险产品，以及《人民日报》多层次医疗保障"八大综合创新优秀案例"等多项荣誉。四是政府与社会资源协同合作的医疗保障综合服务体系成为风向标。医疗保障服务效率的提升需要政府与社会的协同合作。在此方面，佛山市大胆尝试，积极探索医疗保障体系与社会资源的整合，探索构建"三位一体"的医疗保障综合服务体系，为医保制度间的互联互通、与社会资源的有效链接打下良好基础，对于构建多层次医疗保障体系有着显著的积极意义。

总体而言，佛山市在多层次医疗保障体系建设过程中积累的经验在全国范围内具有先行示范意义，为广东省乃至全国的多层次医疗保障体系建设提供了"佛山经验"。

四 佛山市多层次医疗保障体系建设的经验

佛山市构建多层次医疗保障体系始终不忘初衷，在践行先进理念、坚持合理路径、整合多方资源和明确最终目标方面都取得了具有全国推广价值的经验。

（一）初衷：践行"以人民健康为中心"的理念

习近平总书记指出："人民健康是民族昌盛和国家富强的重要标志。没有全民健康，就没有全面小康。要把人民健康放在优先发展的战略地位，要完善国民健康政策，为人民群众提供全方位全周期健康服务。"高质量的医疗保障体系无疑是实现健康中国战略目标、增进人民健康的重要途径。因此，"以人民健康为中心"的发展理念应当成为我国多层次医保体系建设的核心思想和根本理念。

然而，我国医疗保障制度是一个十分复杂的系统，加之制度惯性等，使得破除桎梏、推动"以人民健康为中心"理念的落地充满挑战，需要决策者以极大魄力，坚守"以人民健康为中心"的理念，克服困难与阻力，强力推动多层次医保体系的建立健全。比如，佛山市积极推进险种整合，将职工基本医疗保险和城乡居民基本医疗保险合二为一，建立了城乡一体化的基本医疗保险制度改革，为参保人提供了统一的待遇水平，大幅度提升了医疗保障体系的效率与公平性。佛山市大力拓宽医疗保障制度体系，构建了"基本医疗保险+大病医疗保险+商业补充医疗保险+慈善捐赠+医疗互助+医疗救助"高度衔接的多层次医疗保障体系，提高了参保人的受保障力度，切实提高市民的获得感。

（二）方式：坚持"系统集成、协同高效"的路径

"系统集成、协同高效"是佛山市多层次医保体系的灵魂。从多层次医保体系建设的方式与方法来说，这也是佛山市构建多层次医保体系的基本路径。这具体表现在"两个集成"与"三种协同"两个方面。

在医疗保障领域，系统集成是指明确医疗保障各个层次的职能定位，准确把握医疗保障各个层次之间、医疗保障领域和其他相关领域之间的联系，强化资源整合，将各种医疗保障制度综合、整合成为一个统一的系统。佛山市通过城乡一体化基本医疗保险改革，在全市范围内统一了参保人群的待遇水平，夯实了基本医疗保险的制度公平性与保障待遇稳定性；通过综合性医

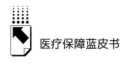

疗救助体系改革，强化了医疗救助的托底和兜底性功能；通过普惠性补充医疗保险"平安佛医保"，形成了与基本医疗保险、大病保险及医疗救助衔接有序、高度互补的医疗保障模式，实现了多险种的集成，从而构成一个完善的多层次医保体系。

协同高效是指彼此分割的各个部分之间要通过相互配合以实现整体增效。佛山市多层次医保体系的建设在系统集成的基础上，坚持以协同取得高效，主要表现在三个方面。一是部门协同。医疗保障公共服务供给涉及多方主体，与人社、民政、卫健、发改等部门以及残联、保险机构、医院、药品公司等机构相关，覆盖全体人民，涉及链条长，管理难度大，单靠医疗保障部门难以实现最优化医疗保障服务供给。佛山市自2019年成立医保局以来，对医保政策制度运行全流程进行系统整合规范，制定了医疗救助办法，将原民政、人社、卫健等部门医疗救助相关政策进行整合，进一步强化困难群众的兜底性保障。二是机制协同。在构建商业补充医疗保险机制方面，佛山市医保局与保险机构合作，并参与指导"平安佛医保"项目，政企合作的商业补充医疗保险新模式，既保证项目的可持续平稳运行，又确保该保险的普惠性和公益性，增强民众的信任感。三是区域协同。佛山市具有紧邻华南医疗中心广州市的区位优势，推动广佛医疗资源的区域协同，有助于显著提高佛山居民享受高质量医疗服务的可及性。基于"平安佛医保"的创新，针对参保后首次罹患恶性肿瘤的佛山市参保人，推出广州市住院绿色通道就医安排和出具第二诊疗意见、全国通赔等三大增值服务，广佛两地优质医疗资源得到进一步整合。

（三）资源：积极引入多方社会资源，扩展多层次保障体系

多层次医疗保障体系的建设需要积极引入多方社会资源，发挥各自的优势为保障人民健康贡献力量。佛山市十分重视资源的整合和利用，在这方面也形成了经验。

一是积极引入商业保险公司。佛山市根据"政府指导、商业运作、自愿参保"的原则，与商业保险机构协同合作，推出了"平安佛医保"商业

补充医疗保险。佛山市医保局首先邀请各大保险公司结合佛山市医保政策实际和其他已开展商业补充医疗保险城市的经验，编制报送商业补充医疗保险方案。随后，结合参保人反馈的医保政策调整意见建议及各大商保公司报送的方案，优化提出待遇保障细则。最后，公开邀约商保公司进行承保、实施。

二是积极引入慈善资源。通过筹建医疗保障慈善基金会、搭建慈善平台，承载社会资源动员、对接及统筹使用的功能。探索打造市级的慈善捐赠服务平台，通过平台统筹整合国家及各级慈善捐赠资源，提高医疗保障资源投放精准度及使用成效，形成可持续的运作机制，为医疗保障综合服务提供充分的资源保障。

三是积极引入专业研究资源。成立佛山市医疗保障协会，承载专业研究、政策分析及宣传倡导的功能。在市医疗保障部门、市场主体、社会资源及专业力量之间搭建协同平台，开展医疗保障研究和社会调查活动，跟踪医疗保障管理的新动态、新方法，研究国际、国内医疗保障管理的新动向，引领社会资源与医疗保障服务的发展方向，为全面持续推进医保事业发展发引领之声。

（四）目标：构建"共建共治共享"的多元健康治理格局

佛山市积极引入市场主体、慈善组织等社会力量，创新治理机制，赋能参与各方，充分释放"共建共治共享"多元健康治理格局的治理效能。

首先，以"信任"为基础引入商业保险公司参与健康治理，既提高了多层次医疗保障体系的保障强度，又培育壮大了市场主体。对于超出基本医疗保障范围的医疗服务需求，借助商业保险公司的专业力量来丰富医疗服务供给，具有管理上的灵活性和现实的可行性。佛山市居民生活水平较高，商业保险的现实需求是存在的。允许商业保险公司进入，为商业保险公司深入参与健康治理提供了入口，提高了社会医疗保障的保障强度。然而，政府引入商业保险公司参与健康治理，需要以"信任"为基础，应及时为商业保险公司提供与风险控制等相关的必要信息。

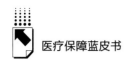

其次，积极引入慈善资源，激发医疗服务体系的"公益属性"。推动筹建医疗保障慈善基金会，探索打造市级的慈善捐赠服务平台，统筹链接各级各界慈善捐赠资源，汇聚社会各界"善"力量，为医疗保障综合服务提供充分的资源保障。

最后，赋能参保人，培育市民健康"第一责任人"意识。"平安佛医保"具有商业健康保险的特点，以参保人自愿购买为基础，购买与否取决于参保人的个人意愿。因此，普惠性医保制度的实施有助于培养参保人的保险意识和健康意识。

五 完善佛山市多层次医疗保障体系的建议

佛山市构建"系统集成、协同高效"的多层次医疗保障体系的阶段性成果为佛山市全面实现"病有所医"并向"病有良医"迈进打下了坚实的基础。但也应当看到，佛山市多层次医疗保障体系在部门间协同合作、多方责任结构、人才配备、各层次制度衔接、医保经办管理体制等方面还存在诸多难题。这些难题若得不到解决，将不利于佛山市多层次医疗保障体系的建设与发展。为此，我们提出以下对策建议。

（一）强化协同合作，提升服务效率

多层次医疗保障体系的发展依赖于多部门协同合作工作机制。建议政府给予医保部门相关支持，建立医保、卫健、财政、民政、人社、药品监管等相关部门的协调推进机制，对重要项目以联席会议和工作小组的方式协调推进，以强化部门间的协作互动、信息共享。

一是建立完善"三医联动"的领导体制，发挥机构改革后"三医联动"的体制机制优势，推进多部门、多层级、多主体开展全域、系统、联动治理，强化"三医联动"政策集成改革，提高改革举措的耦合性。二是以医保多元支付方式改革推动"三医联动"改革。通过多元医保支付方式，协同医疗服务项目价格改革，实现医患激励相容。因此，要加快建立病组支

付、绩效评价、数字监管等系统，促使医保从按绩效购买转向按量购买、医疗机构从"看病挣钱"转向"防病省钱"。三是积极引入社会力量参与医疗保障服务，发挥市场机制在医疗、医养、康养服务等资源配置中的积极作用，使社会力量成为多层次医保体系的重要协同合作主体，形成与政府资源的有效衔接与良性互动。

（二）增加财政投入，优化责任结构

医疗保障是减轻群众就医负担、增进人民福祉、维护社会和谐稳定的重要制度安排，是民生保障的重要内容，也是基本公共服务。佛山市多层次医疗保障体系的不断改进和完善，需要在地方财政增加投入的基础上优化各方的责任结构。

一是增加财政投入，建立可持续的医疗保障事业投入保障长效机制，保障医疗保障公共服务机构建设和正常运转，支持重大政策、重大工程项目、重大改革试点的实施。二是增加财政专项补贴。在医疗救助方面，可考虑将各级财政投入和匹配标准制度化，形成对医疗救助支出的稳定预期，以此强化对重点人群的医疗保障。三是加大政府购买公共服务的投入力度，提升医保治理体系和医保治理能力现代化水平。

（三）加强队伍建设，提高服务质量

佛山市医保系统工作队伍是从人社、民政、市场监管、社保等多部门转入、选调而来，缺乏医保大数据分析、基金监管、医疗服务项目和价格管理等方面的专业人才，不适应医保精细化、专业化发展需要。人员配置不足和结构失衡又制约了医保业务经办的效能。因此，完善多层次医保体系，需要继续提升医保经办队伍的专业化水平并改善专业结构。

一是增加人员配备。佛山市医保系统人员配备严重不足，工作人员与参保人之比约为 $1:7.7$ 万，远低于全国 $1:1$ 万和全省 $1:5.4$ 万的平均水平。建议给予医保系统人才队伍建设的相关支持政策，通过增加人员编制加强干部队伍建设，通过政府购买服务增加经办人员队伍建设。二是提高队伍专业

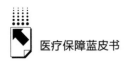
性。建立健全医保体系工作人员的长效培训机制，定期开展继续教育和业务培训，并探索与相关部门签订框架协议，开展学历教育和技能提升工程，提升工作人员的专业素养。

（四）促进体系衔接，提升整体效用

目前佛山市已形成立体式、多层次的医疗保障体系，为了进一步提升多层次医保体系的保障水平和效率，未来要根据党中央、国务院的要求，促进多层次医疗保障体系有序衔接。

一是各层次医保制度保障内容之间的精准衔接，应充分考虑医保目录限制、医疗费用高低，合理制定保障内容，促进大病保险与基本医保制度之间、普惠性补充医疗保险与大病保险之间、商业健康保险与社会保险之间的衔接。二是不同地区、不同制度医保数据的有效衔接，实现个人信息和相关医保数据的联通，为异地结算、健康管理奠定基础。三是门诊和住院的有序衔接，为参保人提供更加便利的医保结算服务，提升多层次医保体系的整体运行效率。

（五）强化技术运用，提高监管效能

大数据、区块链、云计算、人工智能等现代信息技术手段能够促进医疗保障的智慧化转型、提升医保服务水平和医保基金使用效率、优化资源配置、有效防范欺诈骗保，是多层次医疗保障体系建设的技术支撑。

一是要充分发挥信息化系统集成的支撑作用，高标准建成统一、高效、兼容、便捷、安全的"智慧医保"信息平台，推进医保治理数字化转型，全面支撑精细化管理。二是深化大数据、人工智能、区块链等新技术在医保支付方式改革、医保基金监管等经办工作中的应用，推动医保经办服务体系更加快捷、高效，同时降低医保服务体系的运营成本。

陕西省多层次医疗保障体系发展报告

翟绍果*

摘　要： 面对老龄化少子化、健康需求多元化、医疗费用分担不合理的现实挑战，多层次医疗保障体系建设尤为迫切。本报告总结了陕西省多层次医疗保障体系发展的省域探索，在门诊共济保障机制创新、商业健康保险产品创新、医疗保险经办服务创新、医保支付方式改革创新、门诊慢特病管理创新、大病保险保障政策创新和重度失能人员护理保障创新等方面进行了市域比较，提出了多层次医疗保障体系发展的省域渐进路径，即渐进探索从市域到省域的制度统一、持续稳定多层分类的医保体系、全面深化基本医保结构改革、推动健全大病保险补充保障、巩固夯实医疗救助兜底保障、整合衔接多层次医保体系协同发展、数字赋能多层次医疗保障体系精准化管理。

关键词： 医疗保障　多层次医疗保障体系　陕西省

党的十八大以来，我国把"深化医疗保障制度改革、促进多层次医疗保障体系发展"摆在了更加突出的位置，先后出台了《关于深化医疗保障制度改革的意见》《关于建立医疗保障待遇清单制度的意见》《关于建立健全职工基本医疗保险门诊共济保障机制的指导意见》等文件，提出了"加

＊ 翟绍果，西北大学公共管理学院教授、博士生导师，主要研究领域为医疗保障。在本报告写作过程中，西北大学博士后厉旦，博士生梁冰华，硕士生王淳、谢文涛、丁怡忻、王瑞琰、李兰馨、田雨浠协助进行数据搜集和材料整理，谨致谢意。

快建成覆盖全民、城乡统筹、权责清晰、保障适度、可持续的多层次医疗保障体系"。特别是党的二十大报告明确提出，"促进多层次医疗保障有序衔接，完善大病保险和医疗救助制度，落实异地就医结算，建立长期护理保险制度，积极发展商业医疗保险"。由此可见，发展多层次医疗保障体系是全民医保深化改革的重要方向，是面对老龄化少子化、健康需求多元化、医疗费用分担不合理等现实挑战的迫切需要。陕西省近年来积极贯彻落实国家医保政策，全省通过强化基本医保、大病保险、医疗救助、商业健康保险等多层次医保体系建设，减轻参保群众医疗费用负担，发挥多层次医保体系的综合保障作用；各地市在门诊共济保障机制创新、商业健康保险产品创新、医疗保险经办服务创新、医保支付方式改革创新、门诊慢特病管理创新、大病保险保障政策创新和重度失能人员护理保障创新等方面进行了积极探索。

一 多层次医保体系发展的省域探索

党的十八大以来，陕西省以构建城乡统筹、权责清晰、保障适度、稳定可持续的多层次医疗保障体系为目标，坚持制度省域统一、体系多层分类，按照"政府统筹、市场主导、商业承办、社会监管"的基本原则，全面深化基本医疗保险机制创新和结构改革，健全巩固大病保险和医疗救助制度，促进三重制度综合保障与慈善救助、商业健康保险等协同发展、有效衔接，构建政府主导、多方参与的多层次医疗保障体系。2021年末，全省基本医保参保人数3876.28万人，参保率持续稳定在95%以上，职工医保、居民医保住院费用政策范围内报销比例分别稳定在80%和70%左右。[1] 陕西省积极响应国家政策，将大病保险起付标准降低50%，支付比例提高5%，并取消最高支付限额[2]；坚持"先保险后救助"的原则，提高整体医疗救助资金使

---

[1] 《基本医保+大病保险+医疗救助 陕西已基本建立医疗三重制度保障体系》，华商报，http://news.hsw.cn/system/2021/1102/1390117.shtml，2021年11月2日。
[2] 《陕西：特困人员转诊定点医疗机构"先诊疗后付费"》，光明网，https://difang.gmw.cn/sn/2022-06/24/content_35835321.htm，2022年6月24日。

用效率，坚持夯实医疗救助托底保障功能；坚持从普惠型产品起步，丰富完善全民补充商业健康保险产品体系，推动多层次医疗保障体系建设。

（一）全面深化基本医保机制创新和结构改革

基本医疗保险是多层次医疗保障体系发展的主体层。近年来，陕西省基本医保逐步向省级统筹迈进，全面深化筹资运行、待遇保障、医保支付和基金监管等机制创新和相关结构改革，为多层次医保体系发展提供了基础支撑。

第一，针对职工和居民分别筹资、分类保障，建立了与经济社会发展基本适应的筹资运行机制。根据基金征缴收入、医疗费用和待遇支付、累计结存变化以及重大疫情等情况，动态调整基本医疗保险基准费率。全面实施职工医保门诊共济保障机制，大力推进职工医保个人账户改革。2022 年，陕西省职工医保基金收入 440.64 亿元，支出 268.90 亿元，累计结余 777.28亿元，其中个人账户累计结余 416.12 亿元[①]。同时，陕西省对生育保险和职工基本医疗保险进行了合并实施，实现了参保同步登记、基金合并运行、经办服务一体化[②]。此外，不断完善居民医保筹资正常增长机制，人均财政补助标准逐年提高，2022 年为 610 元[③]。医保筹资水平的提高，进一步提升了基本医保的制度保障能力，为住院和门诊保障水平更加均衡提供了有力支持。总体上看，陕西省职工医保基金收支平衡，收支规模与经济社会发展水平相适应，基金保障能力稳健可持续。

第二，以经济发展水平为基础，基本医保待遇与缴费挂钩，不断健全公平适度的待遇保障机制。普通门诊统筹是待遇保障机制的重要内容，既有个人账户计入调整的调剂资金，也有统筹基金内部的挖潜，充分体现了基本医

---

①《陕西省职工医保门诊共济保障机制改革相关政策问答》，陕西省医疗保障局官网，http://ybj.shaanxi.gov.cn/zwgk/zcjd/24236.htm，2023 年 2 月 15 日。

②《关于印发陕西省"十四五"医疗保障事业发展规划的通知》，陕西省医疗保障局官网，http://ybj.shaanxi.gov.cn/gk/zcwj/13298.htm，2021 年 12 月 7 日。

③《关于做好 2022 年城乡居民基本医疗保险参保缴费工作的通知》，陕西省医疗保障局官网，http://ybj.shaanxi.gov.cn/gk/tzgg/20195.htm，2022 年 8 月 22 日。

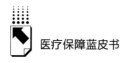

疗保险人人参与、人人享有。普遍建立城乡居民高血压和糖尿病"两病"门诊用药保障机制，2021年全省324.42万人享受"两病"门诊用药保障，政策范围内支付达到62.72%[①]。

第三，以医疗费用支付为抓手，推行以总额控制为基础、以按病种付费为主的多元复合式医保支付方式。深入推进医保支付方式改革，2022年70%的统筹地区开展DRG/DIP支付方式改革并实际付费[②]，关注不同类型、不同等级医疗机构的功能定位、服务能力和运行特点，兼顾收入结构特殊的专科医疗机构和基层医疗机构。按相关规定动态调整医保基金支付政策，合理控制医疗机构费用增长幅度，防止出现部分应调整的项目价格长期得不到调整、部分项目价格过度调整的情况。如铜川市2019年就开始实施医保支付方式改革，而后韩城市和西安市分别进行DIP和DRG改革，并被列为国家试点。

第四，优化异地就医结算服务，建立健全医保基金监督管理机制和执法体制。目前全省已开通异地就医定点医疗机构1634家、定点药店11261家，优化了异地就医备案、直接结算等服务，扩大了省内异地就医门诊费用直接结算覆盖面。加强基金监督管理机制建设，对骗保等违法违规行为进行严厉打击，持续开展定点医疗机构和零售药店专项治理，整理形成了符合陕西省实际的《医疗保障基金监管常见违规问题汇编》，进一步提升了医保基金监管能力和执法规范化水平。持续推进全省基金中心建设和监管专职机构设立，在省基金中心成立的基础上，西安、咸阳、铜川、宝鸡、汉中、榆林、韩城、商洛、杨凌9个市（区）、69个县（区）成立了基金监管专职机构；榆林、汉中已实现市、县（区）两级基金监管专职机构全覆盖；咸阳市和商洛市已成立基金监管专职机构。

（二）健全巩固大病保险延伸保障和医疗救助托底保障

大病保险和医疗救助分别是多层次医疗保障体系的延伸层和托底层。

---

① 《陕西已提前实现门诊费用跨省直接结算定点医疗机构的县区全覆盖》，华商网，http://news.hsw.cn/system/2022/0218/1431364.shtml，2022年2月18日。

② 《陕西今年启动DRG/DIP支付方式改革扩面工作 形成医保支付新机制》，华商网，http://news.hsw.cn/system/2022/0214/1429155.shtml，2022年2月14日。

　　第一，健全完善大病保险制度，有效减轻大病患者医疗负担。通过出台健全重特大疾病医疗保险和医疗救助制度的若干措施，确保参保群众充分享有基本医保、大病保险、医疗救助三重制度保障权益，持续减轻大病患者和困难群众医疗负担。2012年陕西省在西安、宝鸡、汉中、延安四市开展大病保险试点，2013年下半年在榆林、咸阳两个地市落地，2014年在商洛、铜川、渭南陆续落地，2015年在杨凌、韩城、安康启动，目前全省大病保险基本实现全覆盖。2022年全省城乡居民大病保险享受待遇76.29万人次，人均支付9660.86元，有效缓解了罹患重病大病群体的医疗费用。各地市积极探索符合地方实际的大病保险运行模式，统一各统筹区大病保险政策标准，逐步提高统筹层次，实现大病保险"一站式"即时结算，取消大病保险最高支付限额，对特困人员、低保对象、返贫致贫人口等特殊人群的年度起付标准和支付比例适当倾斜。如2019年汉中市和宝鸡市对报销比例分段进行调整，首段报销比例提高10%，同时实行市级统筹，实现"政策体系、筹资标准、待遇水平、承办机构、资金管理、基金核算"六统一。第二，提升医疗救助统筹层次，实行"一站式"救助服务。2012年陕西省开展重特大疾病医疗救助试点，随后有序发展，水平逐步提高，向市级统筹迈进。如咸阳市、西安市医疗救助基金实现市级统筹管理，实现救助范围、资助参保、救助方式、救助标准、基金管理、结算方式的统一管理。陕西省全面落实资助困难人员参保政策，出台了一系列针对贫困人口的倾斜支付政策，对建档立卡贫困人口实行了医疗保障制度全覆盖[①]。医疗救助惠及人群逐步扩展，2021年全省医疗救助资助困难群众参保107.65万人，直接救助135.36万人次，救助资金支出15.69亿元；全省享受"两病"门诊用药保障324.42万人，政策范围内支付比例达到62.72%[②]。此外，通过升级信息化软件，医疗救助与基本医疗保险、大病保险同步直接结算。如咸阳市完善医疗救助结算服务工作机制，市、县、镇三级定点医院全部实现医疗救助"一站式服

---

① 《关于印发陕西省"十四五"医疗保障事业发展规划的通知》，陕西省医疗保障局官网，http：//ybj. shaanxi. gov. cn/gk/zcwj/13298. htm，2021年12月7日。

② 《让百姓看得上病、看得起病——陕西推动医疗保障高质量发展》，陕西省人民政府官网，http：//www. shaanxi. gov. cn/xw/sxyw/202209/t20220919_ 2252640.html，2022年9月19日。

务、一窗口办理、一单制结算"，2021 年全市"一站式"住院医疗救助 40063 人次，救助资金支出 3945.87 万元，"一站式"门诊医疗救助 3451 人次，救助资金支出 72.35 万元①。同时，慈善救助也成为多层次医疗保障体系不可或缺的一部分。2021 年全省募集款物金额达到 8.64 亿元②，总支出款物金额 8.26 亿元，实施慈善项目 1744 个，惠及困难群众 310 万人③，在一定程度上减轻了困难群众的疾病经济负担。此外，在各级工会的高度重视下，陕西省简化医疗互助参保程序，全省参保职工受益机会，持续增加受益覆盖面大幅扩大。2013 年、2019 年陕西省试点城市大病保险政策规定见表 1。

表 1 2013 年、2019 年陕西省试点城市大病保险政策规定

年份	城市	保障范围	人均筹资标准		起付线		报销比例	
			城镇居民	新农合	城镇居民	新农合	城镇居民	新农合
2013 年	西安市	参加本市基本医疗保险的城镇居民和农村居民	15 元	25 元	15000 元	8000 元	1.5 万~5 万元,50% 5 万~10 万元,60% 10 万元以上,80%	0.8 万~5 万元,50% 5 万~10 万元,60% 10 万元以上,80%
	汉中市		15 元		10000 元	1 万元以下	1 万~2 万元,55% 2 万~5 万元,60% 5 万~8 万元,65% 8 万元以上,70%	1 万~2 万元,50% 2 万~5 万元,55% 5 万~8 万元,60% 8 万元以上,70%
	宝鸡市		20 元		10000 元		1 万~3 万元,50%;3 万~5 万元,60%; 5 万~10 万元,70%;10 万~15 万元 80%; 15 万元以上,90%	
	延安市		40 元		15000 元		1.5 万~2.5 万元,50%; 2.5 万~3.5 万元,60%; 3.5 万~4.5 万元,70%; 4.5 万~5.5 万元 80%; 5.5 万元以上,90%	

① 《我市"六项措施"优化医疗救助服务》，咸阳市人民政府官网，http：//www. xianyang. gov. cn/zfxxgk/fdzdgknr/znzb/znzb_ 9701/202109/t20210915_ 182852. html，2021 年 9 月~15 日。

② 《助力乡村振兴 促进共同富裕 陕西慈善事业高质量发展综述》，陕西省慈善协会官网，http：//www. sxscsxh. cn/nv. html？ nid＝1cd357ef-0f5-4011-b31b-7be12552f179，2022 年 4 月 13 日。

③ 《省慈善协会 2021 年实施慈善项目 1744 个 惠及困难群众 310 万人》，华商报，http：//hsb. hspress. net/system/2022/0302/193420. shtml，2022 年 3 月 2 日。

续表

年份	城市	保障范围	人均筹资标准		起付线		报销比例	
			城镇居民	新农合	城镇居民	新农合	城镇居民	新农合
2019年	西安市	参加城乡居民基本医疗保险的人员	70元		10000元		1万~10万元,60%;10万元以上,80%	
	汉中市		23.5元		10000元		1万~3万元,60%;3万~8万元,70%;8万元以上,80%	
	宝鸡市		55元		10000元		1万~3万元,60%;3万~10万元,70%;10万元以上,75%	
	延安市		63元		10000元		1万~4万元,50%;4万~6万元,60%;6万~8万元,70%;8万~10万元,80%;10万元以上,90%	
	渭南市		60元		10000元		1万~5万元,60%;5万~10万元,70%;10万元以上,80%	

数据来源:各统筹区市政府官网。

(三)持续推进补充医疗保险发展

商业健康保险是多层次医疗保障体系发展的补充层。普惠型商业健康保险在完善多层次医疗保障体系、助力全面推进乡村振兴、实现共同富裕等方面发挥着重要作用。陕西省锚定保障本位,逐步在地级市开展全民健康保险的探索,强化产品远期规划,进一步提升全省居民医疗保障水平。2021年8月和2022年5月,中国人保财险西安市分公司、榆林市分公司分别推出"惠秦保"和"惠郡保",在一定程度上分担了人民群众的医疗支付压力。2021年11月,商洛市推出"惠民保",该保险聚焦大额医疗费用保障,坚持"政府指导、公益导向"原则,有效填补了人民群众因大病致贫返贫的保险空白,走在了全省前列。陕西省在"惠秦保"、"惠民保"和"惠郡保"的基础上,坚持省级统筹、市县管理、经办负责、服务到位,切实履行有为政府职责,积极探索符合人民群众期待的普惠型商业补充医疗保险,并于2023年1月3日正式推出"陕西全民健康保"(见表

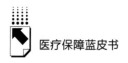

2）。该补充型医疗保险由陕西省医疗保障局、陕西省财政厅、陕西省税务局、陕西省银保监局统筹推进，参保对象为陕西基本医保参保人及"新市民"，是完善陕西省多层次医疗保障体系和全面提升参保群众医疗保障待遇的一项重要举措，弥补了基本医保"保基本"和商业健康保险"高门槛"的保障不足问题。

表2 "陕西全民健康保"产品简介

产品名称	陕西全民健康保		
适用人群	陕西省基本医保参保人员/新市民		
参保年龄	无限制		
等待期	无等待期		
保费来源	个人筹资（支持医保个人账户划扣）/企业筹资/社会筹资/捐赠		
年缴保费	100元/人·年		
保障责任	基本医保目录内住院医疗费用保险金（含门诊特殊治疗）	基本医保目录外住院医疗费用保险金	国内特定药品费用保险金
保障范围	参保人因疾病或意外，在医保定点医疗机构住院产生的符合基本医保医疗保险支付范围的目录内医疗费用及门特特殊治疗〔器官移植抗排异用药以及恶性肿瘤放化疗、肾透析（血液或腹膜透析）〕的医疗费用，经当地基本医保、大病保险、医疗救助等补偿后个人自付费用，保险公司按约定比例给付保险金。	参保人因疾病或意外，在医保定点医疗机构住院产生的必须且合理的基本医保目录外医疗费用，保险公司按约定比例给付保险金。包含质子、重离子癌症治疗技术，纳入目录外保障范围。	参保人经医保定点医疗机构专科医生确诊罹患本产品指定的国内特定药品清单对应疾病及适应症，对于治疗发生的必需合理且符合约定的特定药品费用，保险公司按约定比例给付保险金。包含嵌合抗原体T细胞免疫疗法（CAR-T），纳入特药保障范围。
保险金额	150万元	150万元	150万元
赔付比例（非既往症）	80%	60%	80%
免赔额	1.2万元	1.8万元	
既往症约定	上述三项保险责任免赔额均为2万元，赔付比例均为30%		

数据来源："陕西全民健康保"微信公众号。

（四）数字赋能多层次医保体系治理

标准化、信息化建设推动了陕西省多层次医保体系治理能力的提高。近年来，陕西省建设统一、高效、安全、便捷医保信息系统及医保经办管理体系和公共服务平台，覆盖省、市、县、镇、村五级。贯彻执行医保信息编码工作，符合国家技术标准要求，实现了全省医保业务信息编码标准"纵向全贯通、横向全覆盖"。全省内统一医疗保障服务和技术标准，对于提高陕西省医保经办服务和治理能力，解决长期存在的信息碎片化、服务水平参差不齐的问题具有重要作用。随着陕西医保信息调度指挥中心交付启用，实现远程调度全省"两定"机构医保结算数据，监督医保基金使用，实时查看医保使用情况，3900万名参保群众可更加便捷地线上办理医保业务，0.7秒完成门诊结算，1秒完成住院结算①，确保灵活、准确、快捷调度全省医保工作数据。通过不断推进"互联网+医保服务"，构建"智慧医保"，探索医疗保障信息化与大数据、区块链等技术相结合，支持便民线上服务的开发应用，为参保群众提供了更加便捷的"医保+商保"一站式即时结算服务。优化全省编码数据，确保全省各地市医保数据实现有效互认，提升了医保服务效能，为国家医保平台在陕西落地应用奠定了坚实基础。同时，陕西省已经联网全国医保，新医保系统整合了原有职工生育险和城镇居民险、新农合、医疗救助、医保扶贫有关职能，实现了5G连线视频医保服务"面对面"和云桌面+实时可视医保工作智能化，医疗"两定"机构、耗材配送企业、药品厂家、经办机构、耗材生产厂家可快速办理结算、招标采购等多项复杂业务，参保群众足不出户就可在线上办理常用医保业务。

二 多层次医保体系发展的市域比较

坚持制度省域统一、体系多层分类，陕西省各地市立足于市域实际，在

---

① 《陕西居民医保住院费用报销比例稳定在70%左右》，陕西省人民政府官网，http://www.shaanxi.gov.cn/xw/sxyw/202207/t20220723_2230215.html，2022年7月23日。

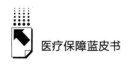

门诊共济保障机制创新、商业健康保险产品创新、医疗保险经办服务创新、医保支付方式改革创新、门诊慢特病管理创新、大病保险保障政策创新和重度失能人员护理保障创新等方面，探索符合地方实际的多层次医保体系运行新机制。

（一）以西安、宝鸡为代表的门诊共济保障机制创新

陕西省于 2022 年 1 月 16 日印发《陕西省建立健全职工基本医疗保险门诊共济保障机制实施方案》。西安市、宝鸡市均于 2023 年 1 月 1 日起正式实施职工医保门诊共济保障机制。个人账户方面，两市均以个人缴纳的基本医疗保险费计入，计入标准为本人参保缴费基数的 2%，单位缴纳的基本医疗保险费全部计入统筹基金。灵活就业人员个人账户计入标准为本人参保缴费基数的 2%[1][2]。对于退休人员的个人账户计入方法，两市有所不同，西安市由统筹基金按 100 元/月标准定额划入；宝鸡市按统筹地区改革当年养老金平均水平的 2%定额划入[3]。在普通门诊方面，参保职工在定点医疗机构就医，发生的符合基本医疗保险规定范围内的普通门诊医疗费用，由基本医疗保险统筹基金和个人共同负担。在此基础上，个人账户家庭共济使用，参保人员的配偶、父母、子女间个人账户可共济使用。在门诊慢特病方面，两市均根据全省统一的职工医保门诊慢特病病种保障相关政策，规范门诊慢特病病种范围和认定标准。门诊统筹待遇方面，两市在起付线、支付比例、最高支付限额方面均有差异（见表 3）。

---

[1] 《2023 年 1 月起我市将实施职工医保门诊共济保障机制 门诊看病可以报销 个人账户资金家庭成员可使用》，西安市人民政府官网，https：//www.xa.gov.cn/xw/zwzx/bmdt/63abea2af8fd1c4c2132fd0a.html，2022 年 12 月 28 日。

[2] 《宝鸡市医疗保障局关于印发〈宝鸡市职工基本医疗保险门诊共济保障实施办法（试行）〉的政策解读》，宝鸡市人民政府官网，http：//www.baoji.gov.cn/art/2022/8/9/art_ 9838_1536792.html，2022 年 8 月 9 日。

[3] 《宝鸡市医疗保障局关于印发〈宝鸡市职工基本医疗保险门诊共济保障实施办法（试行）〉的政策解读》，宝鸡市人民政府官网，http：//www.baoji.gov.cn/art/2022/8/9/art_ 9838_1536792.html，2022 年 8 月 9 日。

表3 西安市、宝鸡市职工医保门诊共济保障政策

	西安市职工医保门诊共济保障政策		宝鸡市职工医保门诊共济保障政策	
个人账户	计入标准			
	在职职工	退休人员	在职职工	退休人员
	参保缴费基数的2%	100元/月	参保缴费基数的2%	统筹地区改革当年养老金平均水平的2%
	使用范围			
	支付参保人员本人及其配偶、父母、子女在定点医疗机构或零售药店发生的范围内自付费用			
普通门诊	门诊统筹待遇			
	起付线		起付线	
	200元		一级医院50元/次	
			二级医院60元/次	
			三级医院100元/次	
	支付比例			
	一级医疗机构70%		一级医疗机构60%	
	二级医疗机构60%		二级医疗机构55%	
	三级医疗机构50%		三级医疗机构50%	
	最高支付限额			
	2000元		在职职工500元	退休职工900元
门诊慢特病	参保人员享受住院医疗待遇时,不享受普通门诊待遇			

资料来源:"西安医保""宝鸡医保"微信公众号。

(二)以商洛、榆林为代表的商业健康保险产品创新

近几年,商洛市和榆林市在商业健康保险产品设计方面进行了创新,分别推出"惠民保"和"惠郡保",二者皆为基于政策支持、市场化运作、群众自愿参保的惠民性产品,具有价格低、限制少、责任宽、范围广、保障高的优势,在很大程度上做到了"普"和"惠"。其中,商洛市更关注分段缴费和分段赔付,榆林市保险金额更高。在保障对象方面,"惠民保"和"惠郡保"均对其市内基本医疗保险参保人员实行全民准入,"惠郡保"还对省内新市民(常住榆林地区并正常参保陕西省内医保的市民)进行准入,两

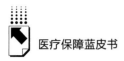

种保险均不限年龄、不限职业、不限健康状况。在保障责任方面，"惠民保"主要为参保患者提供住院自付报销与国家罕见病特定药品费用报销；"惠郡保"主要为参保患者提供目录内住院医疗费用、特定药品医疗费用以及目录外住院医疗费用报销。在年缴保费方面，"惠民保"针对不同年龄段采取不同缴费标准，而"惠郡保"则为统一的 79 元/人。在保险金额方面，"惠民保"为 50 万元，而"惠郡保"则为 150 万元（见表 4）。"惠民保"和"惠郡保"等商业健康保险产品创新，弥补了基本医保报销不足的问题，满足了群众高层次、个性化的医疗保障需求。

表 4　商洛"惠民保"和榆林"惠郡保"产品简介

城市	商洛市		榆林市		
产品名称	商洛市"惠民保"		榆林市"惠郡保"		
适用人群	商洛市基本医疗保险的参保人		榆林市基本医保参保人和陕西省内新市民（常住榆林地区并正常参保陕西省内医保的市民）		
年缴保费	40 周岁及以下：59 元/人·年； 41 周岁~60 周岁：89 元/人·年； 61 周岁及以上：159 元/人·年		79 元/人		
保障责任	医保目录外住院自付医疗费用	医保目录外罕见病特药的合理自付费用	目录内住院医疗费用	特定药品医疗费用	目录外住院医疗费用
保障范围	出院时经医保结算后，不属于基本医疗保险目录范围内而由个人支付的合理自付部分，即住院政策外合理自付总费用。	保险期间，被保险人经全国罕见病诊疗协作网成员医院确诊并纳入国家目录的罕见病，持协作网成员医院主治医生开具的处方，经保险方核准在指导医药机构产生的特殊药品自付费用。	被保险人经医院诊断必须接受住院、特定门诊病种（以市医保政策为准）所发生符合基本医疗保险范围内的并经由基本医疗保险、大病保险、医疗救助报销后自行负担的医疗费用。	被保险人由具备资质的专科医生开具处方，在开具处方的医院或在指定药店内购买符合约定的《特定药品清单》的药品费用。	被保险人经医院诊断必须接受住院、特定门诊病种（以市医保政策为准）所发生的医疗保险范围以外的医疗费用。

续表

城市	商洛市				榆林市		
保险金额	50万元				150万元		
赔付比例	无既往症为60%	有4类既往症为30%	无既往症60%	有4类既往症为30%	70%	70%	60%
年免赔额	2万元		2万元		2万元	0	2万元

资料来源："商洛惠民保""惠郡保"微信公众号。

（三）以汉中、宝鸡为代表的医疗保险经办服务创新

2022年8月9日，陕西省人民政府印发《陕西省深化医药卫生体制改革重点工作任务》（陕政办函〔2022〕105号），提出要加快省、市、区县、乡镇（街道）、村（社区）五级医保经办服务体系建设，在全市范围内实现区县、乡镇（街道）、村（社区）三级医保经办服务全覆盖。按照相关要求，汉中市、宝鸡市等对医疗保险经办服务体系建设进行创新推动。其中，汉中市略阳县实施三级"联审联办"模式，坚持把基层医保经办服务体系建设纳入县、镇、村公共服务一体化建设同步推进，接通医保经办专网，实现"专网、专机、专用"；对乡镇（街道）、村（社区）两级医保经办人员实行双重管理，行政上由乡镇（街道）、村（社区）统一管理，业务上接受县医保局指导、培训，并将村医保经办人员纳入村三委进行统一管理；坚持服务事项规范化、经办服务人性化、政策宣传广泛化及基金监管法制化，实行基层医保经办服务"好差评"制度。宝鸡市则积极整合优势资源，放权赋能管理，探索符合自身实际的慢性病管理经办新模式，通过健康门诊慢性病业务管理信息系统和微信小程序慢病申报服务平台与医保信息系统、定点医药机构系统互联互通，实现在线慢性病待遇申报、资质在线审核、患者购药"一站式"即时结算和在线送药服务，并且将全市门诊慢性病服务网点

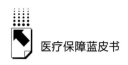

从 14 处扩展到 971 处，慢性病患者在家门口即可享受服务，[①] 极大提升了经办服务效率。

（四）以铜川、韩城为代表的医保支付方式改革创新

2022 年和 2023 年，陕西全省分别启动 70% 和 30% 的统筹地区开展 DRG/DIP 支付方式改革并实际付费。其中，西安、韩城 2 个国家级 DRG/DIP 改革试点城市继续按照试点方案深化改革；铜川、榆林 2 个省级 DRG/DIP 改革试点城市按照国家 DRG 技术规范完善本地方案。其他 8 个非试点城市中，咸阳、渭南、延安、商洛、杨凌 2022 年开展 DRG/DIP 支付方式改革，2023 年全面进入实际付费；宝鸡、汉中、安康 2023 年开展 DRG/DIP 支付方式改革并实际付费[②]。铜川于 2019 年开始实施医保支付方式改革，从"抓扩面、建机制、打基础、推协同"四个方面入手，不断强化改革基础、建立工作机制、促进协同发展，开展总额预算下的病种点数法支付，同步推进医院端 DRGs 试点，适时启动医保端 DRGs，建设 DRG 付费系统，并于 2022 年年底提前 2 年完成《陕西省 DRG/DIP 支付方式改革三年行动计划》任务目标，实现 DRG 付费方式改革统筹地区、医疗机构、病种、医保基金支付四个全覆盖[③]。韩城市作为陕西省唯一的 DIP 支付方式改革国家试点城市，于 2021 年开启 DIP 支付方式改革的试点工作，积累了较多经验。一是确定了按病种分值付费区域总额预算指标，设置了 5% 的按病种分值付费调节金[④]，形成合理的超支分担；二是建设与 DIP 业务相适应的信息系

---

① 《［宝鸡这一年］医疗保障持续"加码"幸福生活更有"医靠"》，新浪新闻，https：// k. sina. com. cn/article_ 3242158197_ c13f6875001018uqo. html，2022 年 12 月 19 日。

② 《陕西今年启动 DRG/DIP 支付方式改革扩面工作 形成医保支付新机制》，华商网，http： // news. hsw. cn/system/2022/0214/1429155. shtml，2022 年 2 月 14 日。

③ 《铜川市医保局召开 DRG 支付方式改革国家评估动员会议暨移动支付工作推进会议》，铜川市人民政府官网，http：//www. tongchuan. gov. cn/resources/site/564/html/ybjdt/gzdt/ 202302/683200. html，2023 年 2 月 15 日。

④ 《关于印发〈韩城市区域点数法总额预算和按病种分值付费（DIP）实施细则（试行）〉的通知》，韩城市人民政府官网，http：//www. hancheng. gov. cn/xwzx/tzgg/125808. htm，2021 年 11 月 1 日。

统，运用医疗机构数据对医疗服务行为实时监管，为医保支付、基金风险监测、精准监管等提供有力支撑；三是确定疾病诊断分类与代码（ICD-10 医保 V1.0 版）和手术操作分类与编码（ICD-9-CM3 医保 V1.0 版），计算病种分值并试行病种分值浮动机制。

（五）以咸阳、延安、安康为代表的门诊慢特病管理创新

近年来，咸阳市、延安市、安康市不断完善慢性病防控与治疗服务体系，咸阳市的异地结算、延安市的业务经办服务、安康市的区别病种待遇各有特色。咸阳市规定，已经办理门诊慢特病待遇资格认定并按规定办理了异地就医备案手续的人员，均可在备案的就医地选择已开通门诊慢特病相关治疗费用跨省直接结算的定点医疗机构就诊，使用社保卡或医保电子凭证直接结算。门诊特殊病鉴定通过人员，在市级统筹区域内定点医药机构持医保电子凭证、社会保障卡即时结算，就诊购药种类仅限所申请病种及并发症用药。延安市 2022 年正式实施慢特病管理改革创新，延安市医保局联合承办机构加强智能监控系统运用，实现了对慢病申报报销的事前、事中、事后三大管理环节全流程监管，2023 年将门诊慢特病进行统一管理。此外，为确保困难人群慢性病患者及时享受门诊医疗救助，各县（市、区）建立困难人群慢性病患者门诊医疗救助乡镇卫生院、社区卫生服务中心直接报销结算机制。安康市基本医疗保险门诊慢特病待遇标准 2022 年做了以下调整：门诊慢特病 I 类 51 种病种执行陕西省门诊慢特病待遇标准；门诊慢特病 II 类 4 种病种执行安康市门诊慢特病待遇标准[①]。同时，参保职工门诊慢特病待遇启动条件不再关联个人账户使用情况，当使用完当年门诊慢特病最高支付限额后，发生的合规医疗费用，可使用职工大额医疗费用补助、公务员医疗补助进行支付。对于确有困难符合医疗救助条件的，按规定纳入医疗救助范围，按有关文件执行。

---

① 《关于印发〈安康市基本医疗保险门诊慢特病管理实施办法（试行）〉的通知》，安康市医疗保障局官网，https://ybj.ankang.gov.cn/Content-2503275.html，2022 年 12 月 26 日。

（六）以渭南为代表的大病保险保障政策创新

在大病保险方面，渭南市及时调整大病保险政策的保障范围和保障水平，分段制定支付比。在报销范围方面，凡参加 2022 年度渭南市城乡居民基本医疗保险的人员，住院、门诊慢特病 I 类重大疾病、特殊药品等产生的政策范围内医疗费用按相应的基本医疗保险政策规定报销后，达到大病保险起付标准的，均可享受大病保险保障待遇。在报销比例方面，2022 年度内参保城乡居民住院或门诊慢特病 I 类重大疾病政策范围内医疗费用经基本医疗保险报销后累计超过起付线 1 万元的，超过的部分分段按比例进行补偿（详见表 5）。参保城乡居民在住院、门诊发生的特殊药品费用，由个人先行自付 15%，剩余部分经基本医疗保险报销后，再由大病保险统一按 20% 予以补偿。一个自然年度内大病保险只扣减一次起付线，大病保险的累计最高支付限额为 30 万元。在特定人群保障方面，渭南市大病保险对特困人员、低保对象和因病返贫致贫人口（以下统称"特定人群"）实行倾斜支付政策，大病保险起付标准为 5000 元，支付比例提高 5 个百分点，并取消最高支付限额[①]。

表 5 渭南市城乡居民大病保险分段补偿比例

人员类别	费用区间	补偿比例(%)
普通人群	1 万(不含)~5 万元(含)	60
	5 万(不含)~10 万元(含)	70
	10 万(不含)以上	80
特定人群	0.5 万(不含)~5 万元(含)	65
	5 万(不含)~10 万元(含)	75
	10 万元(不含)以上	85

资料来源："渭南医保"微信公众号。

[①] 《关于印发〈渭南市城乡居民基本医疗保险实施办法〉的通知》，渭南市人民政府官网，http：//www.weinan.gov.cn/gk/zfwj/gfxwjgb/701806.htm，2019 年 12 月 23 日。

（七）以汉中为代表的重度失能人员护理保障创新

作为第二批国家级长期护理保险试点城市之一，汉中市从解决重度失能职工的长期护理保障问题入手，合理划分筹资责任和保障责任。汉中市印发《汉中市长期护理保险实施办法（试行）的通知》（汉政办发〔2020〕25 号)[1]，规定自 2021 年 1 月 1 日起，在汉中市城镇职工基本医疗保险的全部参保人员中试行长期护理保险制度。具体内容如下：在基金筹集标准方面，每人每年缴费 100 元，其中单位承担的部分可以从基本医疗统筹基金里划 30 元；个人承担的部分，由单位从职工医保个人账户中代为扣除 50 元；财政补助 20 元，根据人员的属地化管理的不同，分别由市、县区财政分级承担。无个人账户的在职职工和个人账户资金不足的人员由用人单位组织帮助其扣除，并顺便缴纳；对经济存在特殊困难的退休人员，财政帮其分担 50%，剩余部分由个人承担。在失能人员认定方面，汉中市制定了《日常生活活动能力评定量表》，根据日常生活能力情况，对长期护理保险申请人员的失能程度进行打分，分值越低代表失能程度越重，0~40 分为重度失能，41~60 分为中度失能，61~99 分为轻度失能，100 分则是正常。分值低于 40 分即重度失能，认定为长期护理保障对象。在失能人员分级保障护理方面，根据其失能认定情况以及医院护理、护理机构护理、上门护理和居家自主护理等不同方式，长护保险分别给予每人每月 1200 元、1100 元、800 元、450 元不等的护理费用保障（见表6）。补助费用由参保人员或代理人向商保承办机构申报，经审核护理服务质量达标后，予以补助。

---

[1] 《汉中市人民政府办公室关于印发汉中市长期护理保险实施办法（试行）的通知》，汉中市人民政府官网，http://www.hanzhong.gov.cn/hzszf/zwgk/zfwj/zfbwj/hzbfwj/202011/dc3fb3d499c646d88033b9359e03bf67.shtml，2020 年 11 月 23 日。

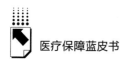

表6　汉中市长期护理保险支付待遇标准

护理方式	基金支付标准	基金月支付限额	待遇标准	备注
协议医疗机构	40元/床·日	1200元/月	符合基金支付标准部分，基金支付不低于70%，个人自付不高于30%	不符合基金支付的护理项目需提前告知家属，由个人100%自付
协议护理服务机构	36元/床·日	1100元/月	符合基金支付标准部分，基金支付不低于70%，个人自付不高于30%	不符合基金支付的护理项目需提前告知家属，由个人100%自付
协议护理机构上门	3次/周	800元/月	基金支付66元/次，个人自付6元/次	人均服务次数不超过12次/月，服务时长18~24小时/月
居家护理	15元/人·日	450元/月	—	—

资料来源：根据政策文件整理。

三　多层次医保体系发展的省域渐进路径

（一）渐进探索从市域到省域的制度统一与多层分类

科学测算收支，逐步提高基金的统筹层次。合理划分筹资责任，拓宽医保筹资渠道，全面强化基金预算管理。尽管目前陕西省职工医保和居民医保大多数地方已经实现地市级统筹，但各地市基金收支、结余存在差异，实现缴费比例、缴费基数的统一不可能一蹴而就。目前陕西省医保基金的地市级统筹有近一半是调剂金模式，调剂金模式下医保基金没有实现全市范围内的统筹使用，不是完全意义的市级统筹。逐步推进省域内基本医保统筹区内政策统一，要充分考虑困难地区医保基金的收支平衡，不能简单统一、拉平。积极推进医疗救助基金省级统筹，合理安排转移支付，对财政能力较为有限的县市、地市实行一定的倾斜，探索全面、长远的激励结构，促进省域内医保基金统筹和相互调剂。

渐进性消除省域内保障待遇差异，促进医保待遇省域均等化。省域内统筹平衡各地市基本保障待遇水平，不断推进 DRG/DIP 支付方式改革扩面工作，实现全省 12 个市（区）DRG/DIP 付费方式全覆盖，DRG/DIP 支付方式覆盖所有符合条件的开展住院服务的医疗机构，基本实现病种、医保基金全覆盖，形成全省统一、上下联动、内外协同、标准规范、管用高效的医保支付新机制。按照实际情况适时调整医保目录，及时纳入一些特殊药品和服务。各地市可在前期制度和服务创新基础上，继续深入推进市域内医保改革，将市域医保改革有益经验上升为省域医保创新。如汉中市积极稳妥保证长期护理保险试点工作，提升重度失能人员基本生活质量；安康市在中医医疗服务项目付费方面取得了一些新进展，探索中西医同病同效同价。同时，可借鉴福建三明医改等先进经验，结合省域发展实际情况，鼓励建立合理的医疗服务价格动态调整机制，统一经办服务平台以优化流程和提高绩效，推进医疗保障公共服务实现均等、可及和方便。

（二）持续稳定多层分类医保体系

依法推进、持续稳定多层分类医保体系。从顶层设计上来约束、保障多层分类医保体系是全面推进医保治理体系和治理能力现代化的内在要求。强化部门之间政策协同，多方合作推进多层次医保体系治理。坚持制度省域统一、体系多层分类原则，将门诊共济保障、商业健康保险、医保经办服务、支付方式改革、门诊慢特病管理、大病保险政策和重度失能人员护理保障等方面的市域创新，上升为省域统一的制度模式。省域内全面深化基本医保结构改革，推动健全大病保险补充保障，巩固夯实医疗救助兜底保障，促进三重制度综合保障与慈善救助、商业健康保险等协同发展、有效衔接，整合衔接多层次医保体系协同发展，数字赋能多层次医保体系精准化管理，从而持续稳定多层分类医保体系。

（三）全面深化基本医保结构改革

发挥基本医保主体保障功能，确保省域医保公平适度保障。以省域经济

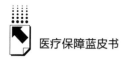

发展水平为基础，不断完善基本医保的制度功能，满足参保群众的基本医疗需求。强化基本医疗保险、大病保险与医疗救助三重制度综合保障、梯次减负功能，促进制度之间的互补衔接。逐步建立职工医保与居民医保保障待遇与缴费水平动态挂钩机制，适度提升医疗保障水平，加强职工医保和城乡居民医保政策衔接。按照国家公务员医疗补助的有关规定，完善地方公务员医疗补助办法，保持当地享受公务员医疗待遇人员政策的一致性。

建立医保、医药、医疗和医患"四医联动"机制，促进四医联动的精细化、科学化管理。落实省域基本医保目录动态调整机制，强化医保协议管理，定期检查并调整基本医保目录中药品、医用耗材支付范围。完善省域药品带量采购机制和巩固省域医用耗材集中带量采购机制。探索以市场为主导的价格形成机制，对医疗服务项目空间、比价关系及医保资金兜底能力进行测算，探索省域医疗服务价格动态调整机制。深化基本医保支付方式改革，规范基础的支付范围和标准，实现基本医保筹资和待遇市域内实质性均衡，在省域范围内缓解医疗资源和基本医保基金分布不均衡的问题。在医疗机构方面，实行协议管理，根据协议对医疗机构的服务质量、费用管控进行考核，在控费的同时加强医保对医疗服务的监控功能。在医患方面，依托新媒体等方式开展多层次、全方位、立体式广泛宣传，激发群众参保积极性，提高参保率，按照人群类别及属地管理原则压实责任，凝聚各部门合力，发挥基本医保效能。

健全长效机制，全面推进医保基金监管。严格遵循《医疗保障基金使用监督管理条例》要求，探索建立基金监管综合评价制度，推进药品耗材价格治理，坚决打击违法违规使用医保基金的行为，进一步防范和打击欺诈骗保行为，保障医保基金安全运行，维护人民群众合法权益。以基金运行情况及存在问题为依托，完善全覆盖式的日常监督检查机制、"双随机、一公开"的飞行检查机制、多部门综合监管和联合惩戒机制、面向全民的举报奖励机制等，将监管职责情况纳入地市医保部门的绩效考评指标。推动医保对医疗服务的监控，持续建立就医地与参保地跨区域基金监管联合检查、异地协查问题线索横向移送、异地就医违规问题协同处理等工作机制。建立健全全省两定机构违规投诉举报平台，严肃追究欺诈骗保单位和个人责任，对涉嫌犯罪的依法追究刑事责任。

（四）推动健全大病保险补充保障

明确大病保险的定位，巩固大病保险的减负功能。多层次医疗保障体系应明确基本医疗保险、大病保险、医疗救助的各层次定位，在限高补低的基础上，增强大病保险减负功能，过渡期内对低保对象、特困人员和返贫致贫人口继续落实倾斜支付政策，发挥补充保障作用。完善大病保险制度的补偿前提设计，充分考虑家庭多患者等特殊情况，分情况制定单个家庭成员的自付额。统一各地市大病保险筹资标准和起付线，使得省域内各地区、各群体所获得的保障效果基本相同。按照实际情况适时调整或取消大病保险封顶线，充分发挥大病保险的托底保障作用。

加强大病保险监管，确保为大病保险在制度层面定好规矩。建立多渠道、社会化的大病保险筹资机制，探索建立省级风险调剂金，逐步提高大病保险统筹层次，统一运作管理大病保险基金，并加强监督管理。严格规定商业保险机构的招标准入条件，细化相关招标和管理的政策措施，本着收支平衡、保本微利的原则，与商业保险机构共同制定性价比最优方案，定期对其大病保险管理能力和服务质量进行考核，促进大病保险承办工作的规范、有序开展。

（五）巩固夯实医疗救助兜底保障

强化医疗救助托底保障功能，确保困难群众基本医疗有保障。按照"先保险后救助"的原则，统筹完善居民医保分类资助参保政策，在城乡居民医保集中参保缴费期对医疗救助对象实行同缴同补，对基本医保、大病保险等支付后个人医疗费用负担仍然较重的救助对象按规定实施救助。合理确定困难群众医疗保障待遇标准，合理控制救助对象政策范围内自付费用比例，各统筹地区根据社会经济发展水平、人民健康需求、医疗救助基金支撑能力合理设定，同时避免过度保障，防止泛福利化倾向。对特殊困难人群开

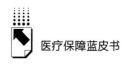

通参保缴费"绿色通道",探索按照家庭具体收入来制定不同层次的救助标准。

坚持精准施策,强化信息动态管理。积极与民政等部门建立数据信息共享机制,聚焦救助对象动态变化,严格落实参保资助政策,按政策对符合条件的救助对象实施医疗救助,确保困难群众应保尽保、应助尽助。进一步理顺各部门职责,整合医疗救助信息系统与基本医疗保险信息平台,提高医疗救助保障的实效性。推广和开发社会资源支持系统,整合各种医疗救助资源,积极推进救助项目统一规划设计、救助活动统一协调组织、救助资金统一审核拨付,使得医疗救助资源得到有效利用。

(六)整合衔接多层次医保体系协同发展

继续推广"陕西全民健康保",提升商业保险的精准度。改善衔接环境,政府有序引导医疗互助、商业健康保险发挥作用,完善医疗互助、商业健康保险和医院医疗互联互通的平台。发挥补充商业健康保险公司精算、技术等优势,促进商业健康保险与基本医疗保险的协同合作,充分发挥商业保险公司在运营、精算、风险管控等方面的专业优势。挖掘满足参保群众的就医需求,精准定位和定价,要不断增强产品对于基本医保制度的互补性,尤其要关注特殊人群和脆弱人群,丰富商业健康保险产品供给,研究扩大保险产品范围,提高商业健康保险的产品供给质量,增加产品黏性,满足多层次的产品需求,推动省域多层次医疗保障体系建设。

提高慈善资源共享水平,引导医疗互助健康发展。慈善捐赠、医疗互助、商业健康保险是多层次医疗保障体系的重要组成部分,与基本医疗保险、大病保险、医疗救助相衔接,重点保障基本医疗保险政策范围内个人自付较高的费用,以及政策范围外费用。鼓励慈善组织和业务领域涉及医疗救助的社会组织设立大病救助等相关救助项目,与慈善捐赠和医疗互助各相关方积极合作,以地方为单位进行多方合作共建,更有效的配置慈善资源,提高慈善资源共享水平。医保部门根据经济社会发展水平和各方承受能力,不断完善罕见病用药保障机制,整合社会救助、慈善帮扶等资源,实施综合保障，增强慈善资源的效能。支持开展职工医疗互助，各级工会组织要做好职工医疗互助和罹患大病困难职工帮扶，做好职工医保、大病保险、职工医疗互助等业务经办，有效实现不同保障之间的无缝衔接，引导医疗互助健康发展，发挥好职工医疗互助的补充作用。

（七）数字赋能多层次医保体系精准化管理

提升医保服务能力，推动实现数字医保的精准化管理。把数字赋能作为省域医保改革发展的重要借力点，在积极推广经办大厅现场一站式服务的同时，借助大数据、云计算、区块链等先进技术，不断完善智能监控机制，事前提醒、事中监控、事后稽核，监控环节环环相扣。发展"互联网+"医疗服务，优化"互联网+"家庭医生签约服务和"互联网+"药品供应保障服务，推进"互联网+"医保结算服务等，借助互联网平台和医保大数据，探索智能算法监控系统，建立健全参保对象的信息共享，加强对医保数据的追踪和分析，合理设计医药目录和费用补偿方案。

加快构建医保电子凭证等智能化医保公共服务平台，推进标准化和信息化建设。积极推进医保电子凭证和人脸识别数字化手段，实现医保电子凭证中的医保、医疗、医药信息集成，积极打造参保、缴费、报销等医保经办服务以及就医、购药等"一站式"服务，逐步实现住院门诊费用线上线下一体化的异地就医结算服务。统一医疗保障业务标准和技术标准，大数据横向连通卫生健康相关信息平台，纵向连通全民健康信息平台，构建并管理全生命周期的个人电子健康档案，打通区域医疗卫生机构之间的数据交换，实现数据共享、业务协同、业务指标监管等功能，实现省域内医疗保障信息互联互通，加强数据有序共享。

B.9
四川省凉山彝族自治州城乡
居民医疗保障发展报告[*]

黄国武[**]

摘　要： 凉山州作为曾经的深度贫困地区之一，具有典型的经济特点、地域特点和民族特点，其医疗卫生事业发展具有较强的代表性，尤其是在化解疾病经济风险的医疗保障方面。在脱贫攻坚期间，凉山州推行的"十免四补助"医疗扶持和"两保、三救助、三基金"医保扶持等多项举措，使贫困家庭医疗费用自付比控制在较低水平，很好地解决了因病致贫返贫问题。进入新时代，随着经济社会发展和人民健康需求增加，医疗保障发展面临新的问题。本报告通过文献研究、问卷调查和访谈等，发现凉山州居民医保存在以下问题：筹资水平持续快速增长使多人口家庭缴费压力不断加大、居民门诊待遇提升较慢且保障水平比较低、中低收入人群的大病保障不足、医保与医疗体系之间协同还不够等。本报告相应提出以下建议：降低筹资增长速度、建立合理的筹资增长机制、扩展筹资来源、探索分期缴费方式、持续提高居民门诊待遇、探索中低收入者的自付封顶、减少差异化医保政策、增加对基层首诊和转诊的奖励、加强基本医保和大病保险整合、简化医保报销政策、加快医保数字化发展、提升医保医疗协同发展质量。

关键词： 城乡居民基本医疗保险　医保筹资　门诊统筹　自付封顶　凉山

---

[*] 本报告受教育部人文社会科学研究项目"可行能力视阈下深度贫困地区健康贫困治理研究"（20XJC630002）资助。

[**] 黄国武，四川大学公共管理学院副教授，主要研究领域为医疗保障、数字社保。

习近平总书记指出，健康是促进人的全面发展、民族复兴、国家富强的基础和保障。而因病致贫返贫是全球普遍性、长期性的问题，世界卫生组织数据显示，全球每年有近 1 亿人因病致贫。我国原"三区三州"地区具有区域发展滞后性、经济能力脆弱性、服务传递末端性等特点，是健康中国战略中全域健康、全民健康的短板。四川省凉山彝族自治州属于原"三区三州"地区，经济、地域、民族特点突出，其医疗保障体系呈现典型性和代表性。

凉山彝族自治州位于四川省西南部，面积 6.04 万平方公里，辖 15 县 2 市，其中 11 个县为民族聚居县，是全国最大的彝族聚居区。2021 年末常住人口 487.4 万人，户籍人口 538.25 万人，其中，少数民族人口为 311.85 万人，占户籍人口的 57.94%；彝族人口为 293.65 万人，占户籍人口的 54.56%。2021 年全年凉山州地区生产总值（GDP）为 1901 亿元，人均 GDP 为 3.9 万元，约为全国人均 GDP 的一半。2021 年凉山州一般公共预算收入为 172.8 亿元，一般公共预算支出为 624.2 亿元，支出是收入的 3.6 倍。① 2021 年凉山州人均可支配收入为 24380 元，约为全国人均水平的 69%，城镇居民人均可支配收入为 37452 元，农村居民人均可支配收入为 16808 元。2021 年职工医保参保人数为 45.28 万人，居民医保参保人数为 433.41 万人，基本医保总参保人数为 478.7 万人，占常住人口的 98%，占户籍人口的 89%。

一 脱贫攻坚期间凉山州化解因病致贫返贫的实践和成效

四川省 2017 年发布了"十三五"健康扶贫规划，提出到 2020 年贫困人口基本医疗有保障、医疗费用个人负担大幅减轻、因病致贫返贫的问题得到有效解决的目标。贫困患者县域内住院和慢性病门诊医疗费用个人支付比控制在 10% 以内，主要采取了"十免四补助"医疗扶持，和"两保、三救助、

---

① 数据来源：《凉山州 2021 年国民经济和社会发展统计公报》。

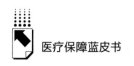

三基金"医疗扶持的措施。凉山州在全省的统一规划和制度安排下，进行了全面的探索和实践，并取得了显著的成效。

（一）采取的主要措施

1. 推行"十免四补助"医疗扶持

针对贫困人口推行十项免费医疗服务，即"十免"：免收一般诊疗费；免收院内会诊费；免费开展白内障复明手术项目；免费艾滋病抗病毒药物和抗结核一线药物治疗；免费提供基本公共卫生服务；免费提供妇幼健康服务；免费提供巡回医疗服务；免费药物治疗包虫病患者；免费提供基本医保个人缴费；免费实施贫困孕产妇住院分娩服务。针对四类特殊疾病和人群进行补助，即"四补助"：按照 2.5 万元/人标准治疗包虫病患者；按照 3 万元/人标准为 0~6 岁贫困残疾儿童进行手术、康复训练和辅具适配给予补助；按照 5000 元/人标准对符合治疗救助条件的晚期血吸虫病人给予补助；按照 700 元/人标准对重症大骨节病贫困患者给予对症治疗补助。

2. 开展"两保、三救助、三基金"医保扶持

"两保"是指基本医保、大病保险；"三救助"是指民政医疗救助、疾病应急救助、县域内住院费用报销救助；"三基金"是指医药爱心扶贫基金、卫生扶贫救助基金、重大疾病慈善救助基金。卫生扶贫救助基金是政府主导、社会参与的公益性、救助性资金，用于农村贫困家庭在享受现有医疗保障政策之后，仍面临与看病就医直接相关的特殊困难救助，避免因经济原因导致农村贫困患者得不到及时合理救治。

强化基本医保支付主体作用，贫困人口县域内住院报销不设起付线。扩大门诊特殊疾病管理病种范围，2017 年起实现 21 种重大疾病全部按病种付费，实施按病种付费后，21 种重大疾病基本医保实际报销比例不低于 70%。提高大病保险保障水平，支付比例应达到 50% 以上。对在县域内定点医疗机构就医的，在基本医保报销、大病保险报销后剩余的政策范围内的住院医疗费用，由城乡居民医保、新农合经办机构给予全额报销。将建档立卡贫困

人口纳入重特大疾病医疗救助范围，对患重特大疾病需要长期门诊治疗导致自付费用较高的，给予门诊救助。强化疾病应急救助公益作用。将贫困人口全部纳入疾病应急救助基金补助范围，贫困人口发生呼吸衰竭、急性脑血管病、颅脑损伤、休克等急危重伤病，在院前急救、急诊科、重症医学科三个阶段的急救医疗费用，由疾病应急救助基金给予救助。完善"三基金"治疗重大疾病的救助作用。统筹使用医药爱心扶贫基金、卫生扶贫救助基金和重大疾病慈善救助基金，对患重大疾病贫困患者的医疗费用通过各类渠道报销后的个人支付部分，以及现行扶持政策覆盖范围之外出现的一些特殊困难予以救助。

（二）健康扶贫的成效

制度体系不断健全完善。加快完善了多层次医疗保障制度体系，全面完成城乡居民基本医疗保险制度整合，以基本医疗保险为主体，补充医疗保险、医疗救助为托底共同发展的医疗保障制度体系初步形成。凉山州在全省率先实现贫困人口州域范围内住院基本医疗保险、大病保险、医疗救助费用"一单制"结算，有效解决贫困人口就医垫钱、跑路报销问题。健全重特大疾病保障机制，实施统一的城乡居民大病保险制度，政策范围内大病保险最低报销比例提高至60%以上。为建档立卡贫困户累计减免参保费用6.6亿元，报销医疗费用26.8亿元，切实减轻了贫困人口医疗费用负担，有力助推了全州脱贫攻坚任务的完成。推动贫困人口全部免费参加基本医保和大病保险，全面落实大病集中救治、慢病签约服务管理、重病兜底保障"三个一批"行动，"先诊疗后付费"和"信息化一站式结算"全面实行，"医保报销+基金救助+政府兜底"三道救助防线全面落实。贫困人口大病专项救治、卫生扶贫救助基金救助、医药爱心扶贫基金救助成果显著。全州贫困人口县域内住院医疗费用自付比降低至4.88%，11个深度贫困县降低至4.31%。2015~2020年，凉山州居民人均预期寿命从73.3岁提高到76.35岁，孕产妇死亡率、婴儿死亡率、5岁以下儿童死亡率分别从 36.86/10 万人、8.24‰、11.84‰降至 13.85/10 万人、6.05‰、

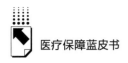

8.57‰，分级诊疗制度不断推进落实，医联体建设稳步推进，县域内就诊率达82.17%，州域内就诊率达92.02%。①

二 凉山州城乡居民医疗保障制度发展现状

凉山州医疗保障的制度设计主要按照全省统一要求，2022年全面实现医疗救助政策和经办规程州级统一，2030年全面建成以基本医保为主体，医疗救助为托底，补充医疗保险、商业健康保险、慈善救助、医疗互助共同发展的医疗保障制度体系。对于城乡居民来说，最重要和最关键的是基本医疗保险、大病保险和医疗救助三重保障，下文主要对三重保障的制度设计和建设进行详细分析。

（一）凉山州三重保障制度建设现状

1. 城乡居民基本医疗保险

筹资标准方面，城乡居民按年一次性缴纳，实行个人缴费和中央、省、州、县（市）财政补助相结合的筹资方式。2023年凉山州城乡居民基本医疗保险个人缴费标准为350元/人，各级财政补助共610元/人，县（市）财政补助部分实行属地管理，由参保地承担。特殊群体如城市特困供养人员和孤儿，由财政全额资助参保；对低保对象、防止返贫监测对象，财政定额资助262.5元/人，个人缴纳87.5元/人；已稳定脱贫人口，定额资助175元/人，个人缴纳175/人。

待遇水平方面，城乡居民基本医疗保险基金用于支付城乡居民符合基本医疗保险政策支付范围的住院医疗、门诊特殊疾病、普通门诊统筹费用、大病保险保费及符合政策规定的其他费用。

住院待遇方面，一个自然年度统筹基金最高支付限额为凉山州上年度居民人均可支配收入的8倍，2023年约为19.50万元。起付线方面，参保人

---

① 《凉山州"十四五"卫生健康发展规划》，凉山彝族自治州人民政府官网，http://www.lsz.gov.cn/xxgk/ghjh/zxghs/202209/t20220902_2298052.html，2022年9月3日。

员在州内住院治疗的，三级医疗机构为 500 元，二级及以下医疗机构为 350
元，社区卫生服务中心（含乡镇卫生院）为 80 元。在州外住院治疗且已办
理临时备案的不分医疗机构级别州外省内为 1000 元，省外为 1500 元，未办
理临时备案的为 2000 元。办理有效长期备案的，在备案地住院治疗按医疗
机构级别计算起付线，回州内住院治疗不分医疗机构级别起付标准为 1000
元。因住院分娩产生的符合基本医疗保险政策费用，州域内免收住院起付线
以下费用。经鉴定后的精神病或二类门诊特殊疾病患者一个自然年度内在定
点医疗机构住院治疗只负担一次起付线，以 350 元补足。参保人员在州内住
院治疗的三级医疗机构为 70%，二级及以下医疗机构为 80%，社区卫生服
务中心（乡镇卫生院）为 90%（见表 1）。在州外就医已办理临时备案手续
的按医疗机构级别下调 10 个百分点报销；未办理备案手续的不分省内外下
调 20 个百分点报销。已办理长期备案的，在统筹区和备案地按医疗机构级
别报销。中药饮片、中医诊疗项目支付比例提高 5 个百分点。

表 1　凉山州基本医疗保险住院报销政策

类别	起付线（元）	报销比例
三级医疗机构	500	70%
二级及以下医疗机构	350	80%
乡镇卫生院级社区卫生服务中心	80	90%
住院分娩	0	与上述各级别医疗机构比例相同
省内异地就医（有备案）	1000	根据各医疗机构级别标准下调 10 个百分点
省外异地就医（有备案）	1500	根据各医疗机构级别标准下调 10 个百分点
异地就医（未备案）	2000	根据各医疗机构级别下调 20 个百分点

资料来源：作者根据相关政策整理。

门诊统筹及保障方面，门诊统筹不设个人账户。参保人员在定点医疗机
构门诊时发生的政策范围内费用，基金按 60% 比例支付，一个自然年度最高
支付限额 220 元。参保人员在社区卫生服务中心、乡镇卫生院发生的一般诊疗
费全额支付、村卫生室发生的一般诊疗费按 90% 支付，年度最高支付限额 40
元。对经认定符合要求的家庭医生签约服务行为，按 3 元/人·年的标准支付
给医疗机构。门诊特殊疾病待遇。一类门诊特殊疾病有 24 个病种，二类病种

有 15 个病种。经鉴定患第一类门诊特殊疾病的，一个自然年度内在定点医疗机构发生的在基本医疗保险政策范围内并与治疗该病种相关的门诊医疗费用，由统筹基金支付 70%，患一种一类门诊特殊疾病的年度最高支付限额为 1000 元，患两种及以上一类门诊特殊疾病的最高支付限额为 2000 元。经鉴定患第二类门诊特殊疾病的，一个自然年度内在定点血液透析中心或二级及以上医疗机构发生的在基本医疗保险政策范围内并与治疗该病种相关的门诊医疗费用，不分医疗机构级别，支付比例统一为 80%。门诊特殊疾病用药、诊疗和医用耗材范围由州医疗保障部门另行制定。社区卫生服务中心（乡镇卫生院）收取的一般诊疗费 10 元/次，按 100% 支付，村卫生室收取的一般诊疗费 5 元/次，按 90% 支付，一般诊疗费年度支付限额 40 元（见表 2）。

表 2 凉山州门诊统筹及保障情况

门诊	类别	报销比例	支付限额
门诊统筹	参保人员在定点医疗机构门诊时发生的政策范围内费用	60%	年度 220 元
	社区卫生服务中心、乡镇卫生院发生的一般诊疗费	100%	年度 40 元
	村卫生室发生的一般诊疗费	90%	年度 40 元
	对经认定符合要求的家庭医生签约服务行为,按 3 元/人·年的标准支付给医疗机构		
门诊特殊疾病	一类病种:糖尿病、高血压(Ⅱ、Ⅲ级)、甲状腺功能亢进、甲状腺功能减退、慢性青光眼、脑出血及脑梗死后遗症、精神病、肝硬化、慢性病毒性肝炎(乙、丙、丁型)、癫痫、帕金森病、阿尔茨海默病、肺心病、冠心病、风心病、心肌病、高心病、支气管哮喘、慢性阻塞性肺病(中度以上)、硅肺病(非工伤)、类风湿性关节炎、银屑病(顽固型)、强直性脊柱(椎)炎、舞蹈症	定点医疗机构,70%	患一种年度最高支付限额 1000 元,患两种及以上最高支付限额为 2000 元
	二类病种:恶性肿瘤、白血病、地中海贫血、系统性红斑狼疮、慢性肾功能衰竭、器官移植术后状态(限肾、肝、肺、骨、骨髓、心脏)抗排斥药物治疗、艾滋病、再生障碍性贫血、血友病、重症肌无力、免疫性血小板减少症、噬血细胞综合征、肝豆状核变性、普拉德—威利综合征、原发性生长激素缺乏症	定点血液透析中心或二级以上医疗机构,80%	基本医保支付限额
门诊特殊群体	残疾儿童门诊康复治疗	州内康复定点医疗机构80%	基本医保支付限额,病种年限额 35000 元

资料来源：作者根据相关政策整理。

管理方面，城乡居民基本医疗保险实行统收统支的州级统筹，实行属地管理。实行全州统一的大病保险、医疗救助政策。参保人员可自愿选择参加城乡居民基本医疗保险或以灵活就业身份参加城乡居民医保。城乡居民基本医疗保险与职工基本医保可跨制度转移。跨制度或跨统筹区转移时，参保人已连续2年以上（含2年）参加城乡居民基本医疗保险或城乡居民基本医疗保险且中断时间不超过3个月的，补缴自中断之日起基本医保费后接续享受待遇。

2. 居民大病保险制度设计

筹资方面，根据经济社会发展水平、参保人员患大病发生的高额医疗费用情况、基本医保筹资能力和支付水平，以及大病保险保障水平等因素确定大病保险的筹资标准。城乡居民大病保险资金在城乡居民基本医疗保险基金中列支，凉山州大病保险2023年按52元/人的标准从基金中筹资。

待遇政策方面，支付范围、合规医疗费用参照凉山州城乡居民基本医疗保险基金支付范围执行（不含起付标准以下部分）。在大病保险的一个保单年度内，对基本医疗保险按规定支付后需个人负担的合规医疗费用累计达到凉山州上一年度居民人均可支配收入的50%（含）以上的，大病保险予以分段支付（起付标准<个人负担政策范围内费用≤20000元的，不低于60%支付，20000元<个人负担政策范围内费用≤50000元的，不低于65%支付，50000元<个人负担政策范围内费用≤100000元的，不低于75%支付，个人负担政策范围内费用>100000元的，不低于85%支付），无支付封顶线，对国家、省规定的特殊人员执行起付标准降低50%、支付比例提高5个百分点的倾斜政策（见表3）。

表3　凉山州大病保险报销政策

个人负担政策范围内费用	报销比例	
大于起付标准，小于等于20000元	60%	起付标准动态调整，为凉山州上年度居民人均可支配收入的50%。无支付封顶线。特困人员、孤儿、低保对象起付标准降低50%，支付比例提高5个百分点。
大于20000元，小于等于50000元	65%	
大于50000元，小于等于100000元	75%	
大于100000元	85%	

资料来源：作者根据相关政策整理。

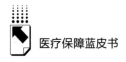

管理方面，支持商业保险机构承办大病保险。州医保局、州财政局、凉山银保监分局负责制定大病保险的筹资标准、合规医疗费用、支付比例以及就医、结算管理等基本政策。由州级医疗保障主管部门通过公开招标确定商业保险机构（3 家及以上）组成的联合体承办大病保险业务，对商业保险机构承办大病保险的保费收入，按现行规定免征保险业务监管费。建立大病保险收支结余和政策性亏损的动态调整机制。商业保险机构因承办大病保险出现超过合同约定的结余，需向城乡居民基本医保基金返还资金；因城乡居民基本医保政策调整等政策性原因给商业保险机构带来亏损时，由城乡居民基本医保基金和商业保险机构分摊，具体分摊比例应在保险合同中载明。统筹层次和范围方面，城乡居民大病保险实行州级统筹，统一组织实施，保险资金独立核算。

3. 城乡居民医疗救助

2022 年 12 月凉山州人民政府办公室印发《凉山州健全重特大疾病医疗保险和救助制度实施细则》（以下简称《实施细则》），实现了之前多项医疗、医保扶助政策向统一医疗救助制度整合的发展。

救助对象方面，针对医疗救助公平覆盖医疗费用负担较重的困难职工和城乡居民，根据救助对象类别实施分类救助。具体包括 6 类对象，分别为由民政部门认定的特困人员、孤儿、低保对象、低保边缘家庭成员和因病致贫返贫重病患者，由乡村振兴部门认定的防止返贫监测对象。县级以上人民政府规定的其他特殊困难人员，按上述救助对象类别给予相应救助。

救助待遇方面，基本医保发挥主体保障功能，实施公平适度保障。巩固大病保险减负功能，对特困人员、孤儿、低保对象执行起付线降低 50%、报销比例提高 5 个百分点的倾斜支付政策。按照"先保险后救助"的原则，确定费用补偿的基本逻辑。对救助对象治疗过程中发生的政策范围内医疗费用超过起付线的部分实行分类救助，具有多重身份的救助对象，按照就高不就低的原则纳入救助范围。全州年度救助限额统一为 3 万元，门诊特殊疾病和住院救助合并计算起付标准，共用年度救助限额。一是分类设置起付线，对特困人员、孤儿、低保对象不设起付线，其余救助对象起付线按凉山州上年居民人均可支配收入按比例核定（防止返贫监测对象为 1%、低保边缘家庭成员为 10%、因病致贫重病患者为 25%）；二是分类设置救助比例，特困人员、孤儿为 100%，低保对象为 75%，防止返贫监测对象为 65%，低保边缘家庭成员、因病致贫重病患者为 50%；三是完善倾斜救助。医疗救助对象规范转诊且在省域内就医的政策范围内医疗费用经三重制度支付后个人负担费用仍超过凉山州防止返贫监测范围的部分，按 55% 给予倾斜救助，倾斜救助年度限额为 2 万元（见表 4）。

表 4 凉山州医疗救助保障情况

保障对象	起付线	报销比例	封顶线
特困人员、孤儿	无	100%	全州年度救助限额统一为 3 万元,门诊特殊疾病和住院救助合并计算起付标准,共用年度救助限额。倾斜救助年度限额为 2 万元
低保对象	无	75%	
防止返贫监测对象	居民人均可支配收入的 1%	65%	
低保边缘家庭成员	居民人均可支配收入的 10%	50%	
因病致贫重病患者	居民人均可支配收入的 25%		
医疗救助对象规范转诊且在省域内就医的政策范围内医疗费用经三重制度支付后个人负担仍超过凉山州防止返贫监测范围的部分,按 55% 给予倾斜救助			

资料来源：作者根据相关政策整理。

救助管理方面，各级医保部门要将基本医保参保对象中，个人年度累计负担医疗费用超过凉山州上年居民人均可支配收入 50% 的人员信息，定期推送到同级民政、乡村振兴部门。各级民政、乡村振兴部门做好监测工作，将符合条件的人员按规定确定为相应救助对象，在 5 个工作日内向同级医保部门反馈，按规定落实医疗保障待遇。

（二）凉山州城乡居民基本医疗保障的发展成效

1. 制度覆盖人群持续增长并逐渐趋于稳定

随着医保制度建设的不断完善，经济的持续发展，凉山州城镇职工医疗保险参保人数持续增加，从 2009 年的 28 万人增长到 2021 年的 45 万人。城乡居民医疗保险从新农合的试点、城镇居民基本医疗保险试点，到城乡居民基本医疗保险的整合,参保人数在发展初期迅速增加,在 2010 年后开始趋于稳定,在 2018 年后呈小幅度波动状态(见表 5、图 1)。从参保率来看,职工和居民的总参保人数占常住人口的比重在 2013 年后达到 97%(只有 2016 年、2019 年为 96%)。如果从总参保人占户籍人口比重来看,从 2009 年开始小幅度波动,长期保持在 89% 左右(见图 2)。

表 5 凉山州 2009~2021 年基本医疗保险参保人数

类型	2009	2010	2011	2012	2013	2014	2015	2016	2017	2018	2019	2020	2021
职工（万人）	28	29	31	32	32	34	34	35	36	38	43	44	45
居民（万人）	368	386	396	399	410	416	418	420	430	435	423	433	433
总参保（万人）	397	415	427	431	442	449	452	455	466	473	466	477	479
占户籍人口比重(%)	90	87	0.88	87	87	89	90	89	89	89	88	89	89
占常住人口比重(%)	84	91	94	94	97	98	97	96	97	98	96	98	98

数据来源:根据历年《四川卫生健康统计年鉴》《四川省统计年鉴》计算得到。

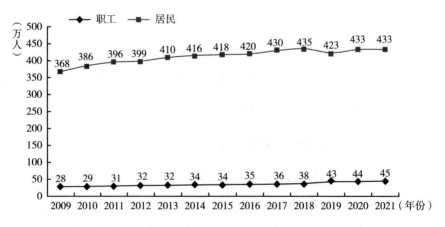

图 1 凉山州 2009~2021 年基本医疗保险参保人数

数据来源:根据历年《四川卫生健康统计年鉴》《四川省统计年鉴》计算得到。

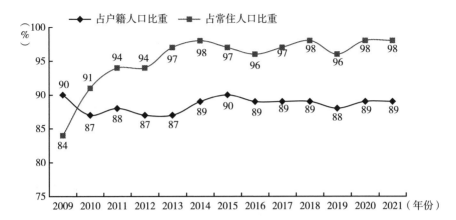

图 2   凉山州 2009~2021 年基本医保参保人数占户籍人口与常住人口比重

数据来源：根据历年《四川卫生健康统计年鉴》《四川省统计年鉴》计算得到。

2. 三重保障不断提升，有效化解重点人群的疾病经济风险

凉山州作为前深度贫困地区，在脱贫攻坚期间和后续的财政的持续投入下，其化解因病致贫返贫等方面效果较为明显，尤其是对弱势群体，低收入群体等保障较为充分，重特大疾病医疗救助的实施进一步把覆盖范围扩展到经济脆弱和高风险群体，有利于降低和减轻灾难性医疗支出。全州 142.2 万名农村低收入人口参加了基本医保，累计惠及贫困人口就医 32.5 万人次，减轻医疗费用负担超过 8 亿元。优化门诊慢特病保障政策和两病门诊用药保障机制，2021 年全州普通门诊统筹及门诊慢特病、两病、高血压患者享受待遇 30.29 万人次，降血压药品基金支出 2144.76 万元，糖尿病患者待遇享受 13.42 万人次，降血糖药品基金支出 1858.35 万元。提高大病保险保障能力，2021 年大病保险赔案 11.36 万人次，赔款 1.99 亿元。巩固医疗救助托底保障，全年 48.88 万人享受医疗救助，救助资金支付 2.17 亿元。[①]

3. 制度之间协同加强与运行效率提升

有效衔接医保扶贫与乡村振兴，按照《实施细则》，建立了依申请医疗救助机制、倾斜救助机制、主动预警发现机制，明确利用 5 年过渡期，实现

---

①　沙马石作：《凉山全面深化医疗保障制度改革》，《凉山日报》2022 年 4 月 16 日第 2 版。

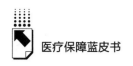

梯度减负，确保政策平稳过渡、待遇有效衔接。对已认定的 6 类救助对象，实现州内基本医保、大病保险、医疗救助"一站式"服务、"一窗口"办理、"一单制"结算，并逐步实现异地就医直接结算。

三 凉山州城乡居民医疗保障发展中存在的问题

本部分的数据和资料主要来自 2021 年问卷调查和访谈。问卷采取一对一的方式现场完成，其中脱贫户共发放问卷 750 份，收回 750 份，有效问卷 719 份，问卷有效率为 96%。普通居民发放问卷 430 份，回收 430 份，有效问卷 425 份，回收的问卷有效率 98.8%。通过问卷分析和访谈发现凉山州城乡居民医疗保障发展存在以下问题。

（一）近年来筹资水平持续快速增长带来较大缴费压力

持续快速增长的个人缴费，使多人口家庭面临较大的缴费压力。凉山州 2003 年在金阳县开展新农合试点，2006 年试点扩大到宁南、美姑、昭觉，2008 年全州 17 个县市全部开展新农合。个人筹资从新农合试点时的每人 10 元，增长到 2023 年居民医保的每人 350 元[①]，近年来呈现明显上升的趋势（见图 3），从 2012 年的 50 元增长到 2021 年的 280 元，增长了 4.6 倍。而凉山州 2012 年城镇居民人均可支配收入 19835 元，农村居民人均可支配收入 6418.9 元，2021 年城镇居民人均可支配收入 37452 元，农村居民人均可支配收入 16808 元[②]，城市和农村居民收入分别增长了 0.89 倍、1.6 倍，其增长速度要低于同期医保个人缴费增长速度，缴费增长和收入增长的失衡，在一定程度上使参保居民缴费压力增加。

同时，凉山彝族每户家庭人口往往较多。统计数据显示，凉山州 2020 年家庭规模为 3.6 人/户，高于四川省平均的 2.9 人/户，高于全国平均的

---

① 缴费数额以各年度低档缴费为例。
② 数据来源：《四川省统计年鉴（2013）》《凉山州 2021 年国民经济和社会发展统计公报》。

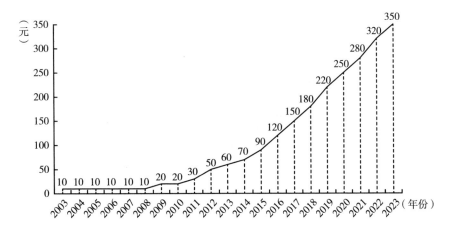

图3　2003~2023 年凉山州农村居民医保个人缴费增长情况

数据来源：历年《四川卫生健康统计年鉴》。

2.62 人/户①，问卷样本中，19% 的家庭常住人口有 7 人以上，而脱贫户家庭常住人口 7 人以上的占比 25%。7 人以上家庭年度个人缴费超过 2000 元，这在短时间内会带来一定程度的压力。

稳定脱贫户由于个人缴费可以得到政府至少一半的补贴，因此负担相对较轻，仅有 2.2% 的受访者感觉缴费有压力。但对于普通居民而言，近年来个人缴费持续上涨带来越来越大的压力，48% 的受访家庭认为缴费高或较高（见图4）。访谈中发现，不管是纵向和以前比较，还是缴费与报销权利义务之间比较，一些普通居民参保者对缴费持续快速增长而补偿水平缓慢增长有一定的不满情绪。

访谈员：您对目前的医疗保险政策还满意吗？比如说缴费多少、报销比例，或者报销手续这些方面，等等？

被访谈居民：不满意哦，医保交的太高了，每年都在涨价。从最开始一个人交三四十块钱，到现在要交两三百，都要交不起了。（XPMY202104010）

在自愿参保原则下少数家庭在参加居民医保上容易出现逆向选择，边缘群体、新业态就业者、多子女家庭、年龄结构较年轻的家庭则可能存在不参

---

①　数据来源：根据《中国统计年鉴（2021）》《四川省统计年鉴（2021）》计算得到。

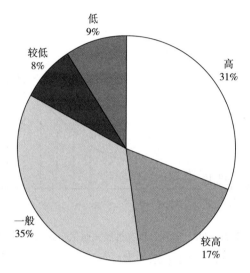

图4　普通居民对医保缴费负担的评价

数据来源：作者问卷调查。

保现象。

访谈员：您购买医疗保险了吗？

被访谈者：没有。

访谈员：没有买医保的原因是什么呢？

被访谈者：哪有这么多钱啊。我们家六个小孩，一共八口人，两千多的医保，我们买不起啊。我身体不好，不能干活，家里就靠我老婆一个人。（PSNW20210403）

从目前参保实践来看，参保扩面正处于增长瓶颈阶段，或者说自愿参保下提升参保率已经接近天花板。这既有制度设计原因，如自愿参保原则下的逆向选择，也有经济和农村居民收入的现实原因。缴费持续增加，参加医保的成本收益成为居民考虑是否参保的重要依据。要实现真正全民医保全覆盖、人人参保、一个不落，需要综合性和结构性医保改革。

（二）门诊费用支出持续增加，而普通居民补偿水平较低

随着医疗费用尤其是门诊费用的增加，城乡居民对门诊补偿的需求日益

增强。凉山州门诊次均费用从 2012 年的 116 元增长到 2021 年 214 元（见表 6），增长了 84%；门急诊人次数从 2012 年的 22.6 万人次，增长到 2021 年的 1817.7 万人次，2021 年门急诊人次数是凉山州常住人口 487 万人的约 3.7 倍，即常住人口当年人均看门急诊约 3.7 次，折算下来，每年每人门急诊费用近 800 元。目前凉山州虽然延续了新农合设立之初的门诊统筹的安排，但是长期以来门诊待遇提高的幅度较小，以 2011 年门诊统筹补偿水平为例，单次门诊费用补偿比例为 70%，不设起付线；单次门诊补偿封顶额村卫生室为 40 元，乡镇卫生院为 60 元，县级医疗机构为 80 元；每人每年补偿封顶额为 160 元。① 十多年前的补偿标准与 2023 年的标准相比，普通门诊待遇提升相对较小，且整体门诊统筹的补偿水平也较低。居民日益增长的门诊补偿的需求和实际政策补偿水平之间具有一定的差异，调查样本中，有近三分之一的居民对门诊费用很不满意或不满意（见图 5）。

表 6　2012~2021 年四川省和凉山州次均门诊和次均住院费用情况

单位：元

年份		2012	2013	2014	2015	2016	2017	2018	2019	2020	2021
次均门诊费用	四川省	166	183	201	219	229	238	256	270	298	306
	凉山州	116	133	135	151	154	152	170	182	200	214
次均住院费用	四川省	5981	6368	6691	7091	7378	7592	8073	8528	9088	9263
	凉山州	5745	4173	4222	4308	4338	4431	4858	5158	5732	6026

数据来源：历年《四川卫生健康统计年鉴》《四川卫生统计年鉴》。

（三）居民对医保政策的了解程度还有待提升

居民对医保政策的了解程度不高，调查样本中有超过 60% 的居民对医保政策不太了解或者不了解（见图 6），由此造成了对医保政策的误解。

访谈员：您觉得在您看病的时候，医疗保险的报销水平您满意吗？被访

---

① 《凉山州进一步提高新农合补偿水平减轻农村居民医疗费用负担》，四川省人民政府官网，https://www.sc.gov.cn/10462/10464/10465/10595/2011/9/22/10181937.shtml，2011 年 9 月 22 日。

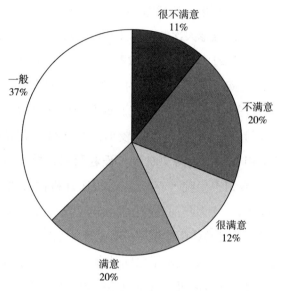

图5 受访者对门诊费用的满意度

数据来源：作者问卷调查。

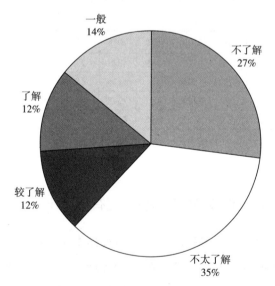

图6 受访者对医保政策的了解程度

数据来源：作者问卷调查。

谈居民：不满意！去医院这也不报，那也不报。（GLSHNY20210410）。

尤其对异地就医来说还会存在一定的权益损害，因为有无备案会导致报销的差异，一方面是起付线的不同，备案省内1000元，省外1500元，而没有备案会提高到2000元；另一方面备案的报销比例下调10%，而没有备案报销比例下调20%。实际上，备案程序比较简单，且可以事后备案、电话备案等，不仅方便简单而且用时短。但由于部分居民不了解异地就医尤其是备案的相关政策，导致报销水平下降。另外，由于医保政策设计上有三大目录的要求以及补偿的流程规范和标准，普通居民往往对比较细的具体规定了解得不够全面，加上门诊补偿本身限制和约束较多，造成少数患者的误解。

访谈员：您对医保政策了解吗？满意度怎么样呢？

被访谈居民：还比较了解，去医院次数比较多，人家医院会告诉我们。但是对医保报销政策我不满意。门诊限制太多了，检查费、药品各种不报，而且有的项目说了报，结果时间一过就不报了，第二天去也不行。（XWSG20210404）

（四）医疗保障与医疗服务协同性有待提高

差异化的医保政策希望引导就医需求有序流向基层，从而发挥医保价格杠杆的作用。但是由于历史和现实的原因，以及区域内、区域之间存在的医疗卫生资源不均衡的问题，医保杠杆作用的发挥有限。医疗卫生事业高质量发展需要医疗、医保两者要素、结构、功能的协同才能形成治理合力。目前凉山州基层医疗服务水平和能力发展水平与人民需求还有一定的差距。2021年凉山州每千人卫生技术人员数为6.4人（低于全省平均的8.04人，低于全国平均的8.03人），每千人执业助理医师2.03人（低于全省平均的2.99人，低于全国平均的3.04人），每千人执业医师1.51人（低于全省平均的2.51人，低于全国平均的2.56人），每千人注册护士2.9人（低于全省平均的3.66人，低于全国平均的3.56人）[1]。从地理可及性来看，以每平方公里医疗卫生从业人

---

[1] 数据来源：《四川卫生健康统计年鉴（2021）》《2021年我国卫生健康事业发展统计公报》。

数为例，凉山州每平方公里卫生技术人员为 0.52 人，低于全省平均的 1.38 人，执业助理医师为 0.16 人，低于全省平均的 0.52 人，执业医师为 0.12 人，低于全省平均的 0.43 人，注册护士为 0.23 人，低于全省平均的 0.63 人。（见图 7）调研样本中，46% 的人选择就医机构首要看重的是医疗服务质量，即医疗技术水平高；44% 首要看重医疗服务可及性，即距离近、方便看病；不到 2% 的受访者在选择医疗机构时首要考虑可负担性，即收费合理。医疗费用补偿和医疗服务是两个不同的层次。患者看病就诊是基于健康的目的，而医疗服务是患者恢复健康的关键路径，医疗费用补偿主要为患者分担经济负担，使患者使用医疗服务后可承受经济压力，提升医疗服务的可负担性。随着全面建成小康社会，人民收入持续增加，健康收入弹性和价格弹性下降。一方面，制度设计需要反思医保价格杠杆的作用，不宜放大医保作用而忽视人民健康需求增长的新特点，导致主次倒置；另一方面应加强医疗、医保协同，提升治理合力。因此在持续提升医疗补偿或者保障水平的同时，更重要的是不断地提高医疗服务水平，以更好地满足人民日益增长的健康需要。

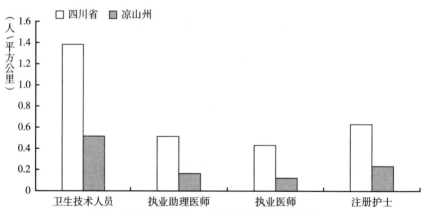

图 7　2021 年四川省、凉山州医疗卫生资源密度

数据来源：《四川卫生健康统计年鉴（2021）》。

（五）中低收入者大病保障尚有不足

调研样本脱贫户住院费用个人自付均值为 1723 元，自付比在 10% 以内，实现了相对较好的保障，受访的稳定脱贫户中，仅有 6.2% 对自付医疗费用感觉有压力。但普通居民医疗保障水平还不高，根据国家医保局的数据，2019 年全国居民医保政策范围内住院费用基金支付比例为 68.8%，实际住院费用基金支付比例为 59.7%，2021 年居民医保政策范围内住院费用基金支付比例 69.3%①。目前的实际补偿水平与世界卫生组织推荐有效化解疾病经济风险的个人自付宜在 15%~20% 的标准，还有一定的差距。调查样本中，普通居民年度平均医疗健康支出约为 2.27 万元。14% 的受访者对医保报销水平不满意或较不满意（见图 8），进一步分析发现，不满意者和较不满意者中 86% 以上的家庭年收入低于 5 万元。

访谈员：您对医保政策满意吗，比如说缴费和报销的水平？

被访谈居民：不满意不满意，保障水平太低了，缴费太高了。您看我们家八口人，一年要交两千多的医保费，结果患个大病，根本没有报销多少，太不满意了。（PGSFY20210403）

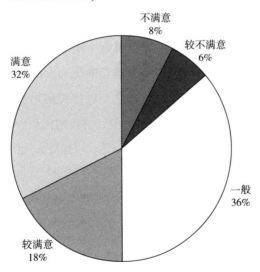

图 8 受访者对医保报销政策满意度

数据来源：作者问卷调查。

① 数据来源：《2019 年全国医疗保障事业发展统计公报》《2021 年全国医疗保障事业发展统计公报》。

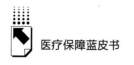

四 完善凉山州城乡居民医疗保障的政策建议

基于新时代人民日益增长的健康需求及对医疗保障的要求，从比较迫切和直接的方面进行改进。首先是居民筹资机制的优化，建立合理的筹资增长方式，放缓增长速度，扩展筹资渠道，增加中央和省级财政的支持力度，对部分多子女家庭可采取分期缴费的方式，降低筹资压力。其次是提高医疗保障待遇。一方面是门诊待遇的提高，另一方面是中低收入人群及大病患者补偿水平，探索自付封顶的创新方式等。同时应进一步整合医保制度，简化医保补偿政策，加大政策宣传力度，提高城乡居民在医保方面的获得感。

（一）优化医保筹资机制

1.建立合理的筹资增长机制

随着经济增长和居民收入增长放缓，居民个人缴费增速在近期内宜放缓，甚至可以两年或者三年调整一次，以消解近十年来居民缴费快速增长带来的不满情绪，以及缓解部分居民缴费不断增长的压力。同时，通过采用精算平衡，科学合理地确立筹资增长机制，建立与医疗费用增长、经济增长、居民收入增长、CPI变化等相关因素的联动机制，并且向民众公布筹资增长的原理、增长的依据、增长带来医保补偿增长的情况等，以提高人民的认同感和支持度。

2.扩展筹资来源

首先，强化财政筹资，原深度贫困地区州县级财政收入有限，大部分地区财政支出大于收入，应进一步加强中央和省级财政的转移支付，应将转移支付增长纳入筹资增长考虑的因素中。其次，扩宽医保筹资来源，如在福利彩票收入、烟酒税中划出一定比例用来补充城乡居民基本医疗保险的筹资，这在国外已有相关的实践，如韩国把烟草税的一部分专项纳入医保基金[①]。再次，鼓励和引导三次分配参与凉山州医疗保障，创新社会慈善参与多层次医疗保障体

---

① 徐克勤：《韩国农村医疗保险制度经验及对我国的启示》，《中国保险》2018年第6期。

系建设的方式，通过具体的救助项目，针对明确的病种、群体进行多渠道的筹资。

3. 探索分期缴费方式

随着现代技术的不断发展，缴费的方式越来越便捷和多样化，尤其线上缴费的路径越来越多、越来越方便，如凉山州居民可通过"四川税务"微信公众号、四川省电子税务局、四川税务 App、微信"城市服务"、支付宝"市民中心"、各商业银行提供的二维码等渠道办理缴费。医保缴费的间接成本日益趋于零，一次缴费和多次缴费额外负担较小。解决部分多子女家庭一次性缴费负担较重的问题，可探索分期缴费的方式，即以每半年或者以每季度的方式缴纳医疗保险费。

（二）提高医保待遇保障

1. 提高居民门诊统筹的保障水平

应逐步提高居民门诊统筹的保障水平。大量研究显示，提高门诊保障水平可以降低住院服务使用（替代效应）、减少住院费用（挤出效应），研究者发现门诊保障水平提升会使住院概率下降 4.6%[1]，进而降低住院费用支出。我国居民住院率较高，且呈现快速上升趋势，如全国平均住院率从2012 年的 6.6% 上升到 2021 年的 15.2%，后受疫情影响有所下降，2019 年住院率为 16.6%，而四川省居民的住院率 2019 ~ 2021 年分别为 20.89%、19.08%、19.5%，高于全国平均水平。由于未查到凉山州居民住院率，用百人住院人次进行比较（参保者住院人次/年末参保人次）。2021 年，凉山百人住院人次约为 15，四川省百人住院人次约为 16，两者较为接近，都处于较高的住院率水平，降低住院率、减少住院费用支出有一定的空间。通过提高门诊统筹的保障水平，尤其是提高普通门诊保障水平，可以降低持续增长的住院率，同时也可以防止小病转化为大病，降低大病的发生率。

---

[1] 朱凤梅、张小娟、郝春鹏：《门诊保障制度改革："以门诊换住院"的政策效应分析——基于中国职工医保抽样数据的实证检验》，《保险研究》2021 年第 1 期。

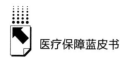

2. 加大对中低收入者保障

进一步扩大对中低收入者医疗救助的覆盖范围，根据《凉山州健全重特大疾病医疗保险和救助制度实施细则》对中低收入较重医疗负担的预警标准，通过个人年度累计负担医疗费用超过上年居民人均可支配收入 50% 的标准进行识别。这对低收入者尤其是临近贫困线的居民有较好的保障效果。但是与国际上灾难性医疗支出的标准相比还有一定的差距，如医疗费用个人自付占比为收入的 10% 或 20%，或者为非食品支出的 40% 等。凉山州恩格尔系数相对较高，为 36%，高于四川省的 35%[①]，高于全国平均的 29.8%[②]。因此需要进一步提高对中低收入群体的保障水平，借鉴脱贫攻坚期间对贫困户的做法，探索建立县域内个人医疗费用政策内自付封顶的方式，如政策内费用个人自付不超过 20%，随着保障水平提高逐渐提升到 10%。

3. 加强对大病的保障水平

缩小不同医疗机构差异化的住院报销政策，增强首诊和转诊规范，基于制度目的而不是手段的理念，提高对大病患者的保障水平。宜采取奖励而不是惩罚的方式，运用有序转诊奖励的方式，即如果在基层首诊且符合转诊条件，向更高等级医疗机构就诊及住院，在现行的对应的同级医疗机构报销比例基础上可以提升报销比例，但不高于基层首诊的报销比例，且不再支付更高等级医疗机构的起付线以下费用。另外，异地就医报销比例应适度提高，经过当地治疗后的异地就医患者往往是大病患者，甚至是疑难杂症患者，这些疾病治疗费用较高，同时异地就医还存在较高的间接成本，如患者和陪护人员的收入损失、路费、食宿费用等。因此，应提高异地就医报销比例而不是降低报销比例，从而使大病患者看病就医的总经济负担降低。

（三）整合、简化医保制度，加强系统间协同

1. 加强医保制度整合

对城乡居民基本医疗保险和大病保险进行整合，因为两者的性质、目

---

① 数据来源：根据《四川省统计年鉴（2021）》数据计算得到。
② 数据来源：国家统计局年度数据，2021 年。

标、作用和筹资方式基本相似。城乡居民基本医疗保险从新农合建立之初就明确了以大病统筹为主的制度目标，而这与大病保险目标一致，同时大病保险筹资来自城乡居民基本医疗保险，在不增加个人负担的情况下，来源仍然是政府财政投入的增量，而目前基本医保筹资的主要来源也是财政。在管理运行上虽然两者有一定差异，但实质上大病保险和政府购买服务相似。因为大病保险的制度设计，包括筹资和待遇等，都由制度确定，并不是靠发挥保险精算平衡的优势。随着信息系统的完善，费用结算越来越便捷，一次结算成为普遍做法，经办机构统一也是基本的趋势，在这种情况下，基本医保和大病保险整合也越来越可行。

2. 简化医保制度设计，加快医保数字化

简化医保制度，加强政策宣传。尤其在医保的费用补偿标准方面，要降低制度设计的复杂性，尽量统一不同医疗机构报销政策，包括报销范围。充分利用现代信息技术，使数据得到充分的利用，使复杂的支付方式内部化和自动化，呈现给参保者更加简单明了的界面。同时要进一步完善信息公开制度，充分发挥医保数字价值化的作用，精准测算各统筹区的发病率、医疗费用支出等，为以支定收的保险精算平衡奠定基础。加强政策宣传，利用自媒体时代的多渠道宣传方式，更广泛地普及医保的理念和制度信息，使参保人获得最大的医保权益。

3. 加强医保与医疗体系的协同

增强医保基金对供给方医疗机构尤其是基层医疗机构的支持。创新基层医保支付方式，统筹医保基金和公共卫生资金使用，增加对健康教育和健康促进活动的支付。推动医保支付方式改革与医疗机构高质量发展和医护人员薪酬制度改革的协同，通过基层医疗机构服务能力和水平的提升满足人民对可及、可得、可负担医疗服务的需求，从而形成需求和供给相互促进的良性循环。

B.10

广东省中山市大病保险与基本
医保一体化管理报告

吴庆艳*

摘　要： 与多地大病保险的"政府主导、专业承办"不同，中山市大病
保险的管理和经办都由政府部门提供，开展的是大病保险与基本
医保一体化管理。在全面分析中山市大病保险与基本医保一体化
管理的发展过程、内涵以及实施成效之后，本报告认为这一管理
模式有益于提升大病保险的管理服务水平，并推动实现了基本医
保和大病保险制度的统筹构建和基金调配，最终实现重特大疾病
医疗保险一体化保障。从充分发挥重特大疾病医疗保险保障作用
而言，大病保险与基本医保一体化管理是最符合制度目标定位的
模式，是未来发展的根本趋势。本报告在对制度发展要求进行分
析之后，进一步提出推进大病保险与基本医保一体化管理、从国
家层面推动完善大病保险制度等政策建议。

关键词： 大病保险　额外保障　基本医疗一体化管理　中山市

一　引言

我国大病保险制度是作为重特大疾病医疗保障制度体系的一部分建立和

---

* 吴庆艳，博士，广东药科大学副教授，研究领域为医疗保障。感谢中山市医保局在本报告写
作过程中提供的支持。

发展起来的。2012 年 3 月 14 日，国务院印发《国务院关于印发"十二五"期间深化医药卫生体制改革规划暨实施方案的通知》（国发〔2012〕11 号），指出要"探索建立重特大疾病保障机制"。根据这一要求，2012 年 8 月，国家发展改革委等 6 个部门联合印发《关于开展城乡居民大病保险工作的指导意见》（以下简称《指导意见》），明确实施城乡居民大病保险，以提高重特大疾病保障水平，对大病患者发生的高额医疗费用给予进一步保障。2015 年 8 月 2 日，国务院办公厅发布《关于全面实施城乡居民大病保险的意见》（国办发〔2015〕57 号）（以下简称《实施意见》），标志着大病保险制度经过试点之后，在全国范围正式全面实施。后续，党的十八大和十八届三中全会明确要求健全重大疾病医疗保障机制。十九大更是提出要完善统一的大病保险制度。2020 年 3 月，中共中央、国务院印发《关于深化医疗保障制度改革的意见》要求"健全重特大疾病医疗保险制度"。2021 年 3 月公布的《中华人民共和国国民经济和社会发展第十四个五年规划和 2035 年远景目标纲要》重申了这一要求。2021 年 10 月，国务院办公厅印发《关于健全重特大疾病医疗保险和救助制度的意见》（国办发〔2021〕42 号），要求强化基本医保、大病保险、医疗救助（以下统称三重制度）的重特大疾病综合保障。

就大病保险的管理而言，一直明确"政府主导""政府负责基本政策制定、组织协调、筹资管理，并加强监管指导"[①]。而对于大病保险的承办，从《指导意见》到《实施意见》的表述由"坚持政府主导、专业运作"调整为"坚持政府主导、专业承办"，同时，由《指导意见》的"支持商业保险机构承办大病保险"改为《实施意见》中的"采取商业保险机构承办大病保险的方式"。以此为依据，全国范围绝大多数地市在大病保险领域都引入了商业保险机构承办，但是，当前还存在少数地市由政府部门自办的情况，如北京、浙江杭州、广东中山等。目前，对大病保险经办成效进行评价的学术研究较少，且集中于商业保险机构承办的相关探讨，研究其承办要求

---

① 《关于全面实施城乡居民大病保险的意见》（国办发〔2015〕57 号）基本原则第 3 款规定："强化政府在制定政策、组织协调、监督管理等方面职责……"，中国政府网，https：//www.gov.cn/zhengce/content/2015-08/02/content_10041.htm.

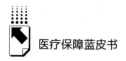

遵循的"保本微利"原则在实践中面临的问题和障碍。已有研究普遍认为在筹资标准、报销范围、最低补偿比例等由政府规定的前提下，商业保险机构难以发挥其在风险控制方面的优势①；并且由于与医保、医疗服务等跨部门之间信息互联互通的障碍，商业保险公司无法有效开展大病保险精算和监督管理。② 在过去的经验中，商业保险机构就出现了因亏损而无意承办社会保险的情况③④，当前仍无法从机制上根本扭转大病商保承办中面临的收不抵支的困境。⑤

然而，这些阻碍商业保险承办效率提升的因素，经过从人社到医保系统的多年建设，已经逐渐成为医保经办部门的优势和各项工作得以有效开展的保障。尤其是国家医疗保障局成立之后，信息化建设得到进一步加强，自2019 年，全国医疗保障信息平台开始在各地市逐步上线，基本医保、大病保险等都实行系统联网结算，通过信息平台较好地实现了与卫生健康、民政、财政等多部门的信息对接，基本实现了门诊、住院以及异地就医的"一站式"结算，也为高效开展医药服务监管提供了重要抓手。在国家医保目录谈判、集中带量采购、集采药品"双通道"管理、医保支付方式改革等一系列举措的共同推动下，医药服务的成本大幅降低，促进从源头上减少基本医保支出，为大病保险的保障提供了坚实的基金基础。在这一现实基础上，大病保险由政府部门自办的优势日益突出，医保部门能够高效开展大病保险经办管理服务，在基金整体平衡的基础上，调配安排基本医保和大病医保基金，提升综合保障水平以有效降低重特大疾病造成的经济负担。由"专业承办"转为"医保经办"，从而实现大病保险与基本医保一体化管理。

① 梅乐：《城乡居民大病保险基金的运营绩效及承受能力研究——基于 H 省的实证分析》，《华中农业大学学报》（社会科学版）2017 年第 6 期。
② 于保荣等：《商业保险公司承办城乡居民大病保险现状研究》，《卫生经济研究》2018 年第 3 期。
③ 乌日图：《关于大病保险的思考》，《中国医疗保险》2013 年第 1 期。
④ 葛媛媛：《大病保险政策几经调整的纠结与思考：基于如皋市的实践》，《中国医疗保险》第 4 期。
⑤ 顾海、许新鹏、杨妮超：《城乡居民大病保险制度实施现状、问题及运行效果分析》，《中国卫生经济》2019 年第 1 期。

目前，开展大病保险与基本医保一体化管理的地市较少，对其改革实践各方面情况进行深入研究有利于分析这一模式运行的特点，准确分析总结经验，从而为构建高效的重特大疾病综合医疗保障体系提供参考。在这一背景下，本报告以广东省中山市为例，分析中山市大病保险与基本医保一体化管理改革的探索、开展情况及其成效，并结合大病保险未来发展趋势，探讨这一模式未来发展完善的方向。

二 中山市大病保险与基本医保一体化管理的实践探索

在国家全面启动大病保险制度之前，中山市于 2001 年设立了住院补充医疗保险制度，对高额医疗费用提供进一步保障，2006 年实现大病保险与基本医保一体化管理。2012 年《指导意见》提出"有条件的地方可以探索建立覆盖职工、城镇居民、农村居民的统一的大病保险制度"，早在 2010年，中山市已实现了城镇职工和城乡居民基本医疗保险制度的统一。2014年，中山市建立大病保险制度时，将城镇职工和城乡居民全部纳入大病保险的保障范围，实现了人群的全覆盖，同时承续开展大病保险与基本医保一体化管理。中山市大病保险制度的确立和管理的变革，从自我探索、改革到发展完善的过程，大致分为两个阶段，各阶段的制度要求、安排和大病保险承办管理情况如表1所示。

（一）中山市大病保险管理的主要阶段

1. 大病保险制度建立前的探索阶段（2001年1月至2014年6月）

1998 年，在建立城镇职工基本医疗保险制度初期，国务院发布的《关于建立城镇职工基本医疗保险制度的决定》（国发〔1998〕44 号）中曾明确提出"超过最高支付限额的医疗费用，可以通过商业医疗保险等途径解决"。依据这一内容，2001 年 1 月，中山市为减轻职工因病住院（含特殊病种门诊）医疗费用过高所造成的经济负担，发布试行《中山市住院补充医疗保险试行办法》（中府〔2000〕94 号），其中明确住院补充医疗保险采取

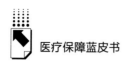

表1　中山市大病保险制度的建立及承办管理类型

阶段	文件依据	险种名称	大病待遇构成	时间段	承办类型	备注
大病保险制度建立前的探索阶段（2001年1月~2014年6月）	《中山市住院补充医疗保险试行办法》（中府〔2000〕94号）；《关于住院基本医疗保险参保人参加住院补充医疗保险有关问题的通知》（中府办〔2002〕112号）	住院补充医疗保险	基本+住院补充	2001年1月~2006年6月	政府主导商业承办	商业保险公司经办，此阶段仅覆盖职工
				2006年7月~2010年6月	一体化管理	市社会保险基金管理局管理，2006年起覆盖全体参保人（职工和城乡居民）
	《中山市补充医疗保险办法》（中府〔2010〕53号）	补充医疗保险	基本+补充	2010年6月~2014年6月		2010年中山市推出社会医疗保险，是职工和城乡居民医保一体化的制度安排
大病保险建立后的一体化管理阶段（2014年6月至今）	《中山市补充医疗保险办法》（中府〔2010〕53号）；《中山市大病医疗保险暂行办法》（中府〔2014〕2号）；《中山市人民政府办公厅关于完善中山市大病医疗保险政策的通知》（中府办〔2018〕37号）	大病保险	基本+补充+大病	2014年7月~2019年12月	一体化管理	2014年7月，中山市大病医疗保险制度确立
				2019年10月~2021年11月		2020年市医疗保障事业中心成立，开展大病医保经办管理
	《中山市职工医疗保险办法》（中府〔2021〕87号）	大病保险（职工、城乡居民分类保障、分别建账）	统账结合/单建统筹+大病	2021年12月至今		2021年12月，将统一的社会医疗保险制度拆分为职工医疗保险和城乡居民医疗保险
	《中山市城乡居民医疗保险办法》（中府〔2021〕88号）		居民基本+居民大病+居民补充	2021年12月~2022年12月		
			居民基本+居民大病	2023年1月至今		

　　注：2023年1月，执行《中山市人民政府关于落实广东省医疗保障待遇清单制度的通知》（中府〔2022〕133号）的要求，将居民补充医疗保险并入居民基本医疗保险。

商业保险方式运作，以提供高额医疗费用超过基本医疗保险限额之外的保障（以下简称"额外保障"）。通过招标，先后与太平洋人寿、中国人寿、新华人寿等多家保险公司合作，以"政府主导，商业承办"方式开展补充医疗保险管理服务。住院补充医疗保险的保险费，由医保基金逐月划缴；承保公司单独建账，自负盈亏。

到了 2006 年，由于保险公司连年亏损，在招标合同有效期内，商业保险公司拒绝继续按照招标合同的约定提供住院补充医疗保障，保险公司不再继续开展住院补充医疗保险业务。在这种情况下，中山市将住院补充医疗保险的运作转由中山市社会保险基金管理局承担。并于 2006 年 6 月发文《中山市城乡居民住院补充医疗保险暂行规定》（中府办〔2006〕51 号），将保障人群范围扩大到包括城乡居民。从此以后，中山市此类提供额外保障的医疗保险制度采取的都是"一体化"管理模式，即从政策制定到结算服务都由政府部门提供，即分别由社会保险管理行政部门和社会保险经办机构承担。2010 年 4 月，中山市进行了医疗保险制度的调整，发布《中山市基本医疗保险办法》（中府〔2010〕52 号）推出了一体化的社会医疗保险制度，将职工和城乡居民纳入同一个医疗保险制度体系，实现人群医疗保险待遇的统一。同时，发布《中山市补充医疗保险办法》（中府〔2010〕53 号）对参保人住院医疗费用进行二次报销，以提升医疗保险待遇水平，减轻大病医疗费用负担。

2. 大病保险制度建立后的一体化管理阶段（2014年6月至今）

在全国开展大病保险工作的整体推动下，中山市人民政府印发《中山市大病医疗保险暂行办法》（中府〔2014〕2 号），从 2014 年 7 月开始施行大病医疗保险制度，之后的大病保险与基本医保一体化管理分为两个时期。第一个时期从 2014 年 7 月到 2021 年 11 月，中山实行一体化的社会医疗保险制度和可以选择投保的补充医疗保险制度，重特大疾病的医疗保险待遇就包含基本医保、补充医保和大病医保待遇三类。第二个时期从 2021 年 12 月至今，根据 2020 年 2 月中共中央、国务院印发的《关于深化医疗保障制度改革的意见》（中发〔2020〕5 号）的要求，2021 年 9 月，中山市人民政府印发施行《中山市职工医疗保险办法》（中府〔2021〕87号）和《中山市城乡居民医疗保险办法》（中府〔2021〕88号），中山市改革一体化社会医疗保险制度，分别建立职工和城乡居民基本医疗保险制度，分开核算、分类保障。其中，职工基本医疗保险包括统账结合和单建统筹两种制度类型，职工重特大疾病发生后享有基本医保和大病保险待遇。城乡居民基本医疗保险分为两档，居民可自愿选择缴纳；同时设立城乡居民补充医疗保险，居民可自愿参加，并在享受城乡居民基本医疗保险待遇和大病保险待遇后可获得补充医疗保险待遇补偿。而2023年1月，中山市对城乡居民补充医疗保险进行了进一步改革，将其并入了城乡居民基本医疗保险，从而大病可获得基本医疗保险和大病保险的待遇补偿。

2018年国家医疗保障局成立；2019年1月23日，中山市医疗保障局成立；2020年7月1日，中山市医疗保障事业管理中心成立。中山市大病保险与基本医疗保险一体化管理主体相应地由中山市人力资源社会保障局及社会保险基金管理局，转为中山市医疗保障局和中山市医疗保障事业管理中心承担管理和经办责任。

（二）大病保险与基本医保一体化管理的内涵

大病保险与基本医保一体化管理是指大病保险与基本医保的行政管理和经办管理统一由政府部门承担，通过政府统筹协调基金的划拨比例，以实现重特大疾病的一体化医疗保险保障。其中行政管理由医疗保障行政部门负责，包括：制定政策、组织协调、监督管理；经办管理由医疗保障经办机构负责，对参保人和医药服务机构提供经办管理服务。2006年7月以后，中山市都采用大病保险和基本医保一体化管理模式。中山市2014年正式发文确立中山市的大病保险制度之后，与中山市基本医疗保险发展相联系，一体化管理可以分为社会医疗保险（城镇职工和城乡居民一体化保障）制度时期和区分城镇职工和城乡居民开展分类保障两个时期，这两个时期的区别主要表现为大病保险基金划拨的基数、方式的差别，而一体化基金管理的内涵是一致的（见表2）。

表 2　中山市大病保险和基本医保一体化管理的基本内容

时间段	文件依据	适用人员类型	大病保险		
			适用范围	划拨比率	划拨基数
社会医疗保险时期（2014 年 7 月~2021 年 12 月）	《中山市基本医疗保险办法》（中府〔2010〕52 号）；《中山市补充医疗保险办法》（中府〔2010〕53 号）；《中山市大病医疗保险暂行办法》（中府〔2014〕2 号）；《中山市基本医疗保险实施细则》（中人社〔2010〕23 号）	职工、城乡居民	住院+门诊特定病种	1%	上月征收的基本医疗保险基金、补充医疗保险统筹基金扣除市社会保险风险储备金后的余额
分类保障时期（2022 年 1 月至今）	《中山市职工医疗保险办法》（中府〔2021〕87 号）；《中山市城乡居民医疗保险办法》（中府〔2021〕88 号）；《中山市医疗保险实施细则》（中山医保发〔2021〕83 号）	职工	住院+门诊特定病种（2021 年，见注 2）	2%（2018 年调整，见注 1）	上月征收的职工基本医疗保险统筹基金
		城乡居民			上年征收的城乡居民基本医疗保险统筹基金

注：①2018 年 9 月，中山市人民政府办公室印发《关于完善中山市大病医疗保险政策的通知》（中府办〔2018〕37 号）将划拨比率从 1%上调为统筹基金扣除社会保险风险储备金后余额的 2%。

②2020 年 12 月，中山市医疗保障局转发广东省医疗保障局《关于印发〈广东省基本医疗保险门诊特定病种管理办法〉的通知》（中山医保发〔2020〕63 号，文件已失效），将大病保险保障从原有门诊特定病种调整为一类门特。2022 年 1 月起，随着基本医疗保险分类保障的实施，所有门诊特定病种（即一类和二类门特病种）都纳入大病保险保障。

1. 一体化基金管理

大病保险的基金管理与相应的基本医疗保险制度相联系，依据大病保险制度规定的划拨标准，从划拨基数按比例提取，个人无须另行缴纳。基金纳入市医疗保险基金财政专户管理，全市统筹，专款专用。大病保险资金当年出现收不抵支时，先由大病保险历年滚存结余支付，不足部分再由相应的基本医疗保险统筹基金支付，仍不足的由市政府协调解决。① 这一方法简单高

---

① 《关于印发中山市大病医疗保险暂行办法的通知》（中府〔2014〕2 号）第 12 条规定："大病医疗保险资金当年出现收不抵支时，先由大病医疗保险历年累计结余资金支付，不足部分再由市基本医疗保险风险储备金支付"，中山市人民政府网，http://www.zs.gov.cn/gkmlpt/content/0/835/mpost_ 835756.html#645。

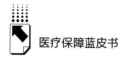

效，避免了商业保险公司承办时，和基本医疗保险基金商议解决分摊亏损的复杂情况。2016年、2018年和2019年，根据国务院当年关于做好城乡居民基本医疗保障工作的通知要求，将当年居民医保人均财政补助标准增加的金额，一半划入大病保险[1][2]基金中，同步按当年6月职工参保人数以15元/人的标准从基本医疗保险基金增加划入大病保险基金中。

2. 一体化待遇保障

从制度设定伊始，中山市大病保险的保障就考虑了医疗费用过高的因病住院和特殊病种门诊两种类型[3]，因而在待遇设定中既包含了对住院医疗费用的保障，也包含了对门诊特定病种的保障，两类都可以享受基本医疗保险的费用报销，在享受基本医疗保险待遇后，自付费用超过一定金额就可以获得补充保险待遇和大病保险待遇。根据实际情况的变化，不断调整增加纳入大病保障范围的特定病种数量，如2014年新增纳入艾滋病，2015年新增纳入精神分裂症等6种重性精神疾病等。2020年10月，广东省医疗保障局印发《广东省基本医疗保险门诊特定病种管理办法》，统一了全省门特病种范围为52个，并允许各市保留已开展但不在省规定范围的门特病种。2020年12月，中山市医疗保障局转发了这一通知，相应调整了门特病种从45种增加到58种，包括一类门特19种、二类门特39种。其中之前纳入大病保险保障的门诊特定病种即为一类门特病种，这19个病种延续大病保险保障。在此基础上，从2022年1月开始，不区分一类、二类，将全部门特病种纳入大病保险保障范围。

① 《国家医保局 财政部 人力资源社会保障部 国家卫生健康委关于做好2018年城乡居民基本医疗保险工作的通知》（医保发〔2018〕2号），国家医疗保障局官网，http://www.nhsa.gov.cn/art/2018/8/14/art_37_316.html，2018年8月14日。

② 《国家医疗保障局 财政部〈关于做好2019年城乡居民基本医疗保障工作的通知〉》（医保发〔2019〕30号），国家医疗保障局官网，http://www.nhsa.gov.cn/art/2019/5/13/art_53_1287.html，2019年5月13日。

③ 《中山市住院补充医疗保险试行办法》（中府〔2000〕94号）第1条规定：为进一步完善中山市社会医疗保险制度，减轻被保险人因病住院（含特殊病种门诊）医疗费用过高所造成的经济负担……

3. 一体化医药服务协议管理

大病保险是在基本医疗保险补偿的基础上，对高额的医疗费用的进一步保障①，大病保险与基本医疗保险开展一体化医药服务协议管理具有内在的一致性，是对基本医保服务协议管理的自然延续。中山市在最早提供高额医疗费用的补充医保安排时，就开展了一体化医药服务协议管理。2019年，中山市医疗保障局印发《中山市社会医疗保险定点医疗机构协议管理办法》，2020年国家医疗保障局出台《医疗机构医疗保障定点管理暂行办法》和《零售药店医疗保障定点管理暂行办法》后，2021年，中山市医疗保障局更新印发的《中山市医疗机构医疗保障定点管理暂行办法》和《中山市零售药店医疗保障定点管理暂行办法》中明确，适用范围不仅包含基本医疗保险，大病保险也适用相应的定点管理要求。定点医疗机构和零售药店与市医疗保障经办机构签订服务协议，市医疗保障经办机构进行统一管理。市医疗保障经办机构将对两定机构的日常监管及专项检查纳入年度综合考核，各类统筹费用预留5%作为质量保证金②，年度综合考核结果与本年度质量保证金返还、年度清算和服务协议续签等挂钩。考核内容包括协议履行、医疗服务、药品服务质量等情况，年度考核结果应用于医保付费、年度清算、质量保证金退还、两定机构信用等级评定与管理、协议续签和终止等工作。

4. 一体化经办管理服务

大病保险与基本医疗保险一体化经办管理服务的开展是基于国家医疗保

---

① 《关于开展城乡居民大病保险工作的指导意见》（发改社会〔2012〕2605号）第1条规定："城乡居民大病保险，是在基本医疗保障的基础上，对大病患者发生的高额医疗费用给予进一步保障的一项制度性安排，可进一步放大保障效用，是基本医疗保障制度的拓展和延伸，是对基本医疗保障的有益补充"，中国人大网，http://www.npc.gov.cn/zgrdw/npc/ztxw/tctjcxsbtxjs/2014-05/20/content_ 1863717. htm。

② 《中山市社会医疗保险定点医疗机构协议管理办法》（中山医保发〔2019〕34号）第12条规定："定点医疗机构在每月15日前将上月参保人的月结信息报市社会保险（医疗保障）经办机构，经确定后，市社会保险（医疗保障）经办机构按医统筹费用的5%作为质量保证金"，广东省人民政府网，http://www.gd.gov.cn/zwgk/wjk/zcfgk/content/post_ 2950448. html。

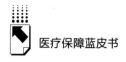

障信息平台，以系统为支撑，实现医保信息统一化、经办服务规范化标准化、业务财务一体化。大病保险与基本医疗保险提供都是基于相同的医药服务内容，经办服务依赖同一信息系统，不存在信息漏损，能够最大程度提升服务效率。就医管理方面，大病保险的就医与转诊按基本医保管理规定执行。费用结算管理方面，大病保险费用与基本医保同步进行。参保人就医购药时支付应由个人自付部分的费用，涉及大病保险的医疗费用由经办机构与定点医疗机构、定点药店结算。中山市从制度推出开始就提供了本地就医基本医保、大病保险"一站式"结算。2015年10月，广东省异地就医直接结算平台上线，实现了省内异地就医人员医疗费用直接结算。2017年7月，接入国家异地就医直接结算系统，实现跨省异地就医人员住院医疗费用直接结算。2020年12月31日，国家医疗保障信息平台在中山市上线，更进一步提升了医保经办管理服务效率。

5. 一体化监督管理

大病保险和基本医保一体化监督管理中，由医疗保障行政管理部门负责本行政区域内的基本医疗和大病医保的监督管理工作。大病医保监督是在基本医保监督的基础上进行的，基本医保监督对参保人就医、用药服务过程和费用结算等内容的合规性进行监督检查，在很大程度上分担了后续进行大病医保监督的负担，使得大病医保监督更加简便、高效。大病医保监督与基本医保监督审核的标准一致，在其监督的基础上，借助基本医保数据信息，重点开展参保人身份审核，以及病例审核、医院抽样调查、智能审核等，确保大病医保资金使用符合相关政策要求。

三　中山市大病保险与基本医保一体化管理的主要成效

大病保险与基本医保通过一体化管理，实现基金的统筹安排、待遇的统筹调节、医药服务的统筹管理、经办力量的统筹使用和监督管理的统筹开展，在这一过程中，最大限度发挥人员、资金和技术的效率，提高大病保险保障水平，实现重特大疾病医疗保险一体化保障的不断优化。中山市大病保险与基本医保紧密衔接，通过一体化管理，不断调整优化，从制度设定到实施整个过程，较好地实现了重特大疾病的一体化医疗保险保障。

（一）大病保险制度优势明显

大病保险制度设定的诸多重要方面与基本医保直接联系：大病保险是对高额医疗费用经过基本医保报销后的部分进行额外保障；基金划拨来源于基本医保；大病保险的保障与基本医保设定的保障水平相联系；大病保险合规医疗费用与基本医保的审核标准一致。在这一基础上，中山市大病保险制度联系相应基本医保的内容进行设定，领先实现多项国家要求，并更好地进行了灵活调整。

1. 大病保险制度内容设定领先

国家层面出台关于大病保险实施意见之后，2013 年 3 月，广东省政府出台《关于印发开展城乡居民大病保险工作实施方案（试行）的通知》（有效期 1 年，已作废）；2016 年 8 月，省政府出台《关于进一步完善我省城乡居民大病保险制度的通知》，为大病保险制度在广东的全面实施提供了指引。从国家政策到省政策的多项要求，也成为大病保险制度实施中的难点。首先，大病保险制度的覆盖范围方面，《指导意见》和《实施意见》都提出在"有条件的地方探索建立覆盖职工、城镇居民和农村居民的有机衔接、政策统一的大病保险制度"。这一要求真正体现制度的公平性，不区别身份实现全覆盖，所有病患都能够在大病发生时得到相同的费用补偿。在实施中，绝大多数地市都是首先为城乡居民提供大病保险保障。而早在 2010 年，中山市就将职工和城乡居民纳入统一的基本医疗保险制度，同时将职工和城乡居民统一纳入提供高额医疗费用额外补偿的补充保险制度。2014 年，中山市全面实施的大病保险制度就已经实现人群全覆盖，是公平统一的大病高额医疗费用额外补偿制度。其次，国家政策明确提出，提供大病保险的前提是"发生高额医疗费用"，但是并未明确高额医疗费用的发生情形。在政策起步时，绝大多数地市都将范围定位于高额住院费用。广东省 21 个地市中，

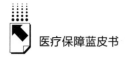

2019 年有12 个地市仅覆盖住院费用。后续将门诊特定病种纳入保障范围的地市越来越多，但到了 2022 年仍有 2 个地市仅覆盖住院费用。中山市很早就在制度上纳入了门诊特定病种的保障，2000 年 12 月，中山市在探索阶段（见表 1），就推出了《中山市住院补充医疗保险试行办法》（中府〔2000〕94 号），明确因病住院和门诊特殊病种的医疗费用过高可以获得补充医疗保险待遇。并且明确"用药、检查、治疗等服务项目范围、标准，按社会基本医疗保险的有关规定执行"，从最初就非常清晰地界定了合规医疗费用的内涵。同时，根据国家和省相关政策，降低大病保险起付线，提高报销比率，2018 年将大病保险政策范围内报销比例由 50%提高至 60%[1]；在对贫困人口加大支付倾斜力度方面，2017 年中山市对此类人群的大病保险起付线降低了 80%，符合广东省的要求[2]，远优于国家要求的 50%的降低幅度；2021 年起设置分段报销标准，报销比例达到 80%以上，优于国家政策要求[3]，且全面取消返贫致贫等困难群体大病保险封顶线。[4]

2. 大病保险制度调整灵活

国家政策中明确了地方制度内容设定的总体原则，对大病的范围、高额医疗费用、筹资标准的具体确定都需要结合各地的实际情况。待遇标准的设定中，除大病保险支付比例在国家层面有不低于特定比例的要求外，各项具体待遇参数设定主要由各地根据实际情况自行决定。在这一整体要求下，中山市大病保险各项制度内容调节的灵活性优势十分明显。筹资比率方面，广

---

① 《中山市人民政府办公室关于完善中山市大病医疗保险政策的通知》，中山市人民政府办公室，http://www.zs.gov.cn/gkmlpt/content/0/961/post_ 961775.html#646。http://www.nhsa.gov.cn/art/2018/8/14/art_ 37_ 316.html，2018 年 8 月 14 日。

② 《广东省人民政府办公厅关于进一步完善我省城乡居民大病保险制度的通知》（粤府办函〔2016〕85 号），广东省人民政府办公厅官网，http://www.gd.gov.cn/gkmlpt/content/0/145/mpost_ 145265.html#7，2016 年 8 月 23 日。

③ 同 9。

④ 《关于印发中山市城乡居民医疗保险办法的通知》（中府〔2021〕88 号）第 35 条第 3 款规定："出院当日为本市户籍特困供养人员、最低生活保障对象、重度残疾人、返贫致贫人员和困境儿童等人员，……不设年度最高支付限额"，中山市三角镇人民政府网，http://www.zs.gov.cn/zssjz/gkmlpt/content/2/2018/mpost_ 2018078.html#2303。

东省指导标准为当年基金收入的 5% 左右①，而 2014 年发布的《中山市大病医疗保险暂行办法》中筹资比例确定为 1%，但是经过几年的运行，大病保险基金出现收不抵支，需要通过调整预算，动用基本医疗保险基金结余弥补。基于可持续的考量，2018 年，中山市人民政府办公室印发《关于完善中山市大病医疗保险政策的通知》（中府办〔2018〕37 号），将筹资比例从 1% 上调为统筹基金结余的 2%，参考的是上月或上年的历史基金收入，这样更便于准确核定，也在满足功能定位的基础上实现了基金规模的最优化。门诊特定病种数量方面，结合实际需求和基金结余情况，不断跟随基本医疗保险的门特病种数量调整大病保险中的相应保障内容，中山市的门诊特定病种数量一直比广东省政策中的病种数量多，为患者提供了大病保险保障。依据参保年限，封顶线的设定联系上年度全市职工年平均工资或居民人均可支配收入，形成稳定的调节机制，按照参保类型和时间设定对应的倍数，每年进行动态调整。

（二）重特大疾病医疗保险一体化保障较优

《关于健全重特大疾病医疗保险和救助制度的意见》（国办发〔2021〕42 号）中强调的三重制度为基本医保、大病医保和医疗救助，对应文件内容，这三重制度可以分为医疗保险和医疗救助两大类，基本医保与大病保险一同构成医疗保险保障，即为重特大疾病医疗保险保障。中山市通过大病保险与基本医疗保险一体化管理，有效实现了重特大疾病医疗保险一体化保障。

1. 中山市重特大疾病医疗保险保障构成情况

中山市构成大病高额医疗费用的额外保障的制度安排不仅包括 2014 年建立的大病保险制度，还包括从 2001 年就开始的补充医疗保险制度，两者

---

① 《广东省人民政府办公厅关于印发开展城乡居民大病保险工作实施方案（试行）的通知》（粤办函〔2013〕134 号）第 4 条第 1 款规定：……科学合理确定大病保险的筹资标准，原则上控制在城乡居民医保当年基金收入的 5% 左右，并随基金收入和医疗费用变化情况进行合理调整。

筹资方式不同，定位相同；2022 年，中山市在进行基本医疗保险"分类保障、分别建账"改革时，仅保留居民补充医疗保险，并于 2023 年全面取消补充医疗保险，将其并入基本医疗保险，仅以大病保险提供大病高额医疗费用的额外保障。在不同时间阶段，大病高额医疗费用的额外保障构成有差异，中山市重特大疾病医疗保险保障则以此为基础，加上基本医保中住院和门诊特殊病种的保障。与中山市基本医疗保险制度的改革和发展相联系，中山市住院和门诊特定病种高额医疗费用的额外保障构成情况和重特大疾病医疗保险一体化保障的构成情况如表 3 所示。

表 3 中山市重特大疾病医疗保险保障构成情况

基本医保制度阶段 1		社会医疗保险（职工、城乡居民一体化保障）	
职工、城乡居民	时间段	2014 年 7 月~2021 年 12 月	
	参保类型	基本医疗保险	基本医疗保险+补充医疗保险
	额外保障	大病	补充+大病
	医疗保险一体化保障	基本+大病（待遇 1）	基本+补充+大病（待遇 2）
基本医保制度阶段 2		职工、城乡居民分类保障	
职工	时间段	2022 年 1 月至今	
	参保类型	单建统筹职工基本医疗保险	统账结合职工基本医疗保险
	额外保障	大病	大病保险
	医疗保险一体化保障	基本+大病（职工 1）	基本+大病（职工 2）
城乡居民	时间段	2022 年 1 月~2022 年 12 月		2023 年 1 月开始	
	参保类型	居民基本	居民基本+居民补充	居民一档	居民二档
	额外保障	大病	大病+居民补充	大病	大病
	医疗保险一体化保障	基本+大病（居民 1）	基本+大病+居民补充（居民 2）	基本+大病（居民 3）	基本+大病（居民 4）

注：在"分类保障、分别建账"制度改革前后，待遇的内涵在转换中保持衔接，即 2022 年以前仅参加基本医保的待遇（待遇 1），与 2022 年开始的单建统筹职工（职工 1）以及当年仅参加居民基本医保的待遇（居民 1）、2023 年开始的居民一档的待遇（居民 3），待遇类型的内涵基本一致；2022 年以前参加了基本医保和补充保险的待遇（待遇 2），与 2022 年开始的统账结合职工（职工 2）以及 2022 年参加了居民基本和居民补充的（居民 2），2023 年开始参加居民二档的待遇（居民 4），待遇的内涵基本一致。

2014年，中山市设立大病保险制度时，其基本医疗保险制度为职工、城乡居民一体化保障的社会医疗保险制度。为适应当时差异化的投保需求，其社会医疗保险包括基本医疗保险和补充医疗保险两类。补充医疗保险是在基本医疗保险的基础上，对门诊特定病种和住院高额医疗费用进行额外补偿。参保单位或个人在参加基本医疗保险的基础上，可以选择参加补充医疗保险。仅参加基本医疗保险的参保人只有统筹账户，只对门诊特定病种和住院医疗费用进行补偿。同时参加了两类的参保人有个人账户和统筹账户，个人账户可以用于普通门诊医疗费用等的支出。这一设定实现了通过基本医保对高额医疗费用进行基本保障，在此基础上投保补充医保进行进一步补偿，参保人获得额外保障。2014年，中山市人民政府印发的《中山市大病医疗保险暂行办法》就是以上月征收的基本医疗保险基金、补充医疗保险统筹基金为基础，进行调整后按1%的比例每月划拨。2018年，将这一比例调整为2%。① 可见，此时的补充医保和大病保险功能、定位是一致的，都是基本医保之外的额外保障，只是筹资方式不同，补充医保需要额外缴费，大病保险从已有统筹基金划拨。

2022年，中山市正式实施《中山市职工医疗保险办法》和《中山市城乡居民医疗保险办法》，对已有的社会医疗保险进行拆分，区分职工和城乡居民进行"分类保障、分别建账、分账核算"，除丰富了报销比例层次外②，在待遇上也实现了制度改革前后的衔接一致。职工基本医疗保险设置单建统筹和统账结合两类，其中单建统筹与前期仅参加基本医保相对应，统账结合与前期参加基本医保和补充医保相对应。居民保留了社会医疗保险时期的类

---

① 《关于完善中山市大病医疗保险政策的通知》（中府办〔2018〕37号）第1条规定：提高大病医疗保险资金划拨比例。每月从上月征收的基本医疗保险住院统筹基金、补充医疗保险统筹基金中，扣除按规定提取的市社会保险风险储备金后，剩余部分划拨2%作为大病医疗保险资金。中山市人民政府网，http://www.zs.gov.cn/gkmlpt/content/0/961/mpost_961775.html#646。

② 《关于开展城乡居民大病保险工作的指导意见》（发改社会〔2012〕2605号）第4条第3款规定：按医疗费用高低分段制定支付比例，原则上医疗费用越高支付比例越高。中国人大网，http://www.npc.gov.cn/zgrdw/npc/ztxw/tctjcxsbtxjs/2014-05/20/content_1863717.htm。

型，分别为居民基本医疗保险和居民补充医疗保险，但是高额医疗费用的补偿顺序改为基本医保、大病医保，最后才是补充医保。由于《国家医疗保障待遇清单》（2020 年版）中不存在居民补充医保这一制度内容，2023 年，中山市对居民基本医疗保险制度进行了进一步调整，改为居民基本医疗保险一档和二档，二档就包含了之前的基本与补充医保的内容，高额医疗费用的补偿相应就调整为基本医保和大病医保，具体的待遇项目和保障情况如表 3 所示。

2. 中山市重特大疾病医疗保险一体化保障情况

从 2014 年中山市设立大病保险制度到 2022 年底，中山市大病保险累计赔付 28.53 万人次，大病保险基金累计支出 4.16 亿元。以获得大病保险报销的住院医疗为分析前提，追溯统计相应医疗行为的住院总费用、基本医保报销部分、补充医疗报销部分和大病保险报销部分，从而分析高额医疗费用的补偿情况。相应地：

大病保险报销率＝大病保险报销部分/住院总费用

大病额外保障率＝（补充医保报销部分＋大病保险报销部分）/住院总费用

基本医疗保险负担率＝（基本医保报销部分＋补充医保报销部分)[①] /住院总费用

医疗保险负担率＝（基本医保报销部分＋补充医保报销部分＋大病保险报销部分）/住院总费用

中山市 2014~2022 年大病额外保障和医疗保险一体保障情况如图 1 和图 2 所示。由图 1 可以看出，大病保险报销率在 6.3%~8.9%波动，平均值为 7.5%；大病额外保障率在 6.6%~14.5%波动，平均值为 11.4%。2019 年后，大病保险报销率和大病额外保障率明显下降。产生这一现象的

---

① 《中山市人民政府关于落实广东省医疗保障待遇清单制度的通知》（中府〔2022〕133 号）第 1 条规定："自 2023 年 1 月 1 日起，将《中山市城乡居民医疗保险办法》（中府〔2021〕88 号）规定的城乡居民补充医疗保险并入城乡居民基本医疗保险……"，中山市医疗保障局，http://hsa.zs.gov.cn/gkmlpt/content/2/2198/post_2198132.html#3011。

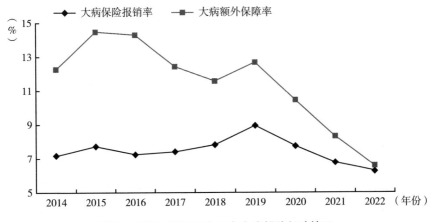

图1 2014~2022年中山市大病额外保障情况

资料来源：中山市医疗保障局。

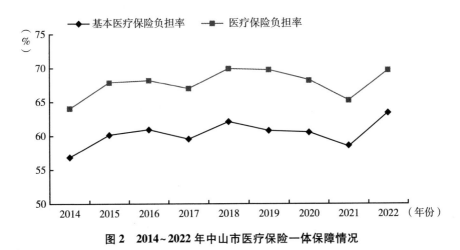

图2 2014~2022年中山市医疗保险一体保障情况

资料来源：中山市医疗保障局。

原因在于中山市适应统一医疗保障待遇的要求，取消补充医疗，将其待遇调整补充到基本医疗保险的待遇中，并且基本医疗保险的待遇还有所提升。而据2022年3月银保监会公布的大病保险报销统计数据，2021年参保人大病报销比例提高了10~15个百分点。相比这一指标，中山市单一大病保险保障情况并不理想。而考虑了补充保险之后的大病额外保障在2019

年前都能达到全国中等以上水平。然而，图 2 所示，2014~2022 年基本医疗保险负担率和医疗保险负担率整体呈现稳中有升的态势，基本医疗保险负担率在 56.9%~63.4%波动，平均值为 60.3%；医疗保险负担率在 64.1%~69.9%波动，平均值为 67.8%，医疗保险负担率波动幅度不大。2019 年后，大病保险报销率和大病额外保障率明显下降，此时基本医疗保险的保障发挥了重要作用，使得基本医疗保险和大病保险共同构成的医疗保险保障水平得以整体维持稳定，有效减轻了大病高额医疗费用负担。这也就是前文所分析的，大病保险和基本医保一体化管理，促进了重特大疾病实现医疗保险一体化保障的实现。

（三）大病保险管理服务成效显著

大病保险和基本医保一体化管理的相关管理和服务提供，在大病医保和基本医保实现全面共用，不增加额外成本，发挥了对这两项制度的共同管理服务功能。在医药管理服务方面，随着医保改革步伐快速推进，中山市相应完善了定点医药机构服务协议，并不断加强医保协议管理。当前，检查已实现对全市 1300 多家定点医药机构全覆盖，以查促改，不断提升医保基金使用管理。

在基金监管方面，《社会保险法》第六十四条要求：社会保险基金专款专用，任何组织和个人不得侵占或者挪用。同时依法赋予医疗保险行政部门组织制定并实施医疗保障基金管理和基金监督管理制度的责任。[①] 基于法理上的判断，大病保险的经办、监督等职能不宜委托第三方保险公司承担。从而，2006 年中山市大病保险与基本医保的一体化监管，采取的是财政额外出资购买住院代表服务的方式，对医药服务行为进行监管。大病保险与基本医保是对同一医疗服务行为进行补偿，所以在监管方面完全一致，不存在大病保险监督管理的额外成本，因而更加高效。

大病保险与基本医保的一体化在管理保障参保人待遇的基础上，借助信

[①] 《主要职能》，中山市医疗保障局官网，http://hsa.zs.gov.cn/zwgk/dwzn/。

息系统的信息匹配与传递，实现了与医疗救助的制度高效衔接。在国家医疗保障信息平台上线以前，在市政务服务数据管理的支持下，中山市已经实现医保系统与民政、卫健系统的信息对接，能够在系统中进行参保人身份识别、医药服务行为的大数据监测，并可在基本医疗保险计算结果基础上进一步运算，实现一体化基本医疗保险、大病保险和医疗救助的"一站式"结算工作。国家医疗保障信息平台上线后，虽然基本医保、大病保险和医疗救助都在系统上线，仍然是提供"一站式"结算服务，但目前国家平台尚无法提供有效的数据返回，与民政的信息对碰滞后，进而影响大病保险和医疗救助的经办效率。

四　一体化管理的必然性及大病保险制度完善建议

从前述分析可以看出，中山市大病保险与基本医保的一体化管理不仅是大病保险经办模式的选择，提升了大病保险经办效率，更在此基础上实现大病保险制度与基本医保制度更加紧密地衔接，同时推动实现医疗保险基金的一体化配置。从重大疾病的医疗保险一体化保障角度而言，中山市这些年来以组合的方式提供了大病高额医疗费用额外保障，叠加基本医保，尤其是2019 年后基本医保发挥了至关重要的作用，确保医疗保险一体化保障水平保持平稳有升的态势，切实减轻了参保人大病医疗费用负担。推进大病保险与基本医保一体化管理不仅是中山市的实践选择，也是符合大病保险制度目标定位的正确选择，更是提升重大疾病的医疗保险一体化保障水平的客观要求。

（一）大病保险与基本医保一体化管理的必然性

当前，很多研究都认为我国大病保险制度存在定位不清晰的问题，并就如何与基本医保、医疗救助划清保障边界，更恰当地界定合规医疗费用、大病保障范围等内容，进行了很多深入的探讨。但是无论是立足于当前制度现

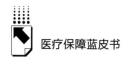

状，还是以目标为导向①，随着大病保险制度改革的推进，开展大病保险与基本医保一体化管理都具有必然性。

大病保险与基本医保一体化管理是当前制度设定目标下的必然要求。在2012年的《指导意见》和2015年的《实施意见》中，大病保险都被认定为是基本医疗保险制度的扩展和延伸，大病保险制度的设定与基本医疗保险有着密切联系。其中，在基金来源方面，无论是国家政策还是广东省政策的要求，都明确大病保险的基金来自基本医疗保险基金的划拨，在具体确定划拨标准时，需要统筹考虑基金的收支使用情况。在保障范围方面，是对高额医疗费用经过基本医保补偿后个人负担的合理医疗费用部分进行额外补偿，基本医保的资金筹集原则本就是"以收定支、收支平衡、略有结余"，以此为前提的大病保险基金的负担能力、待遇水平与基本医疗保险密不可分。在合规医疗费用的认定方面，目前广东的标准与三大目录一致，这是全国多地的普遍做法，也是一种必然的选择，因为大病保险并非独立资金筹集，如果不是在相同的目录下进行延伸保障，那么基金承担的风险将难以控制。相同的目录下，受益于医保目录谈判、药品集采等政策的作用，也能一定程度减轻大病保险基金支出的压力，提升医药服务的可及性。此外，在基金监管方面，从有效控制大病保险制度运行中的道德风险角度出发，开展大病保险与基本医保一体化管理能够更好地对医疗服务行为进行监督。

大病保险发展完善有赖于与基本医保的一体化管理。健全大病保险制度、健全多层次医疗保障体系是当前医疗保障制度改革面临的核心任务。显然，只要大病保险未来不独立筹资，其与基本医保的紧密联系就决定了一体化管理的必要性。同时，随着商业普惠险的快速发展，也面临着对大病保险与商业普惠险区分定位的实际要求，从这一角度看，大病保险在性质上属于社会保险，普惠险是商业保险，在重特大疾病的医疗保险保障制度体系中，大病保险和基本医保一体化管理具有必然性。在大病保险制度设定中还明确

---

① 郑功成、赵明月：《面向未来的高质量医疗保障制度建设》，《中共中央党校（国家行政学院）学报》2022年第6期。

了其解决因病致贫、因病返贫问题的价值，在准确辨别因病致贫的风险、应对老龄化加剧、大病年轻化等方面，大病保险和基本医保一体化管理是统筹调配资金，共同发挥健康保障作用的重要制度保障。

（二）适应一体化管理的大病保险制度完善方向

一体化管理为大病保险提供了更为可靠的基金来源，为大病保险功能定位的实现提供了基础。此时，更需要明晰大病保险的定位，明晰保障内容和待遇水平，有效提高重特大疾病保障水平。随着国家医疗保障待遇清单在各地的落地实施，制度内容更多地由国家层面加以统一，地市医疗保障局更多的是遵照落实国家政策要求，在一体化管理的前提下，为更好地发挥一体化管理的优势，需要从国家层面推动完善大病保险制度。

1. 明确分类保障的大病保险制度设定

当前，国家制度安排上大病保险仅针对城乡居民，《国家医疗保障待遇清单》（2020 年版）也仅对城乡居民大病保险进行了规定。然而，在实践中，全国多地已经实现了大病保险制度对城镇职工的覆盖，广东省（深圳市除外）20 个地市的大病保险均覆盖了职工和城乡居民。在这种情况下，各地制度设定与国家推动实施大病保险制度初衷就可能存在偏差。在2012 年的《指导意见》和 2015 年的《实施意见》中，城乡居民大病保险制度是针对城乡居民基本医疗保障水平比较低的特定现实而开展的。大多数地市基本医疗保险的职工和城乡居民缴费待遇水平相差较大，职工基本医疗保障水平相对城乡居民而言高很多，这样一来，职工的大病保险保障需要在制度上进一步明确。2014 年，中山市设定大病保险制度时，实施的是职工和城乡居民一体化的医疗保险制度，职工和城乡居民缴费水平和待遇水平一致，大病保险的开展面对的是相同的基本医疗保障水平，从而给予职工和城乡居民相同的大病保险待遇是符合制度定位的。而在各地市普遍的分类保障和中山市从 2022 年开始施行的分类保障现实下，职工基本医疗保险与城乡居民基本医疗保险的缴费和待遇水平有明显差异，就需要出台国家政策，以《国家医疗保障待遇清单》等形式，对分类设置大病保

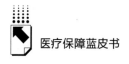

险制度的缴费和待遇等主要内容进行规定，以更好实现大病保险的保障
目标。

2.进一步厘清大病保险与基本保险的保障边界

当前，中山市大病保险与基本医保一体化管理实现的高额医疗费用额外
保障中，基本医疗保险发挥了更主要的作用，这显然与基本医保、大病保险
的制度定位不相适应。因为，相较于基本医保的"普惠性"而言，大病保
险则应聚焦于"特惠性"，大病保险应在重特大疾病的高额医疗费用额外补
偿中发挥更大作用，这就需要准确区分需要纳入大病保险支付的费用范围，
协同设定基本医疗保险封顶线、大病保险起付线和报销比例等指标。在制度
基本成熟定型的情况下，大力推进参量改革将是一个必然的选择。[1] 2012 年
的《指导意见》和 2015 年的《实施意见》要求根据当地实际情况进行调
整，但这样会导致各类制度调整时的不协同问题，这就需要国家层面出台政
策，对多个参量的设定给出指导意见，促进地市统一准确实施，使制度设定
更好地符合制度定位，从而在重特大疾病医疗保险保障中实现基本医保和大
病保险结构的合理化。

3.完善包含门诊特定病种管理的大病保险制度

大病保险的制度定位于对高额医疗费用进行额外补偿，但并未对高额医
疗费用的发生情形进行规定。全国各地市的大病保险制度发展大多经历了从
仅包括住院医疗费用，向同时包括门诊特定病种高额医疗费用的扩展过程，
当前广东省已有 18 个地市覆盖了门诊特定病种和住院高额医疗费用。中山
市 2001 年的保障方案里就包括了门诊特定病种。2020 年，广东省医疗保障
局出台广东省的 52 个病种门诊特定病种清单后，这 18 个地市也都相应纳入
了大病保险保障范围。加强门诊特定病种管理能减轻住院医疗的压力，同
时，由于纳入门诊的特定病种多是诊疗方案和技术较为成熟的病种，使用的
药物多为《基本医疗保险药品目录》内的药品，这一方式能够有效减轻疾

---

① 申曙光、吴庆艳：《中国医疗保障制度的参量改革》，《苏州大学学报》（哲学社会科学版）
2021 第 4 期。

病治疗的经济负担。随着我国人口老龄化加剧，慢性病和恶行肿瘤为主要内容的特定疾病治疗需求将快速上升，开展门诊特定病种管理并将其纳入大病保险支付范畴，能够大幅减轻老年人和中低收入人群的支付压力。然而，目前尚未有门诊特定病种管理的全国性政策，导致各地政策"碎片化"问题明显，需要从国家层面出台文件明确门诊特定病种管理及将其纳入大病保险保障的相关制度安排，并以《国家医疗保障待遇清单》的形式在全国加以统一，为门诊特定病种的大病保险提供依据。

4. 明晰多项由地方政府确定的制度内容

《指导意见》第四条"城乡居民大病保险的保障内容"指出，大病保险保障范围可以以费用为标准划分，也可以先从个人负担较重的疾病病种起步。从全国来看，大病保险保障范围有三种划分标准：第一种，以费用作为划分标准，大多数地区采取这种方式；第二种，根据病种确定保障范围，以上海为代表的极少数地区采用这种方式；第三种，以费用为划分标准的基础上加入了部分病种，以进一步扩大保障范围。同时，由地方政府确定大病保险"合规医疗费用"，其范畴有三种标准：一种是完全以基本医保目录为主，目前全国大多数地区采用这个目录；第二种是在基本医保目录的基础上进行调整，增加确实为临床治疗所需要的治疗类药品的费用，如安徽省；第三种是单独制定大病保险不予支付的目录，如广西和贵州。这些标准的确定存在学理上的障碍。① 因为大病保险的基金来源于基本医疗保险，而基本医疗保险遵循"以收定支、收支平衡、略有余额"的精算规则中，并未将大病保险的支出、疾病病种等内容考虑其中。因此，大病保险制度设定需要在多方面与基本医保保持一致，才能更好地规避风险，保障制度的可持续运行。

---

① 何文炯：《大病保险制度定位与政策完善》，《山东社会科学》2017年第4期。

案 例 篇
Case Studies

B.11
健康保险的专业化经营模式探讨

——以人保健康为例

朱铭来　乔丽丽*

摘　要: 目前,我国基本建立了以基本医疗保险为主体,医疗救助为托底,补充医疗保险、商业健康保险、慈善捐赠、医疗互助等共同发展的多层次医疗保障体系。商业健康保险作为多层次医疗保障体系的重要组成部分,具有非强制性、风险控制能力强、产品设计灵活等特点,在提供补充医疗保障方面有着不可替代的作用。国家也出台了多项政策鼓励商业健康保险发展,从"健康中国"战略,到保险业"十四五"规划制定,再到《健康保险管理办法》等具体政策,不断引导健康保险高质量可持续发展。从具体实践来看,目前国内有 180 家公司经营健康险

---

* 朱铭来,南开大学卫生经济与医疗保障研究中心主任、金融学院养老与健康保障研究所所长、教授、博士生导师,主要研究领域为卫生经济与健康保险;乔丽丽,经济学博士,中国人民健康保险股份有限公司战略发展部主管、南开大学卫生经济与医疗保障研究中心研究员。

业务（2021年底数据），其中有7家专业健康险公司。最具代表性、规模最大的专业健康险公司为中国人民健康保险股份有限公司，其在政策性社保业务、商业医疗保险等领域做了诸多探索，如积极承办大病保险、长期护理保险、门诊慢特病等政策性社保业务，开设互联网健康保险、个人税收优惠型健康险等，探索商业团体补充医疗保险一站式结算模式等，积累了丰富的实践经验。

关键词： 健康保险　政策性社保　专业化经营　人保健康

一　基本情况概述

（一）公司基本概况

中国人民健康保险股份有限公司（以下简称"人保健康"）于2004年5月获准筹建，由中国人民保险集团公司联合欧洲最大的健康保险公司——德国健康保险公司（DKV）发起设立，是我国第一家专业健康保险公司。2004年，温家宝同志为人保健康做了"坚持高标准、高起点，精心组建，规范运作，结合实际学习借鉴国外成功经验，务必办好"的重要批示。人保健康是中国人保旗下的重要子公司，依托人民保险的品牌和红色基因，在政府合作、医疗医药合作、团体客户业务拓展等方面具有先天优势，是我国商业健康保险发展的典型代表，目前全国设立25家省级分公司。

（二）经营情况

1. 保费收入与盈利情况

人保健康保费收入从2005年的0.5亿元增长至2022年410.2亿元（见图1），自2016年开始稳定盈利（见图2）。2022年，在健康险行业发展总体下行的复杂形势下，人保健康业务逆势增长，实现保费收入410.2亿元，同比增长14.5%，其健康险保费增速（13.8%）高于人身险公司健康险保费增速（0.06%）。但也存在受内外部条件制约、一些发展阶段价值导向不明确、规模冲动等问题，如2008年和2016年大力发展银保渠道的短期理财型业务，后受监管政策等影响，相关业务规模大幅下降，业务起伏较大。

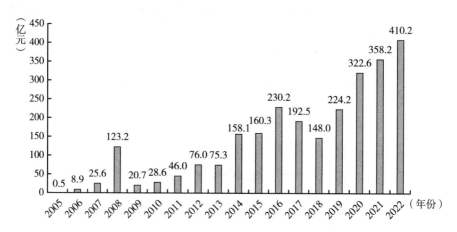

图1 2005～2022年人保健康保费收入

数据来源：公司企业社会责任报告、中国保险年鉴等。

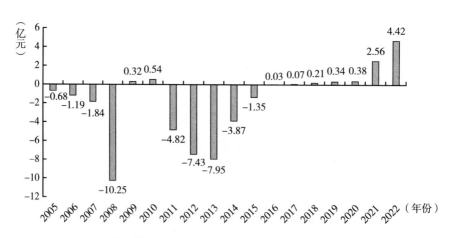

图2 2005～2022年人保健康净利润

数据来源：公司企业社会责任报告、中国保险年鉴等。

2. 渠道构建情况

目前，人保健康构建了社保、互联网、团客、协同、个险、银保六条主力渠道与健康管理融合互推的"6+1"业务格局。其中，互联网业务、社保业务和银保业务是人保健康保费收入和增量保费的主要来源，2022年上述3条业务销售渠道保费占总保费比例超过85%。随着保险主业的发展，为了提供更好的医疗健康服务，降低健康险赔付率，人保健康加强与医疗、健康管理服务等机构合作，发展健康体检、就医绿通、慢病管理等健康管理服务类业务，数据显示，2022年人保健康合作医院已超过9000家。

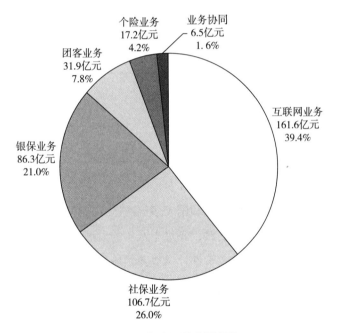

图 3　2022 年人保健康渠道情况

3. 险种结构

人保健康业务类别涵盖了健康险、意外伤害险以及分红寿险业务。其中，健康险类业务占比 75.9%，主要包含政策性社保业务、商业健康保险业务等（见表1）。政策性社保业务主要包括大病保险、长期护理保险、门诊慢特病、惠民保等，保费占总保费收入的 26% 以上。商业健康保险业务涵盖医疗险、疾病险、护理险、失能险、医疗意外险等，其中以与基本医疗保险相衔接的商业医疗险为主，如好医保长期医疗险（互联网业务渠道）、企业补充医疗险（团体客户渠道）等。

表1　人保健康险种结构（2021年）

类别	保费收入（亿元）	占比（%）
健康险 　政策性社保业务 　商业健康保险	272	75.9
意外伤害保险	5.3	1.5
分红寿险	80.9	22.6
合计	358.2	—

数据来源：《中国保险年鉴（2022）》。

二　主要经验探索

人保健康积极服务健康中国和国家多层次医疗保障体系建设，全面培育核心竞争力，不断探索创新实践，经过十八年的发展，搭建了较为完整的专业经营架构和运营平台，在政策性社保业务领域创建了"湛江模式""太仓模式""青岛长期护理保险项目"等典型实践，在互联网领域、企业补充医疗险等商业健康保险领域也进行了积极探索，以专业的产品与服务得到了行业的充分肯定。具体探索实践如下。

（一）承办政策性社保业务的实践探索

人保健康积极承办大病保险、长期护理保险、门诊慢特病等社保业务，形成了太仓模式、青岛模式、宝鸡模式等，提高基本医保运行效率和服务质量。数据显示，2022年人保健康承办的各类社保项目覆盖了25个省（自治区、直辖市和计划单列市）的 122 个地市，服务参保群众2.46亿人。① 同时，积极开展基金监管业务，在 17 个省配合医保部门开展医保基金监管、飞行检查等业务，连续 5 年独家承担国家医保局打击欺诈骗保举报投诉电话接听、统计和处理工作，参与国家医保局组织的全国飞行检查，是与国家医保局合作基金监管类项目次数最多的保险机构。

1. 太仓模式——经办城乡居民大病保险

江苏省太仓市作为大病保险制度的先行者，早在 2011 年就在确保医保统筹基金良性运作的前提下，开始探索符合当地民众需求的大病保险运作方式，为 2012 年我国大病保险制度正式推行提供了可供借鉴的制度蓝本。太仓市医保部门与人保健康深度融合，发挥商保公司保险精算、风险管控和服务网络优势，在保证收支平衡的情况下，为医保基金的可持续运行提供了专业技术支撑，形成较为成熟的大病保险"社商合作"模式。

作为经办大病保险的商保机构，人保健康构建起了"三位一体"的经办服务机制，参与医疗服务监管，维护医保基金安全，与太仓市医保局共同设计研发了结算信息管理系统，实现大病保险费用报销自动结算。人保健康派人员加入医保日常稽核、参与飞行检查，对医疗费用发生情况进行后台大数据分析，对外伤住院后发生的大病理赔案件进行病因溯源，减少不合理医疗费用的产生。通过对参保人、定点医疗机构、区域内医保数据的分析，可对参保人的消费行为和医疗机构的医保服务行为进行监督控制。人保健康建立了医院巡查队伍，以明察暗访的方式，对重点医院进行风险控制。此外，人保健康将健康管理服务与医保政策宣传相结合，深入乡镇社区、医疗护理机构等，组织开展健康讲座，向参保群众普及健康风险预防知识，有效提升了当地医保的服务温度。

2. 青岛模式——经办长期护理保险

人保健康协助青岛市政府改革完善配套政策，开拓了行业第一个长护险

---

① 大病保险等政策性社保业务，有经办型、承办型等形式，其中经办型业务仅有管理费收入，没有保费收入。

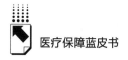

项目，并持续推动青岛长期护理保险制度改革、升级，助力打造国家长护险试点"青岛模式"，为促进养老服务产业发展注入了新动能。

一是制度创新。人保健康发挥健康保险专业技术优势，深度参与政府制度设计、数据测算、实地调研、地方标准研究，推动青岛长护险试点覆盖人群从"城镇职工"向"城乡一体"，筹资方式从"单一划拨"向"多元化筹资"，保障范围从"重度失能"向"失能失智"，服务内容从"医疗护理"向"医疗护理+生活照护"，评估标准从"单一量表"向"复合式评估"的多重升级，参与了长护险制度初建、改革、升级完善的全过程。

二是经办管理创新。政府医保部门充分授权，仅负责业务指导和服务监督，涉及评估工作的全过程均由人保健康独立承担。人保健康发挥专业经办优势，打造了行业内首个长护险评估服务管理平台，在经办区设立3个"青岛市长期护理保险经办服务站"，组建专业评估队伍和经办管理队伍，建立标准化评估工作流程，独立开展失能等级和护理需求等级评估，全程参与长护待遇申请、经办服务、巡查监管、定点机构准入、考核和评价管理等。2015年以来，年均保障310万人，是行业内连续承办时间最长、服务人次最多的长期护理保险项目。

三是技术手段创新。人保健康开发建设了独立的长护险信息系统、长护通App系统和统计分析系统；借鉴国际经验，建立了行业首个"长期护理保险精算模型"，形成了独立的长期护理保险精算系统，通过了国家版权局的审核并获得自主知识产权证书。

四是服务理念创新。人保健康充分发挥健康管理优势，开展延缓失能失智干预，将护理服务保障关口前移。协助政府建立认知症友好社区，探索开展行业首个延缓失能失智赋能训练项目，累计为3000多名社区老人进行认知症筛查，为712名老人提供专业化赋能训练，通过早发现、早干预延缓失能失智进程，缓解快速老龄化给社会家庭带来的冲击。

3. 宝鸡模式——经办门诊慢特病项目

2012年人保健康开始承办城镇职工门诊慢性病业务，是陕西省第一家经办门诊慢性病保险业务以及参与"两病"（高血压、糖尿病）用药示范城市建设的公司，以探索城乡居民"两病"用药保障为切入点，为城乡居民提供"两病"用药保障服务，取得了可借鉴的经验。主要做法和成效如下。

一是申报工作线上线下并行，实现了"两病"、门诊慢性病人群全覆盖。一方面，通过线上微信申报小程序"慢病保险服务平台"，实现参保群众足不出户，即可完成"两病"、门诊慢性病的资格申报。为解决老年人运用智能技术困难或无智能手机问题，人保健康与医疗保障局、卫生健康委协调，对二级及以上医院、乡镇卫生院、村卫生室、定点药店等针对线上申报流程培训，使其指导患者在线完成资格申报，解决群众因申请距离远、申请流程长放弃享受"两病"、门诊慢性病政策的问题。另一方面，线下"两病"资格申报实现服务到村。将"两病"原在二级医院线下申请的单一渠道，延伸到乡镇卫生院、村卫生室、定点药店等，提升了"两病"人群的覆盖面，进一步落实了应保尽保。

二是用药保障医院药店并行，全面打通购药通道。以乡镇卫生院、村卫生室为中心，放开零售药店，开展药品配送服务，形成了患者10分钟购药圈，全面解决跑腿麻烦，提高"两病"、门诊慢性病患者的用药保障体验，有送药上门需求的患者，仅在微信申报小程序"慢病保险服务平台"上发起送药需求，系统自动提取患者购药处方，中选药不需支付费用，非中选药按政策支付个人自付部分后，药店即时配送。人保健康的此项服务有效推动了集中带量采购中选药品在定点医药机构的落地使用，确保了集采药品患者"买得到""用得上"。此外，为解决因购药距离远、报销手续复杂而放弃政策享受问题，在乡镇卫生院、村卫生室搭建"两病"一站式结算系统，实现患者购药不出村。

三是服务工作防病治病并行，全面打造全病程服务模式。一方面，人保健康以社区为单位，组建由医疗专家、家庭医生（社区医生）、健康管家构成的"三师"服务团队，为"两病"、门诊慢性病患者提供就医、用药和健康管理一体化服务。引入互联网医院，实现线上问诊复方，患者在线即可享受到熟悉医生的问诊复方服务。另一方面，充分发挥社区医疗机构优势，围

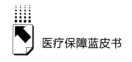

绕"家庭医生"打造"互联网+"社区健康管理服务新模式，为患者定制涵盖健康教育、慢病回访、用药提醒等专属健康管理服务，满足多元化健康服务需求。

四是监督工作事中事后并行，全面加强"两病"、门诊慢性病医疗费用监管。以药品进销存核查为重点，监控关键医疗行为，有效打击定点医药机构在服务患者过程中的欺诈骗保行为。

4. 助力脱贫攻坚——特困供养人员住院护理

人保健康积极响应党和政府号召，围绕精准扶贫和乡村振兴，助力贫困区域和贫困群众实现脱贫。自2020年，承办了六安市全辖区及蚌埠市五区两县的民政特困供养人员住院护理保险项目，为六安市约5万名和蚌埠市9500多名特困供养人员提供住院护理和意外保障。主要做法和成效如下。

一是政策宣传，提高政策知晓率和工作效率。人保健康邀请乡镇民政办工作人员、养老服务机构相关人员，为民政基层工作人员解读相关政策标准和报案服务流程，加快推进政策落地实施。

二是简化服务程序，做到便民利民。结合特困群体的特殊性，人保健康从简化流程、提高特困对象政策享受的便捷度入手，采用报案后选择等值护理服务的享受人，只需在每日服务过程中对享受服务进行确认，痊愈后即可出院，无须再提供任何手续，后续流程全部由人保健康办理，提高了特困群体的体验感和获得感。同时，扩大了政策享受区域，患者不仅可以当地县区公立定点医院，而且转院到市区二级以上医院，也能享受住院护理服务。

三是巡查人员不定期对市区和县区的定点医院进行巡查，走进病房接触特困人员，询问服务时间、服务内容、服务质量等，既加强了服务监督，又能听取群众意见建议。

四是在护理队伍的组建过程中，设置扶贫专岗，吸收贫困人口进入护理团队，同时安排专业护理人员传授护理知识、护理方法、急救常识等技能，提升贫困户就业技能，切实将"可复制、可造血、可持续发展"的长效扶贫机制贯彻到底。

（二）商业健康保险的主要探索

1. 互联网健康保险的实践探索

人保健康顺应消费线上化需求，加快互联网渠道战略布局，2018 年人保健康联合蚂蚁保推出了行业首款 6 年保证续保的长期医疗险和终身保证续保的防癌医疗险，并根据市场需求陆续推出了 20 年保证续保的长期医疗险、重疾险等系列产品，形成了市场领先优势，服务客户超过 6300 万人，在理赔时效上实现了 90% 以上的理赔案件在 2 日内完成。其中，好医保长期住院医疗险，主要是为客户提供住院医疗费用保障，对于缓解看病难、看病贵问题有重要的意义。终身保障续保的防癌医疗险，突破了老年人、心血管疾病、糖尿病人群的限制，甲状腺结节、甲状腺癌患者满足条件也可投保，有效防范癌症带来的医疗费用经济负担。人保健康在人身险公司互联网健康险市场份额高达 40% 以上，位于人身险公司市场份额第一名，相关险种保费在其总保费收入中占比近 40%。

2. 商业团体补充医疗保险一站式结算模式探索

人保健康在企业补充医疗类业务进行了积极探索，一方面，在企业职场设立医务室，为员工提供保险保障与医疗健康服务，积极干预员工健康情况；另一方面，积极与医疗机构、医保部门合作，与医保、医疗系统衔接，实现医院内一站式结算，并进行数据共享，加强对医疗服务过程干预。相关做法和成效如下。

（1）具体做法。人保健康依托医疗保险客户优势，在天津开发了具有智能审核、风险提示、自动理算基础上的理赔审核系统，推动与医疗机构实时联网、即时结算，打造特色的一站式结算模式，并通过智能审核系统拒付医院不合理医疗费用。同时，人保健康在开发和改造医院 HIS 系统的基础上，建立对应的结算审核系统和医疗行为监控模块，使专业健康保险公司具备了区别于其他保险公司核心竞争力。截至 2021 年底，人保健康在天津分公司已实现联网结算医院 359 家。

（2）主要成效。人保健康商业健康保险医院联网刷卡结算模式实现了多方共赢，对于投保人和被保险人，省去了申报理赔的繁杂手续和材料，实

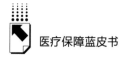

现了商保医院内一站式结算，在保障内容和保险经营形式上体现了先进性。对于医疗机构，在医院内实现快速、及时的结算有利于吸引病源，商业保险公司基金的注入使医院更加具有活力，调动了医院提供优质诊疗行为的动力。对于商业保险公司，这种模式提供的保险服务更能吸引投保人和被保险人的参与，更多的保险需求得以释放；同时，通过流程的重新梳理，与医院建立了更加紧密的联系，为风险管控和抑制过快医疗费用增长奠定了基础。

3. 个人税收优惠型健康险的实践探索

个人税收优惠型健康险 2016 年正式推向市场，是国家通过个人税收优惠政策支持发展的商业健康险，即对个人购买符合规定的商业健康保险的保费支出，允许在当年（月）计算应纳税所得额时予以税前扣除。人保健康自 2016 年 3 月 4 日率先承保了行业个人税优健康保险第一单以来，业务一直在行业名列前茅，共开发了四款税优产品，经营运行平稳，实现了盈利。截至 2022 年 9 月底，税优健康险累计实现规模保费收入约 7 亿元，在行业中占比约 16%，市场排名第二。

综上所述，人保健康的业务范围广泛，经营涉及多层次医疗保障体系建设的多个方面。在基本医疗保障领域发挥专业优势，为基本医保注入科技力量，创新承办了大病保险业务、长期护理保险业务、医疗救助、医保基金监管等业务，有效提升了医保基金效率，推动了基本医疗保障体系的高质量发展。在补充医疗保障领域，积极承办企业补充医疗险业务，与互联网平台合作创新研发了商业医疗保险、重疾险等产品，满足了人们多样化的健康保障需求，有效缓解了政府医疗卫生筹资压力。在医疗健康领域，积极与医疗机构医保机构合作，搭建一站式支付结算平台，创新产品与服务供给。总体来说，人保健康在多层次医疗保障体系建设中，较好地发挥了保险机构的专业技术和保险的保障功能。

三 存在的问题与发展建议

在政策支持和鼓励下，我国商业健康保险在多层次医疗保障体系中的作用逐步加强，人身险公司、财产险公司、健康险公司、养老险公司都在积极参与多层次医疗保障体系建设，互联网平台公司、科技公司等也不断加入，医疗机构也在积极探索与商业保险机构合作，特别是在高端医疗领域。但商业健康险在社保业务经办、健康保险产品设计、与医疗机构合作、数据共享等专业化经营方面，与高质量发展的要求还有差距。因此，为加快推进健康险行业的高质量发展，提出以下建议。

（一）完善政策性社保业务经办管理制度，提升保险机构可持续发展能力

一是完善长期护理保险经办管理制度，规范长期护理保险发展。目前，长护各地试点政策存在差异，经办服务也缺乏统一标准，护理服务供给能力建设也较为滞后。因此，建议国家或行业层面制定商业保险机构参与长期护理保险经办管理制度，包括经办服务内容、经办服务制度标准，以及长期护理服务机构及从业人员准入、评级考核等相关制度和标准。完善长期护理保险招投标机制，明确"竞标不竞价"投标导向，避免恶性低价竞争。

二是建议制定政府委托非大病保险业务免缴保险业务监管费及保险保障基金相关政策。目前商业保险机构承办的社保业务逐步扩展到长期护理保险、门诊慢特病等领域，提升了医保等基金效率，减轻了人民群众的经济负担。但是，根据保险业监管费等相关规定，目前仅城乡居民大病保险业务免缴保险业务监管费及保险保障基金。为更好地支持商业保险机构经办政府相关业务，保障长期护理保险、门诊慢特病等社保业务持续、健康运营，建议对政府委托的长期护理保险、门诊慢特病等非大病保险社保业务，免缴保险业务监管费及保险保障基金，降低商业保险机构的相关经营成本。

（二）加快商业保险机构与医保信息平台对接，推动与医保数据互联互通

《中共中央 国务院关于深化医疗保障制度改革的意见》和《"十四五"全民医疗保障规划》等政策明确提出"加强数据有序共享""按规定探索推

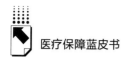

进医疗保障信息平台与商业健康保险信息平台信息共享"。但随着国家医保统一信息平台上线后，商业保险机构缺少与医保信息平台对接、实现社保和商保快速理赔和"一站式"结算的支持政策。同时，对商业保险机构承办政府委托的社保业务数据信息共享也缺乏明确政策。因此，建议相关部门制定商业保险机构与医保信息平台的对接政策，开发统一的商业保险机构对接接口，明确对接数据的内容、范围以及流程规范，推动商保与医保数据的互联互通和安全共享，支持商业健康保险医疗审核、快速理赔、"一站式"结算。

（三）健全将医疗新技术、新药品、新器械应用纳入商业健康保险保障范围的保障措施

《健康保险管理办法》和《"十四五"全民医疗保障规划》等政策均提出，鼓励将医疗新技术、新药品、新器械应用纳入商业健康保险保障范围。但在实际业务中，将医疗新技术、新药品、新器械应用纳入保险保障不是简单地拓宽保险条款，而是涉及药品器械等使用的必要性、供应的可及性、支付的合理性等多方面的问题，需要医、药、保多方协作。同时，在海南建设的博鳌乐城国际医疗旅游先行区，对接海外新药服务，从距离、流程、成本等方面看，惠及患者范围较小。为更好地将医疗新技术、新药品、新器械应用纳入商业健康保险保障范围，建议遴选一批国内公立医院作为医疗新技术、新药品、新器械的商保定点医疗机构，只有定点医院出具的处方或医嘱，商业保险机构才认可患者使用，并提供相应保障。协调国家药监局，为商保定点医疗机构建立优先供应链渠道。

（四）加大对商业健康险的税收优惠支持力度

税优健康保险作为国家税收政策优惠型保险产品，切实满足了民众、特别是健康状况较差人群的医疗保障需求。但发展与政策出台时的预期存在较大差距，面临一些困难，如个人税收减免额度较低，吸引力不高；投保人健康状况判定难，直保公司经营风险大；税优健康保险是既往症人群可买的保

险产品，但保险公司难以区分健康体和既往症承保，增加了保险机构风险管理难度。税优政策执行流程有待优化，尽管税优健康保险列入个人所得税专项费用扣除项目，实现了申报流程简化，但目前停留在事后的简化，客户感受差。税优政策的宣传力度较弱，适合人群认知度低。因此，建议根据经济发展水平和医疗费用上涨情况，定期调整税优健康保险税前抵扣额度。建立政府医疗保险和商业健康险赔付信息库，识别健康体和既往症客户，降低逆选择风险，保障消费者权益，减少保险公司经营难度。

B.12
北京市惠民保发展报告

苏泽瑞*

摘　要： 以"政府主动介入、保险公司市场运营、居民自愿参保、保障
　　　　　重特大疾病"为主要特征，具有中国特色的惠民保成为我国多
　　　　　层次医疗保障体系建设的重要突破口，弥补了传统商业健康保险
　　　　　的保障空白。通过对北京市京惠保和北京普惠健康保两款产品及
　　　　　其业务开展情况进行梳理，发现北京市惠民保市场呈现"产品
　　　　　升级迭代"和"一城多保合一"两大特征。同其他地区惠民保
　　　　　类似，北京普惠健康保也面临着产品定位模糊、可持续性问题、
　　　　　数据共享及监管不足等普遍性风险，需要在明确其功能定位的基
　　　　　础上，厘清政府与市场的责任边界，通过政府的支持、引导与监
　　　　　督来充分发挥市场主体的能动性，引导惠民保走向市场机制主
　　　　　导，促进产品不断优化升级，丰富健康服务供给，进而推动商业
　　　　　健康保险高质量发展。

关键词： 商业健康保险　惠民保　京惠保　北京普惠健康保

　　疾病是人生难以避免的风险，健康是最具普遍性的民生诉求，医疗
保障则是化解人民群众疾病后顾之忧并提升全民健康素质的基本制度保
障。[①] 我国目前已初步建立了以医疗救助为托底、基本医疗保险为主体、

---

　*　苏泽瑞，中国人民大学劳动人事学院社会保障专业博士研究生，研究领域为医疗保障。
　①　郑功成：《中国医疗保障制度改革与发展》，《中国人民大学学报》2020 年第 35 期。

商业健康保险①及慈善医疗等为补充的多层次医疗保障体系框架，但仍存在发展不平衡不充分的结构性缺陷，主要表现为基本医疗保险制度尚未成熟，补充医疗保障发展缓慢，不同层次的制度安排存在定位不清、衔接不畅等问题，尤其是商业健康保险发展严重滞后。随着基本医疗保险制度的不断成熟与定型，商业健康保险的功能定位将进一步明确，目前亟待以健康为中心，针对市场多样化的需求提供健康保障及健康管理服务。

2020 年以来，在中央政策倡导和各地医保局、银保监局等政府机构的介入下，城市定制型商业医疗保险趁势而起，迎来了井喷式发展。由于这类产品具有低门槛、低保费、高保障等特点，业内通常以便于宣传的"惠民保"予以代指（本报告采用这一简称）。截至 2022 年 12 月 1 日，全国共有 263 款惠民保产品，总参保人次约 3 亿人，覆盖省份达 29 个。②惠民保成为商业健康保险参与多层次医疗保障体系建设的重要突破口。

本报告以北京市惠民保为例，梳理其兴起背景及运行情况，分析惠民保面临的潜在问题与挑战，并提出促进惠民保良性发展的建议。

一　北京市惠民保兴起的背景及原因

2020 年 10 月 15 日，北京市首款惠民保"北京京惠保"上线，首年参保人数超 150 万人。2021 年 7 月 26 日，又一款惠民保产品"北京普惠健康保"上线，当年超 300 万人参保，两年来已有超过 658 万人投保。③北京市惠民保的火爆得益于诸多因素的合力推动，包括政府相关部门大力支持、人口老龄化等背景下基本医疗保险难以满足多样化需求、新冠疫情冲击激发商

---

① 根据 2019 年银保监会公布的《健康保险管理办法》，健康保险是指由保险公司对被保险人因健康原因或者医疗行为的发生给付保险金的保险，主要包括医疗保险、疾病保险、失能收入损失保险、护理保险以及医疗意外保险等。

② 复旦大学泛海国际金融学院保险创新与投资研究中心：《2022 年城市定制型商业医疗保险（惠民保）知识图谱》2022 年。

③ 韩雪萌：《从"一城多保"到"一城一保"》，《金融时报》2022 年 11 月 2 日。

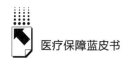

业健康险市场、跨产业的健康保障和健康管理市场潜力巨大等。其中，政府部门的介入起到了至关重要的作用。

（一）中央政策倡导与政府部门介入支持

2016年，中共中央、国务院发布的《"健康中国2030"规划纲要》提出"丰富健康保险产品，鼓励开发与健康管理服务相关的健康保险产品"，努力实现到2030年"商业健康保险赔付支出占卫生总费用比重显著提高"的目标。2020年3月，中共中央、国务院发布的《关于深化医疗保障制度改革的意见》进一步明确"发展商业健康保险，丰富健康保险产品供给"。党的二十大报告也指出，"促进多层次医疗保障制度""积极发展商业医疗保险"。这些顶层设计中的原则性提法，为商业健康保险的发展注入了活力，进而为惠民保的产生与发展创造了相应的环境条件。

作为商业保险主管部门，近年来中国银保监会（2023年机构改革后组建国家金融监管总局）也出台了多项政策性文件。如2020年1月，中国银保监会等13部门联合印发的《关于促进社会服务领域商业保险发展的意见》提出，"探索满足60岁以上老年人保险需求"及"支持商业保险机构有序发展面向农村居民、城镇低收入人群、残疾人的普惠保险"。2021年1月，中国银保监会发出《关于规范短期健康保险业务有关问题的通知》，对短期健康险产品的定价、销售、续保、理赔等流程提出了具体要求。2021年6月，中国银保监会办公厅发出《关于规范保险公司城市定制型商业医疗保险业务的通知》，又对城市定制型医疗保险（即"惠民保"）保障方案制定、经营风险、业务和服务可持续性以及市场秩序等方面提出明确要求，鼓励保险行业积极参与多层次医疗保障体系建设，满足人民群众多样化、个性化医疗保障需求。上述政策性文件为惠民保的发展提供了基本的依据。

在上述政策性文件的倡导与指引下，北京市相关政府部门积极行动起来，直接介入支持惠民保业务发展。其中，京惠保由北京市委社会工委、市民政局、市大数据管理局等单位共同指导推动；普惠健康保由北京市医疗保障局、北京市地方金融监督管理局共同指导推动，由中国银行保险监督管理委员会北京监管局负责监督。有了政府信誉为惠民保产品背书，通过官方渠道积极向当地居民宣传推广，再加上允许利用职工医保个人账户参保并提供便捷理赔等诸多措施，上述两款惠民保在短期内迅速推开。

（二）人口老龄化的多样化需求和短期新冠疫情的冲击效应

从影响商业健康保险发展的长期宏观因素来看，人口老龄化、疾病谱变化及健康需求多样化为健康保障领域提供了广阔的市场需求。我国1962~1975年第二波"婴儿潮"时期出生人口年均约2500万人，将于2022~2035年陆续步入老年期。规模如此巨大、速度如此之快的人口老龄化将是我国今后相当长时期的一个基本国情，势必对健康保障有着迫切的需求。北京市人口结构同样面临深刻的老龄化挑战，截至2021年末，60岁及以上常住人口441.6万人，占常住总人口的20.18%；比2020年增加11.7万人，北京正式跨入中度老龄化阶段；65岁及以上常住人口311.6万人，占常住总人口的14.24%；比2020年增加20.4万人，也是近五年增量最多、增长幅度最大的一年（见图1）。《北京市"十四五"时期老龄事业发展规划》预计到2035年，北京市老年人口接近700万人，人口老龄化水平将超过30%，进入重度老龄化。

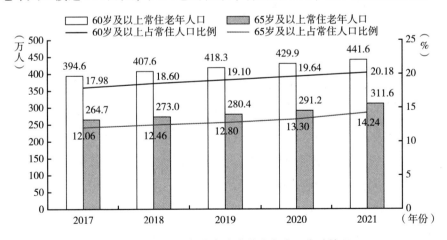

图1 2017~2021年北京市常住老年人口变动情况

资料来源：北京市老龄事业发展报告（2021）。

　　除人口老龄化外，由于疾病谱从传染性疾病为主转变为以慢性病为主、医疗保健技术的持续发展等因素，医疗服务需求增幅愈发明显，医疗费用也将面临持续增长的态势，进而对基本医疗保险基金造成较大的支付压力（见图2、图3）。更为重要的是，伴随城乡居民生活水平的持续提升，人们的健康期望与诉求不断升级，疾病医疗与健康保障的需求呈现多样性、个性化，需要发展商业健康保险等予以满足。

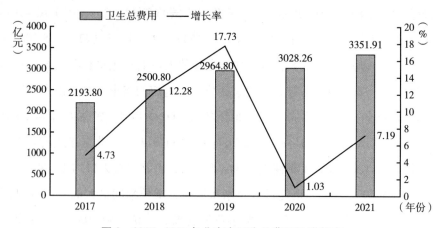

图2　2017~2021年北京市卫生总费用及增长率

注：自2019年起生育保险并入城镇职工基本医疗保险，纳入卫生总费用的社会卫生支出核算。

资料来源：北京市卫生健康委员会。

　　新冠疫情威胁着广大人民群众的生命安全，也催生了民众的健康保障意识，在一定程度上促进了潜在保障需求的释放，为惠民保发展创造了绝佳的机遇期。调研发现，新冠疫情发生后，大多数险种销量增速明显放缓，但健康保险呈现强有力的逆向增长趋势。根据中国银保监会统计数据，2020年全国保险业原保险保费收入同比增长了6.12%，增速较2019年同比下降了6.05%，但健康险保费收入同比增长了15.67%。其中，北京市保险业原保险保费收入同比增长了10.93%，健康险保费收入同比增长了15.21%。[①]

―――――――――

① 根据国家金融监督管理总局（原为中国银保监会）2019年、2020年公布保险业数据测算。

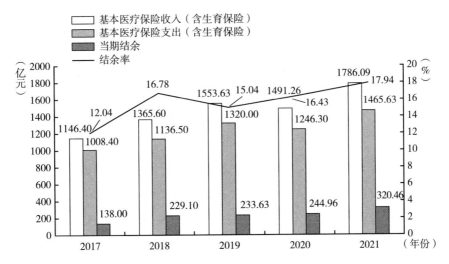

图 3　2017~2021 年北京市职工基本医疗保险（含生育保险）收支情况

资料来源：北京市医疗保障局。

（三）商业健康保险发展迟缓且产品结构失衡

我国健康保险整体发展较缓慢，保险深度和保险密度均较低。由于我国保险市场主体偏少，此前保险公司偏好风险可控性更强的寿险和车险，对专业性较高的健康保险缺乏开拓动力。因此，虽然健康保险相较于 GDP 的比值呈逐年增长趋势，但到 2020 年的健康保险深度仍仅为 0.8%，不及发达国家的 1/3；健康保险密度也仅为 578.89 元/人，较德国、日本人均 3000~4000 元差距很大。北京市健康保险情况虽优于全国，但同样存在广阔的市场发展空间。根据北京保险行业协会发布的《北京健康保险市场分析报告》，2015~2019 年北京市健康保险密度连续 5 年保持全国第一名，2019 年健康保险密度为 1861.65 元/人，健康保险深度为 1.13%。[①]

健康保险市场产品结构失衡，存在大量保障空白有待弥补。市场上的健

---

① 王善涛：《北京保险行业协会：北京商业健康险发展处于全国优秀水平》，央视新闻网，http：//m.news.cctv.com/2020/12/15/ARTItIamXzkoRelOUsLiZNO3201215.shtml，2020 年 12 月 15 日。

康险产品种类结构极为失衡，根据银保监会数据，2019 年重疾险保费收入4107 亿元，占健康险保费收入的 58%；医疗险保费收入 2442 亿元，占比34.6%。[1] 前者多为定额给付的返还型产品，寿险倾向明显，健康保障属性较弱；后者应成为商业健康保险体现健康保障功能的主要险种，但目前存在市场产品种类不多、产品设计不合理、投保缴费费率较高以及诸多参保限制条件等问题，忽视了带病群体和老年群体的保障需求，导致商业健康保险覆盖率及赔付力度严重偏低。根据中国银保监会统计数据，我国商业健康险原保费收入规模已经从 2014 年的 1587 亿元上涨至 2020 年的 8173 亿元，但2020 年健康险的赔付支出仅为 2921 亿元，赔付率仅为 35.7%，赔付总额约为同年医疗卫生总支出的 4%。[2] 惠民保的出现恰恰弥补了传统商业健康保险在保障人群及保障力度方面的不足，以较高的性价比赢得了民众认可。

此外，创新药拓宽市场渠道以及第三方平台获取流量的内生动力也是惠民保得以快速推广的重要原因之一。通过参与惠民保，创新药企可以在基本医疗保险外寻求新的市场空间，又进一步强化了惠民保的补充保障功能；保险科技公司、保险经纪公司及医疗科技公司等第三方平台提高了民众参保的便捷性，协助惠民保产品的宣传推广，流量数据也为后续拓展二次服务奠定了良好基础。

二 北京市惠民保运营情况

2021 年至今，北京市两款惠民保均经受了初期检验，开始从扩大市场覆盖面向提高产品质量转变，产品升级迭代成为北京市惠民保这一发展阶段的重要特征。此外，随着 2022 年底北京京惠保宣布停售，北京市惠民保市场也从"一城多保"的竞争阶段转为"一城一保"的共保阶段。

---

[1] 《银保监会出台长期医疗保险产品费率调整规定》，中国政府网，https://www.gov.cn/xinwen/2020-04/02/content_ 5498395. htm，2020 年 4 月 2 日。

[2] 根据国家金融监督管理总局（原中国银保监会）2020 年公布数据、《2020 年我国卫生健康事业发展统计公报》整理。

（一）优化升级，强化保障

无论是北京京惠保还是北京普惠健康保，二者在经过第一轮保障周期后，均在保费不变的情况下对产品进行了以强化保障性为核心的升级迭代，主要包括保障人群的拓展、保障责任的补充、保障水平的提高等。

相较 2020 版北京京惠保，2021 版依旧采取 79 元保费的低价策略，虽然并未降低免赔额，但将总保额从 200 万元提升到 330 万元，新增了 100 万元的医保外住院医疗费用保障和 30 万元的质子重离子疗法费用保障，从 17 种特药拓展至包括 CAR-T 细胞疗法在内的 60 种特药，并由 18 种健康管理服务扩充至 24 种，涵盖健康促进、疾病预防、健康体检、健康咨询、就医服务、慢病管理、康复护理七大类（见表 1）。

表 1　2020 年和 2021 年北京京惠保比较

项目		2020 版	2021 版
参保人群		北京市基本医保参保人	北京市基本医保参保人
保险期间		2020 年 12 月 1 日至 2021 年 11 月 30 日	2021 年 12 月 1 日至 2022 年 11 月 30 日
年龄限制		无	无
职业限制		无	无
既往症限制		5 类既往症①及并发症可投保，但不赔付	5 类既往症及并发症可投保，但不赔付
总保额		200 万元	330 万元
医保目录内医疗费用	保障内容	住院自付一②	住院自付一
	保额	100 万元	100 万元
	免赔额	2 万元	2 万元
	给付比例	100%	100%
	医院范围	二级及以上公立医院	二级及以上公立医院

---

① 包括恶性肿瘤、肝肾疾病、心脑血管及糖脂代谢疾病、肺部疾病及系统性红斑狼疮等其他疾病 5 类既往症，下同。

② 自付一指医保范围内按比例计算个人应负担的金额，其中包括起付金额和超年度大额封顶金额。

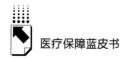

续表

项目		2020 版	2021 版
医保目录外医疗费用	保障内容	—	住院自费
	保额	—	100 万元
	免赔额	—	2 万元
	给付比例	—	50%
	医院范围	—	二级及以上公立医院
特定药品费用	保障内容	17 种特药	国内 30 种+国外 30 种，共 60 种特药（含 CAR-T）
	保额	100 万元	100 万元
	免赔额	0	0
	给付比例	90%	90%
	医院范围	指定药店和指定医院	指定药店和指定医院
质子重离子医疗费用	保额	—	30 万元
	免赔额	—	0
	给付比例	—	50%
	医院范围	—	上海质子重离子医院
连续续保优待		—	重疾就医协助、重疾住院医疗费用垫付、靶向药基因检测和报告解读、出院后日间照护 4 项服务免除等待期，且上个保障年度内罹患 5 类重症者可保可赔
健康管理服务		特药直付、健康咨询、健康体检、重疾门诊绿色通道等 18 项	院后日间照护、上海质子重离子医院专家门诊预约、特药直付等 24 项
保费		79 元/（人·年）	79 元/（人·年）

资料来源：作者根据北京京惠保官方微信公开资料整理。

保障更加全面的北京普惠健康保年保费为 195 元，但相较传统商业医疗险仍具有极高的性价比，同时也允许参保人使用医保个人账户为自己及家人投保，在一定程度上强化了个人账户的互助共济性。2023 版北京普惠健康保相较 2022 版有着四大升级：一是将新市民纳入其中，扩大了覆盖人群；二是降低自费和特药责任的免赔额并增加了国内特药数量，强化了保障力度；三是由 25 项健康管理服务增至 42 项，包括就医陪护、上门护理、居家康复及上门检测四大类，提升保障体验；四是简化理赔流程，推动线上快赔、直赔，改善了理赔效率（见表 2）。

表 2　2022 年和 2023 年北京普惠健康保比较

项目		2022 版	2023 版
参保人群		北京市基本医保参保人、特定人群	北京市基本医保参保人、特定人群、新市民
保险期间		2022 年 1 月 1 日至 12 月 31 日，增值服务提前三个月生效	2023 年 1 月 1 日至 12 月 31 日，一年
年龄限制		无	无
职业限制		无	无
既往症限制		5 种既往症可投保，但赔付有差异	5 种既往症可投保，但赔付有差异
总保额		300 万元	300 万元
医保目录内医疗费用	保障内容	医保内门诊自付+住院自付①	医保内门诊自付+住院自付
	保额	100 万元	100 万元
	免赔额	北京市当年大病医疗保险起付标准，职工 3.95 万，居民 3.04 万	北京市当年大病医疗保险起付标准，职工 3.04 万，居民 3.04 万
	给付比例	健康人群 80%，既往症人群 40%	健康人群 80%，既往症人群 40%
	医院范围	医保定点医疗机构普通部	医保定点医疗机构普通部
医保目录外医疗费用	保障内容	普通部住院医疗费用中自费部分	普通部住院医疗费用中自费部分
	保额	100 万元（单一药品年赔付上限为 30 万元，单一植体或耗材年赔付上限为 10 万元）	100 万元（单一药品年赔付上限为 30 万元，单一植体或耗材年赔付上限为 10 万元）
	免赔额	健康人群 2 万元，既往症人群 4 万元	健康人群 1.5 万元，既往症人群 2 万元
	给付比例	健康人群 70%，既往症人群 35%	健康人群 70%，既往症人群 35%
	医院范围	二级及以上公立医院普通部	二级及以上公立医院普通部

---

① 包括自付一和自付二。自付二指医疗保险范围内的有自付类的药品、检查治疗和材料，其中需个人先行负担的部分。

续表

项目		2022 版	2023 版
特定药品费用	保障内容	国内 25 种+国外 75 种,共 100 种特药	国内 40 种+国外 60 种,共 100 种特药
	保额	国内特药 50 万元,国外特药 50 万元,共 100 万元	国内特药 50 万元,国外特药 50 万元,共 100 万元
	免赔额	健康人群 2 万元,既往症人群 4 万元	0
	给付比例	健康人群 60%,既往症人群 30%	健康人群 60%,既往症人群 30%
	医院范围	国内特药:中国境内(不包括港澳台地区)的医保定点医疗机构;19 家指定药店 国外特药:海南博鳌乐城 5 家指定医疗机构	国内特药:中国境内(不包括港澳台地区)的医保定点医疗机构;19 家指定药店 国外特药:海南博鳌乐城 8 家指定医疗机构
健康管理服务		5 次复查陪诊或上门护理 25 项服务	5 次复查陪诊或上门护理等 42 项服务
保费		195 元/(人·年)	195 元/(人·年)

资料来源:作者根据北京普惠健康保官方微信公开资料整理。

(二)一城一保,家庭参保

北京京惠保和北京普惠健康保两款惠民保产品在初次上线时热度均不低。北京京惠保以 79 元每年的低价策略抢先占领市场,首年参保人数超 150 万人;北京普惠健康保则在政府部门的大力支持中后来居上,首年超 300 万人参保。"一城多保"虽有增加投保选择、促进产品竞争的作用,但由于惠民保的业务模式、保障责任、费率水平等仍处于尚未成熟的探索和经验积累阶段,同时存在多款产品不仅容易使不具备专业保险知识的投保人产生误解,混淆政府支持的惠民保和传统商业医疗保险,还容易导致保险公司为寻求市场份额一味追求低价竞争而忽视产品保障性与可持续性,扭曲消费者预期,进而损害商业保险的社会信用。

通过比较两款产品可以发现,二者在保障范围上有所重叠,但北京普惠健康保无论是在医保目录内还是医保目录外及特药保障方面均覆盖更广，对既往症患者也是"可保可赔"，其保障性明显强于北京京惠保，同时也可以通过个人账户参保。正因如此，2022 年 10 月 28 日，"北京京惠保"发布告参保人书称，"北京京惠保"保障将于 11 月 30 日到期并停售，并统一调整为"北京普惠健康保"，历史保单的后续服务由"北京京惠保"公众号提供。作为"北京京惠保"的承保险企之一，北京人寿也加入"北京普惠健康保"共保体行列。北京市惠民保市场走向了"一城一保"的共保阶段。

目前，北京市基本医疗保险已开通个人账户家庭共济，可使用医保个人账户余额为参加本市基本医疗保险的配偶、父母及子女投保，一人可为全家参保"北京普惠健康保"。根据北京普惠健康保项目组的数据，从形式上看，"家庭参保"已经成为主流，有 51.07% 的投保人选择为家人投保，医保个人账户占比 14.46%，其他支付方式占比 85.54%。医保类别方面，职工医保占比 61.42%，居民医保占比 15.57%；性别占比方面，男性参保人占比 47.26%，女性参保人则占到 52.74%。①

（三）北京市惠民保产品特点

惠民保之所以被冠以"惠民"二字，除了便于开展市场宣传，还因为产品满足普惠金融的部分要求，主要包括较高的可及性和较低的获取门槛成本、可负担和适当有效的金融服务内容之间的对价，但在普惠金融最为关键的商业可持续原则上仍面临定位不清带来的挑战。以北京普惠健康保为例，覆盖范围上的"普"弥补了商业保险保障人群的空白，产品定价和保障水平的"惠"提高了产品的性价比，具体表现在以下两方面。

1. 保障人群：无年龄、职业、健康状况限制

相较于诸如百万医疗险等传统商业医疗险，惠民保的特点之一便是参保

---

① 郑嘉意：《"北京普惠健康保"上线一月参保人数超 200 万 "家庭参保"成主流》，《21 世纪经济报道》2022 年 12 月 7 日。

门槛低。传统商业医疗险保障人群大都要求年龄在 60 岁或 65 岁以下，必须是符合标准的健康人群且需要进行健康告知，次健体[1]需增加保费参保或直接被拒保，对特殊职业也有一定限制，诸如矿工、高压电工程人员、海洋船员、防暴警察、驯兽师等高风险职业往往无法参保。北京普惠健康保放宽了投保年龄、职业及健康状况的限制，并对既往症人群提供差异化赔付，这在一定程度上化解了因年龄、职业及健康状况等原因被排除在商业医疗保险保障之外人群的重特大疾病后顾之忧，尤其是面向了日益庞大的老年群体需求。在参保人群年龄方面，北京普惠健康保参保人的最大年龄跨度超 110 岁。其中，未满周岁的婴儿有 2958 人，年龄最小的参保人仅出生 5 天，最大的参保人已达 112 岁高龄，80 岁以上老人有 56580 位，100 岁以上老人有 49 位。从参保人健康状况看，特定既往症人群占比 11.37%，非特定既往症人群占比 88.63%。[2]

2. 保障水平：保费偏低、保额较高、补充保障

惠民保的另一大特点是以较低的保费提供较高额的保障，重点针对基本医保之外的个人承担部分且以较高的赔付率充分凸显产品的保障功能。此前市场上也存在着一些以低价高保额为噱头的商业健康保险，但这种产品往往通过提高免赔额或限制理赔条件等方式拉低赔付率，违背保险产品的保障功能。根据 130 多家险企披露的 2022 年个人短期健康保险业务整体综合赔付率数据，赔付率的中位数为 37%，有超过七成的险企赔付率不足 50%。[3] 因此，惠民保的性价比不仅体现在产品定价、保障项目与保障额度，更体现在其应当具有的高赔付率这一关键指标。

同保费数百元至数千元不等的百万医疗险对比，北京普惠健康保对所有年龄段采用均一费率定价，年保费仅为 195 元，有着最高百万元的保障额

---

① 医疗保险中"次健体"又称"非标体"，是指因身体机能欠佳或从事特殊职业导致疾病风险显著高于普通人的人，如患高血压、高血脂等慢性病，有糖尿病、癌症、神经系统疾病等某些既往病史或从事高风险职业。

② 郑嘉意：《"北京普惠健康保"上线一月参保人数超 200 万 "家庭参保"成主流》，《21 世纪经济报道》2022 年 12 月 7 日。

③ 于泳：《正确看待健康险赔付率》，《经济日报》2023 年 3 月 29 日。

度，涵盖了目录内外个人自付费用①、特药费用、健康增值服务等在内的保障责任，较好衔接了基本医疗保险的保障范围。根据北京市医疗保障局数据，2022 年北京普惠健康保医疗责任赔付案件中，单笔最高赔付案件赔付金额为 36.4 万元，为 70 岁男性健康体，罹患白血病，该被保人同时为获赔最多者，累计赔付为 56.3 万元；2022 年 65 岁以上医疗责任赔付人群的总赔付金额约 9826 万元。②

北京普惠健康保旨在通过较低的保费兜住部分大额医疗费用风险，降低个人的负担，也在产品设计上突出了"医保目录内+医保目录外+特药责任"的补充性特征，但依旧存在因免赔额较高带来的保障不足问题。由于信息公布不充分，无法对北京普惠健康保的实际赔付情况进行全面分析评估，但根据部分公开参保及理赔数据可以大致估算其首年赔付率低于 50%。出于新业务经验不足、定价策略谨慎的考虑，北京普惠健康保首年采取将赔付额设定在高位以避免出现超额赔付的策略具有一定合理性，也在次年的产品设计中对保险责任及免赔额进行了及时调整，强化了产品的保障功能。

三　北京市惠民保面临的挑战

在各地惠民保迅猛发展的过程中，由于政府介入的程度不一，导致惠民保的功能定位存在认识分歧，不同的理念将引致截然相反的发展路径，也容易使得学界与业界对产品可持续性产生怀疑，北京普惠健康保也不例外。

（一）产品定位模糊

由于商业健康保险整体发展严重滞后，在惠民保发展初期，部分保险公司产品设计极为相似，并存在夸大宣传、恶意压价等恶性竞争乱象。因此，政府参与引导市场主体行为、规范市场秩序确有必要，是以政府信用来为真

---

① 医保目录内/外的医疗费用通常包括床位费、手术费、药费、治疗费、护理费、检查检验费、特殊检查治疗费、救护车费。

② 资料来源：第六届中国多层次医疗保障体系创新高峰论坛。

正具有保障属性的医疗险产品背书。但政府参与、均一费率以及低参保门槛仅仅是发展初期的阶段特征，惠民保本质上仍旧是商业健康保险而非法定医疗保险，其定位是多层次医疗保障体系的市场补充层，目标人群和保障范围应与城乡居民大病保险有所区分，后者实质上是城乡居民基本医疗保险的延伸，应归属于多层次医疗保障体系的法定保障层（见表3）。

表3　多层次医疗保障体系的层次划分

层次	责任主体	制度安排
慈善互助	社会	慈善医疗、医疗互助等
商业保险	市场	个人：商业健康保险（包括惠民保）
		雇主：基于就业的补充医疗保险（企业补充医疗保险、公务员医疗补助、职工大额医疗费用补助）
法定保障	政府	医疗保险：基本医疗保险（城镇职工基本医疗保险、城乡居民基本医疗保险和城乡居民大病保险）
		医疗救助

资料来源：作者自制。

尽管各地医疗保障部门介入惠民保的程度不一，但通常由其直接制定规则，规定这种医疗保险的产品种类、参保价格、保险责任范围甚至赔付率等，政商关系难以厘清，这种业务也陷入了既非社会医疗保险也非商业医疗保险的尴尬境地。因为这并非基于市场自由交易的保险产品，而保险公司不应也无力以保障全民的普惠性为发展目标。如不能及时明确惠民保的功能定位，盲目追求高参保率，试图以市场机制来替代政府职能，将导致政府越位与缺位并存的问题，既不利于法定基本医疗保险走向成熟定型，有损法定保障追求公平普惠、互助共济的目的，也不利于商业健康保险市场的良性发展，反而阻碍了市场主体力量参与社会共建以满足多样化保障需求。

（二）逆向选择与死亡螺旋

保险的基本原理是通过大数法则对小概率的个体风险进行群体分散，可分散的群体（即参保人）越多，均分后的风险（即保费）越小。健康保险面临的普遍性问题是逆向选择带来的死亡螺旋。逆向选择是指在统一费率下，风险较高的次健体人群比风险较低的健康人群更倾向于购买保险，使得保险公司所承担的风险平均来说比所有人都投保的时候要高。此时如果根据平均风险水平厘定保险费率，将会导致费率定价失准。在这种情况下，低风险人群的参保及续保概率可能降低，而随着低风险人群的相继离开，保险公司承担的风险水平进一步升高，保险费率也被迫提高，又进一步加速低风险人群的流失，最终陷入产品收不抵支的恶性循环，即死亡螺旋。[①]

为应对逆向选择，法定医疗保险和商业健康保险采取的是截然不同的策略。法定医疗保险以社会效益为首要目标，通常要求全民强制性参保，从根源上规避逆向选择风险，因而具有一定再分配功能。而遵循自愿参保原则的商业健康保险则采取对参保人进行风险细分管控的策略，通过差异化的费率定价或预期保障水平，持续开展风险管控以降低成本，从而避免或减缓死亡螺旋的过程。此前具有类保险功能的各种网络互助计划正是因为未能处理好逆向选择导致的死亡螺旋最终黯然收场。与之类似的是为低收入群体提供商业医疗保险的美国奥巴马医改，保险公司在早期纷纷以低价抢占市场，但随着赔付率持续走高，大部分产品出现亏损，不得不通过上涨保费、提高免赔额、减少市场主体来集中市场客户等方式维持财务平衡。二者均可作为惠民保未来持续发展的前车之鉴，必须不断对产品进行动态优化以应对可持续性风险。

2023 年度北京普惠健康保的参保人数约为 350 万人，较首年增长了近 50 万人，约占北京市基本医保总覆盖人口的 18%，呈现较为稳定的增长态势。但考虑停售前的北京京惠保也拥有近百万参保人，两保合一后北京市惠民保市场的整体参保人数或有一定程度的下降。从北京普惠健康保理赔数据来看，2022 年医疗责任赔付案件中既往症人群在赔付件数中占比为 52%，在总赔付金额中占比为 44%，[②] 相较参保人群中既往症人群占比数据也呈现一定的逆向选择趋势。

---

① 苏泽瑞：《普惠性商业健康保险：现状、问题与发展建议》，《行政管理改革》2021 年第 11 期。

② 资料来源：第六届中国多层次医疗保障体系创新高峰论坛。

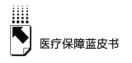

（三）市场监管与数据共享

在"一城一保"的共保模式下，北京普惠健康保共保体的市场主体准入及退出机制有待建立完善，医疗保障、金融监管等政府部门的监管职能边界以及数据共享程度等也需要加以明晰。

在市场主体准入退出方面，通过招标或设置准入条件选择经营主体，有利于促进竞争和增强市场活力，但招标规则存在缺陷或准入条件设置不合理，则容易诱发寻租和不正当竞争。例如，招标条件与标准易受人为操作、主观偏好和自由裁量权的影响，共保体经营主体过多既易诱发各种恶性竞争又造成市场主体重复投入，经办期限偏短造成经办主体缺乏稳定的预期从而不愿意长期投入等。[1]

此外，由于北京普惠健康保的良性发展离不开医疗保障部门提供的医疗健康数据以用于保险产品的精算与方案设计等。但鉴于北京普惠健康保的发展同商业保险公司及第三方服务公司密切相关，客观上也存在数据安全风险。如何通过一定的程序规则，将脱敏的公共医保数据向符合技术标准、安全合规的运营服务企业予以开放，避免数据泄露和数据滥用等安全风险，仍需要进一步探索。

四　惠民保未来发展的建议

惠民保是商业健康保险参与多层次医保体系建设的阶段性重要探索，能够弥补"低水平、广覆盖"的基本医疗保障和"高水平、高保费"的传统商业健康保险之间的空白，有利于化解更广泛人群的重大疾病风险。北京市惠民保的探索创新及取得成效值得肯定，其面临的挑战也为我国各地惠民保的发展提供了有益参考。对保险公司而言，应以此为契机，着力解

---

① 冯鹏程、朱俊生：《普惠补充医保：特征、方案比较与可持续发展》，《中国保险》2021 年第 5 期。

决惠民保在未来发展过程中面临的风险与挑战，真正实现商业健康保险的良性发展。

（一）明确政府职能定位，支持引导商保发展

1. 适度介入

惠民保本质上仍是商业健康保险，其目标群体应当是中高收入人群而非全民，不宜强行追求较高参保率，因此，政府部门需要适当介入支持，谨慎把握尺度，将指导设定在合理范围之内，到位不越位，避免政府责任无限拓展。以北京普惠健康保为例，在探索初期，政府部门通过税收优惠、信用背书、行政指引等方式鼓励和规范共保体提供普惠性、可持续、补充定位的保险保障方案，促进产品成熟、市场培育和资源整合。随着业务模式和运行机制走向稳定，政府部门应减少直接参与，转为强化监督管理职能，利用市场机制发挥惠民保业务价值。

2. 数据支持

在产品保障设计上，医疗保障和金融监管等政府部门可利用当地疾病发病率、医保个人账户的使用情况、居民医保缴纳者的实际支付能力和意愿、医疗费用水平及医保覆盖能力等数据，建立一套同市场主体共享脱敏医保数据的规则，用于系统交接、数据交互、产品开发、精准定价及有效核保等。在微观层面，数据共享也为精准识别人群健康状况奠定了基础，有利于惠民保从均一费率走向差异化的阶梯费率或差异化预期保障水平，以应对逆向选择带来的死亡螺旋风险。

3. 个人账户

在惠民保推广过程中，政府是否允许个人账户购买惠民保对参保人数影响较大。目前职工个人账户存在大量资金沉淀，缺乏使用效率且不具备互助共济功能，取消个人账户又存在较大的改革阻力，需要综合考量、审慎推行。现阶段允许使用职工个人账户为个人及家庭成员提供家庭内部互助共济、购买城乡居民医疗保险以及商业健康保险，实质上是对个人账户沉淀资金的活化。但需要注意商业健康保险应当符合一定的赔付率要求，以确保其

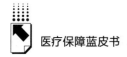

产品的保障性，可参考美国奥巴马医改对保险机构理赔支出不低于保费毛收入 80% 的规定。以北京普惠健康保为例，允许个人账户为个人及家庭成员参保，避免了个人账户资金的持续沉淀，弥补了互助共济功能。

4. 产品监管

政府需要明确经营参与主体的资质标准，建立并完善准入和退出机制，确保长期可持续经营；对参与惠民保项目的保险公司探索建立绩效评估机制，尽可能保证承保公司产品价格制定合理，产品盈亏在合适范围内。承办惠民保的保险公司除进行正常财务披露外，在保障周期内或保障周期结束时，还需单独对惠民保的财务、资金运用、经营状况进行披露，对社会公开经营情况，或通过第三方审计后将审计结果公开，从而提高产品的透明度与社会公众的信任度。

5. 多层次体系

除针对惠民保的具体措施，为支持商业健康保险参与多层次医疗保障体系建设，政府首要任务是尽快促使基本医疗保险制度成熟定型，遵循强制、普惠、公平、互助共济四大原则，以覆盖全体人口、为所有人提供基本医疗保障为出发点，保障待遇对所有人一律平等，同时让保障水平伴随国家现代化进程而稳步提升①，从而为商业健康保险发展留出空间。目前在基本医疗保险层次之上存在着针对居民的城乡居民大病保险和针对职工等人的职工大额医疗费用补助（含部分省份的职工大病保险）、公务员医疗补助。其中，大病保险实质上是法定医疗保险的延伸，应回归基本医疗保险；而职工大额医疗费用补助、公务员医疗补助应与企业补充医疗保险一致，将参保选择权调整为由用人单位与个人在商业健康保险市场上自主决策，从而为商业健康保险公司提供稳定的市场客户群，形成有规模的商业健康保险市场。

6. 税收优惠

税收优惠政策是促进商业健康保险发展的有力杠杆，可考虑进一步强化

---

① 郑功成：《多层次社会保障体系建设：现状评估与政策思路》，《社会保障评论》2019 年第 1 期。

财政与税收的支持与引导功能，完善个人所得税政策和企业补充医疗保险税优政策，支持保险行业进一步加大医疗健康等社会服务领域的投资研发力度。虽然早在2015年便出台了税优健康险的政策，但由于监管部门要求保险公司根据税优健康险3款示范条款开发专属产品，产品形态单一，难以满足客户的多元化需求，保险公司参与意愿也较低。截至2020年末，仅开发税优健康险产品47款。[①] 此外，还可考虑通过增加保险市场的供给主体方式以激发竞争活力。由于市场主体较少，保险公司缺乏拓展健康保险的动力，其产品种类较为单一。增加保险市场供给主体，强化市场竞争，有助于推动保险公司开发多种类型的税优健康险产品以满足人民群众多样化、个性化的保障需要。

（二）优化升级产品，拓展健康增值服务

北京市惠民保市场早期发展呈现的"产品升级迭代"和"一城多保合一"两大特征，为各地惠民保发展提供了有益参考："产品升级迭代"强化了医保目录外的补充性保障功能，提高了产品赔付率，符合惠民保定位，是商业健康保险持续发展的有益取向；从"一城多保"走向"一城一保"，虽避免了市场早期缺乏有效监管导致的同质化竞争乱象，但也存在政府与市场边界不清的问题，未来应在完善监管的同时明确政企责任边界。参与共保体的保险公司应以为契机，积累医疗健康数据，加快从保障疾病为中心向健康管理为中心的转型，重塑保险行业保障形象，探索面向此前保障空白群体的商业健康险产品。

一方面，保险公司要把握惠民保这一新兴产品的窗口期，与医保体系深入对接，积累健康保障数据，将大数据算法和精算技术应用到产品设计、风险控制以及理赔的各个环节中，科学合理地持续优化产品，并在便捷赔付的前提下，提高风险识别与欺诈防范能力，提升健康服务水平。不宜过分追求

---

① 钱林浩：《打破"叫好不叫座"现状 税优健康险产品池或将扩容》，《金融时报》2022年8月24日。

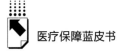

短期盈利，应借助业务拓展以更加高效的方式提升公众的信任度。重视参保人群年龄结构和健康状况的合理分布，精准识别风险，逐步通过差异化策略提升健康群体的获得感。

另一方面，商业保险公司要建立有效的健康风控模型，以惠民保为突破口拓展营利性健康增值服务，对客户资源进行二次开发。如针对健康体提供健康咨询、营养管理等预防性服务，针对非健康体提供数字疗法（DTx）、慢病管理、病后护理等康复性服务。在产品基本服务项目的基础上进一步细分用户群体，拓展法定医保目录外的保障项目，优化健康服务内容，积极迎合不同人群的保障偏好，实现规模与绩效的正向循环。

通过充分挖掘消费者的健康保障需求，商业保险公司应将惠民保作为参与多层次医保体系建设的突破口，瞄准中高收入群体，开发超过法定医疗保障水平之上的疾病医疗、健康维护、超标准用药和家庭医生服务等产品，探索从"产品导向"向"用户导向"、从"高保费、低赔付率、短期获利"向"低保费、高赔付率、长期受益"、从"事后疾病费用补偿"向"全生命周期健康管理"的转变。政府亦可充分利用市场机制和社会机制，在社会结构多元化特别是在贫富差距偏大的情形下，最大限度调动各种资源来壮大国民福利物质基础，使多方主体遵循"共建共治共享"原则化解疾病后顾之忧，提高全民健康水平。

总之，惠民保是多层次医疗保障体系建设中涌现出的新事物，它为我国健康保险的发展提供了新的经验，但基于不同层次医疗保障的功能定位及运行规则，这类业务还需要不断调整，让其回归市场并服从市场规则才是正确的发展取向，而政府从直接介入转向间接推动亦属必然。

B.13
水滴公司参与多层次医疗
保障制度体系建设报告

王海漪*

摘　要： 近年来，企业参与多层次医保体系建设取得了一定成效。水滴公司作为一家互联网企业，搭建网络个人大病求助平台、互联网公开募捐信息平台、保险科技平台，服务数百万大病患者。在此基础之上，水滴公司开展多层次医疗救助的地方实践为我国多层次体系建设提供了有益参考。总体而言，水滴公司利用平台机制和技术优势切实减轻了困难群众的就医负担，多层次体系探索为我国医疗保障制度体系衔接提供了有益启迪，其水滴筹更是具有中国特色的慈善医疗的案例。但是，当前实践中仍然面临问题与挑战，诸如网络信息披露难度大、宏观政策环境亟待改善、医保制度衔接不畅、商业价值与社会价值相容的问题需要进一步探讨。面向未来，应当改善宏观环境，积极推动医疗保障制度衔接，探索促进企业的商业价值和社会价值融合，以更好推动多层次医疗保障制度体系建设。

关键词： 多层次医疗保障制度体系　网络大病个人求助　水滴公司　慈善医疗

---

* 王海漪，中国人民大学中国社会保障研究中心博士生，研究领域为医疗保障与慈善制度相关理论和政策。

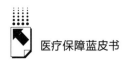

医疗保障蓝皮书

一　引言

在我国多层次医疗保障体系建设中，一批企业参与其中积极发挥作用，并取得了一定成效。水滴公司作为一家互联网科技公司，发挥网络平台和技术优势，将慈善医疗、商业健康保险等作为公司的核心服务内容，短短几年服务数百万患者，为切实解决群众就医负担做出了积极的贡献，引起社会各界广泛关注。水滴公司成立于2016年，成立之初确立了"用互联网科技助推广大人民群众有保可医，保障亿万家庭"的使命，致力于为用户提供健康保障解决方案，打造了个人大病求助互联网服务平台水滴筹和保险科技平台水滴保。水滴公司旗下的水滴公益，作为民政部指定的慈善组织互联网公开募捐信息平台之一，旨在通过科技力量提升慈善公益基础设施和慈善资金的使用效率。本报告在客观总结水滴公司参与多层次医保体系建设实践基础上进行综合分析，并就其存在的困难和面临的挑战提出对策建议。

二　水滴公司参与多层次医疗保障制度体系的实践

2020年3月，中共中央、国务院印发的《关于深化医疗保障制度改革的意见》（以下简称《意见》）指出，到2030年，全面建成以基本医疗保险为主体，医疗救助为托底，补充医疗保险、商业健康保险、慈善捐赠、医疗互助共同发展的医疗保障制度体系。水滴公司业务及项目涉及多层次医疗保障体系的多个领域。具体而言，慈善医疗包括网络大病个人求助、水滴公益两部分内容。水滴保则是保险科技平台，通过与保险公司合作，为用户提供保险产品，涉及医疗、重疾等各类人身险险种，下面分别介绍其实践现状及实践效应。

（一）水滴筹：救助大病患者的有益途径

水滴筹是水滴公司运营的网络大病个人求助平台，于2016年7月正式

294

上线。其采用市场机制对大病求助者提供个人大病救助服务，最富特色，也最具社会影响力。水滴筹并不完全是新生事物。因家庭无法承担疾病医疗费用，向亲朋好友求助是一件普遍且符合传统和情理的事情。只是传统的求助范围十分有限，难以有效及时地筹到医疗费用。得益于移动通信、互联网信息和大数据等技术的发展和普遍运用，将民间"互助互济"的线下行为应用到社交网络上，并通过社交网络、移动支付等方式帮助陷入困境的大病患者及家庭更便捷地发布、传播求助信息，让捐赠人也可以更方便地保障亿万家庭。为此，可将水滴筹看作传统个人求助的"线上版本"，经过几年的发展，水滴筹逐渐完善了从申请、审核、传播、给付到反馈的服务流程，为大病患者提供求助服务（见图1）。

数据显示，截至2023年6月底，超过4.39亿人通过水滴筹平台向295万余名患者捐款，捐款总额超过601亿元。[①] 295万余名大病患者背后是295万余个家庭，每一个案例都是爱心善意的流动。例如，水滴筹帮助了身患恶性肿瘤的清华少女，创造了一个小时筹集60万救助资金的奇迹，[②] 还有，2020年河北省沧州18岁女孩杨飘为照顾病重母亲打算放弃211大学录取的消息在网络上引发广泛关注。截至2020年9月21日，杨飘在水滴筹上的求助已获得超过2500名爱心网友帮助，筹得近7万元，解决了暂时的资金难题。[③] 再如，2021年7月，杭州一辆电动车自燃，父女双双烧伤，家属帮忙发了水滴筹以后，社会捐款速度力度也很大，很快筹到200万元。[④] 总体上看，2016年水滴筹平台成立以来，筹款额总体呈现上升趋势。在经历了2017年和2018年的爆发增长之后，2018~2021年，水滴筹的筹款量逐渐趋

---

① 数据来源：水滴公司。

② 《第十三届人民企业社会责任奖候选案例：水滴筹》，人民网，http://gongyi.people.com.cn/n1/2018/1112/c422231-30396212.html，2018年11月12日。

③ 《杨飘已在水滴筹获得2500多位爱心网友帮助，爱心款近7万元》，百度百家号，https://baijiahao.baidu.com/s? id=1678443359842961260&wfr=spider&for=pc，2020年9月21日。

④ 《半天筹得200万救命钱，全杭州接力！初步调查系锂电池爆炸！同款电动车说明书显示：原装为铅酸电池》，杭州网，https://hznews.hangzhou.com.cn/chengshi/content/2021-07/19/content_8011409.htm，2021年7月19日。

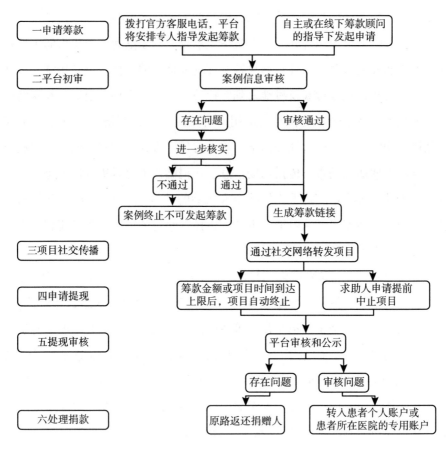

图1　水滴筹平台患者求助流程

于平稳，维持在百亿左右（见图2），已经成为我国慈善医疗的主要形态之一，在社会上产生了广泛影响力。从受益规模看，2017~2021年底，分别有超10万名、超50万名、超110万名、超170万名、近240万名大病患者得到爱心捐赠。[①] 从受益人群的经济状况分布来看，2021年受益家庭年收入在3万元及以下的占总受益家庭数量的64.3%，3万~5万元的占24.5%，5万元以上的为11.2%。[②] 这说明求助患者普遍家庭经济较为困难。尽管该数据

① 数据来源：水滴公司。
② 数据来源：水滴公司。

是基于水滴筹平台上家庭经济状况信息汇总得出的，但通过相对比例也可以看出，水滴筹的受益人主要还是贫困或者低收入人群，体现了水滴筹的扶贫济弱的救助特性。

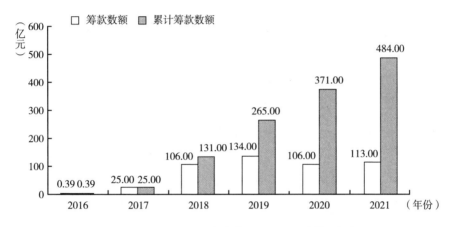

图 2　2016~2021 年水滴筹筹款数额和累计筹款数额

资料来源：水滴公司。

　　然而，自网络个人大病求助平台出现以来，曾出现个别不真实求助、线下人员推广等负面案例以及由此出现的灰色产业、小平台管理不善及跑路现象，不仅给平台造成了损失，也对整个慈善事业造成了负面影响。2021 年的 11 月 19 日《国务院办公厅关于健全重特大疾病医疗保险和救助制度的意见》中将"积极引导慈善等社会力量参与救助保障"作为单独一个部分论述，在该部分中提出要"促进互联网公开募捐信息平台发展和平台间慈善资源共享，规范互联网个人大病求助平台信息发布，推行阳光救助。"对此，水滴公司不断完善治理，从体制机制、内部管理及外部倡导等多个维度促进个人大病求助网络平台的规范发展。一是成立透明委员会。2022 年 8 月起，水滴筹筹备成立"透明运营委员会"，宣布围绕平台"案例信息真实透明、资金去向安全透明、平台规则合理透明"等进行专项提升，发挥平台带头作用，推动个人大病求助互联网服务行业规范发展。同时，针对备受关注的"恶意推广"现象，水滴筹透明运营委员会公布了平台的多项管控

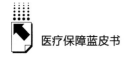

措施，如通过算法和人工智能等技术构建模型，基于筹款人、捐款人、案例信息及案例转发链路筛查异常的筹款项目，锁定涉嫌恶意推广的筹款项目，再由筹款顾问到线下走访查证，将识别出的恶意筹款人纳入黑名单，使其无法再次发起筹款。同时，限制参与恶意推广的推广人在平台上的访问、转发、证实等权限，从而有效管控和打击恶意筹款项目。建立行业黑名单、封禁、禁止取现、停止案例、追回款项等多层次追责机制。据了解，水滴筹平台已经协助警方侦破多起冒充正规筹款平台、利用网络众筹进行诈骗的案件，以保障大病患者及捐助人权益。二是建立行业黑灰产黑名单。对利用筹款链接推广并赚取大额佣金、编撰虚假病例、买卖虚假身份信息、冒用网络服务提供者名义、盗取用户信息筹款等恶劣行为的黑灰产人员，联合其他网络服务者打击并限制其在网络服务提供者发起、转发、访问、证实等行为，以黑名单形式进行行业公示，并持续更新。三是推动行业自律共建共治。水滴筹分别于2018年和2020年，联合其他个人大病求助平台发布《个人大病求助互联网服务平台自律倡议书》《个人大病求助互联网服务平台自律公约》及《个人大病求助互联网服务平台倡议书自律公约2.0》，共同完善平台服务规范、风险管控、社会监督等。

（二）水滴保：互联网保险经纪平台

商业健康保险是医疗保障制度体系中市场机制的体现，是多层次医疗保障体系的补充层。水滴保是2017年5月上线的互联网保险经纪平台，运营主体为水滴保险经纪有限公司，是中国银保监会批复的全国性保险经纪公司，致力于用科技助推普惠保险，通过多种服务模式覆盖用户全生命周期的保障需求。截至2022年9月底，水滴保已与国内近百家保险公司达成合作，推出536种保险产品，覆盖医疗、重疾、意外等险种，同时诸多针对非标体、零免赔额的产品满足用户多元化保障需求，累计服务保险用户数1.11亿，首年保费累计434.78亿元，其中重疾险产品首年保费占比28.6%。2020年至今，水滴保参与过20多个地市的惠民保项目，是淄博齐惠保、德州惠民保、南昌惠民保的第三方主运营平台，并参与北京普惠健康保、上海沪惠保、天津惠民保、重庆渝快保、江苏医惠保 1 号、龙江惠民保、惠辽保、晋康保、惠秦保等多个惠民保项目，累计覆盖用户超 3500 万人。其中，淄博齐惠保由淄博市医疗保障局指导，淄博银保监分局监督，中国太平洋人寿保险股份有限公司淄博中心支公司为主承保、10 余家保险公司联合承保，水滴保为运营平台。2022 年淄博齐惠保参保人数超过 143 万人，参保率达34%，累计保费 1.75 亿元，参保率连续三年为山东省内惠民保项目第一①，并位居全国前列。

近年来，水滴保在创新保险模式上进行了积极探索，探索带病体群体的保险保障。带病体群体受限于自身疾病及传统健康险产品的设计，很难寻找到符合自身疾病情况可投、可保的适配产品。考虑到带病体人群这个广泛又特殊的群体，水滴公司不断探索并研发带病人群可投保的保险产品，丰富完善可满足不同疾病人群不同保障需求的保险产品矩阵。目前已有乳腺癌复发险产品"乳爱保"、甲状腺癌复发险产品"优甲爱"、白血病复发险产品"髓无忧"等多款保障特定病种人群复发、进展风险的保险产品，以及市面上领先的无健康告知，带病也可投保的重疾险产品，探索从多方面、多层次对带病体人群提供风险保障。

（三）水滴公益：互联网公开募捐信息平台助力慈善医疗

水滴公益平台于 2018 年 5 月成为民政部指定的慈善组织互联网公开募捐信息平台，并于 2018 年 7 月正式上线。水滴公益融入移动互联网的技术，基于社交网络面向公众募捐，为公益组织提供全方位的支持。同时，平台依托水滴公司上亿爱心用户资源，拓展了包括微信公众号、朋友圈、小程序、微博在内的传播矩阵，联合慈善组织、爱心企业、社会媒体和艺人明星开展"小善日""小善行"等活动，带动更多爱心人士关爱困难大病患者和特殊群体。

---

① 《淄博齐惠保获评多层次医疗保障优秀案例》，山东省人民政府官网，http://www.shandong.gov.cn/art/2023/1/10/art_116200_570846.html，2023 年 1 月 10 日。

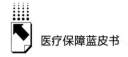

截至 2022 年 12 月底，水滴公益平台已联合 108 家公募慈善组织上线超 1.5 万个公益项目，超 6708 万名爱心网友在平台捐赠，筹集资金超 12.5 亿元，①虽然水滴公益平台涉及大病救助、乡村振兴等多个板块，但其始终立足大病救助，2019 年健康扶贫项目个数为 3195 个，募款数额达到 2.4 亿元，占总筹款额的 87.8%。② 2020 年，水滴公益平台项目共计 9451 个，募款 8.3 亿元，捐赠达 4726 万人次，其中健康领域筹款总额 7.2 亿元，金额占比高达 86.8%。

在此基础上，水滴公益还联合其他慈善组织提供创新救助。一方面，联合慈善组织探索对特殊人群的创新性帮扶方案。例如，2019 年，深圳壹基金公益基金会发起心智障碍者家庭支持计划，聚焦城市及欠发达地区支持心智障碍者家庭资源中心和家长联络站的建设，为心智障碍者及其家庭照料者开展信息提供同伴支持、家长赋能、个性化支持和社区合作等服务，在全国和地方层面进行公众和政策倡导，促进社会认知改变。截至 2022 年 12 月，共筹集资金超 1000 万元，心智障碍者家庭支持计划覆盖超 40 个市县，服务了超 5.8 万人次心智障碍者和超 6.6 万人次家长。2020 年，水滴公益联合北京病痛挑战公益基金会开展罕见病多方共付项目，项目针对自付能力较弱的罕见病患者提供援助，支持其持续医疗、用药、食用特食等。截至 2022 年 12 月，项目已在浙江、山西、山东、江苏落地 4 个地方专项，共援助 318 名罕见病患者，涉及 32 个病种，拨付救助金超 531 万元。另一方面，以乡村为落脚点，打造多层级乡村救助和健康服务网络。水滴公司联合爱心伙伴于 2018 年 5 月发起"水滴乡村医务室"，为乡村儿童提供医疗器械耗材和基本卫生公共服务援助。截至 2022 年 12 月，水滴乡村医务室联合多家慈善组织、企业、爱心人士共在全国 19 个省市的 105 所乡村学校及地区落地，受益人数超 30 万人次，是我国众多慈善组织举办的慈善医疗项目之一，对于促进基层医疗体系建设、提升服务水平发挥了积极作用。

---

① 数据来源：水滴公司。

② 《2019 年水滴公益平台运营报告》，水滴公益微信公众号，https://mp.weixin.qq.com/s/2YWkq-LxaPxRsqD2fPbZ9g，2019 年 12 月 31 日。

（四）水滴公司多层次医疗保障制度体系建设的探索

1. 总体思路

除上述三大业务与水滴公益项目本身属于医疗保障制度体系的有机组成部分之外，水滴公司利用上述自身业务和技术优势，积极探索多层次医疗保障制度体系建设。图3为水滴公司设计的参与多层次医疗保障制度体系的主要逻辑。总体而言，其实践逻辑遵循我国多层次医疗保障制度体系架构，将其分为基本医疗保险（主体层）、托底层（政府医疗救助）和补充层（商业保险、慈善医疗等）三大部分，水滴公司业务和项目主要在补充层（以商业保险、个人大病求助平台等慈善医疗为主）发挥作用，纵向主动连接主体层和托底层，横向向外延伸获取社会资源，最终形成与医疗保障制度、主体的联动，从而提高对医疗保障对象的保障和经办服务水平。

基于上述逻辑，水滴公司根据不同地方的实践特征，构建了不同的多层次医疗保障制度体系方案。自2021年，先后在浙江缙云、山东淄博、河南平顶山、重庆等地进行探索实践，在当地医保、民政等部门的指导下，依托水滴筹、水滴公益等业务板块，联合各地公募慈善组织，开展互联网募捐、市民月捐等形式，探索大病患者医疗救助的长效机制，提升患者申请救助体验，助力提升政府治理效能。这些实践是有益的社会试验，对我国医疗保障制度体系的有效衔接具有一定的参考意义。下面分别简要介绍四个地方的实践情况。

2. 实践现状及效应

（1）浙江缙云："缙情帮"医保防贫项目。2021年3月，水滴公司协助浙江省丽水市缙云县医疗保障局推出医保防贫项目"缙情帮"。"缙情帮"是水滴公司联合浙江省丽水市缙云县医疗保障局共建上线浙江政务服务网"浙里办"的医保防贫应用，嵌入浙江省政务协同管理系统"浙政钉"。缙云民政、卫健、残联、慈善总会、红十字会、医疗机构、乡镇等43个单位通过"浙政钉"多跨协同，实现了政府三重保障、商业补充保险、部门救助、社会慈善的有效衔接，形成政府主导、各方参与的多层次医疗保障救助

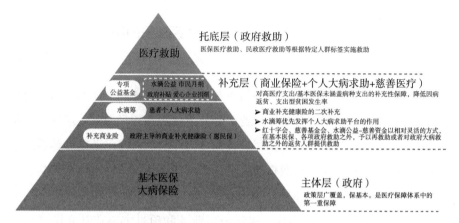

图3 水滴公司参与多层次医疗保障体系的主要逻辑

体系。同时，缙云县医保局、缙云县慈善总会、水滴公益共建"缙情帮"医保防贫专项基金，对经各部门救助系统汇算还存在资金缺口且符合民政认定的低保、低边、特困人员及支出型因病相对困难人员再进行兜底救助，进一步提升困难患者的医疗综合保障率（见图4）。

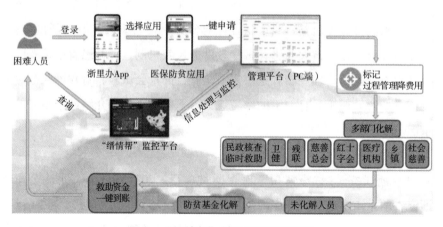

图4 "缙情帮"救助项目应用场景

自项目运营以来，"缙情帮"医保防贫系统对困难人员进行标识和过程管理，据2021年数据测算，该项目帮助全县1.5万余名困难群众降低年度个人自付医疗费用近1200余万元，占比下降12.13个百分点，全县年度支出型因病致贫困难人员降低 76.19%。截至 2022 年 12 月底，通过"缙情帮"已实现缙云县就医全人群监测，累计自动排查 400 余万人次，排查出 7000 余名高额自付医疗费人员，水滴筹+水滴公益缙云专项公益基金共计救助 335 人次，拨付救助金 820 余万元。其实践也得到了国家、省、市各级相关部门的高度肯定。此外，"缙情帮"还获得了浙江省委的肯定，入选省医保系统推动共同富裕示范点，列入省医保系统"一地创新、全省共享"应用项目库。该项目也荣获 2022 浙江省开放创新应用大赛优胜奖、人民网主办的人民企业社会责任奖——年度案例奖、中国社会企业与影响力投资论坛向光奖——年度商业向善 TOP10、腾讯新闻 2022"中国益公司"——社会实践杰出案例奖等多个奖项。

以 2021 年某个案为例，"缙情帮"筛查识别出缙云县夏女士孩子患再生障碍性贫血，属于支出型因病相对困难人员。患者治疗总费用 54 万元，经基本医疗保险、慈善总会救助、民政临时救助、因病致贫救助、水滴筹个人大病救助、"缙情帮"防贫基金等报销后，自付费用降至 5 万元（见图 5）。

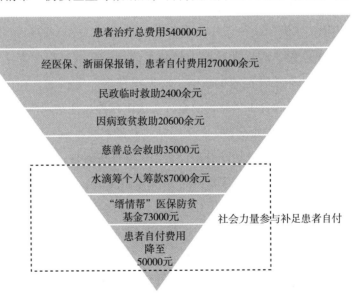

图 5 "缙情帮"救助案例费用化解机制

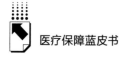

（2）河南平顶山："爱在鹰城·大病援助"慈善医疗救助项目。除"缙情帮"以外，在多层次医疗保障体系建设的总体思路引领下，水滴公司与不同的主体合作开创了适合当地特色的合作方式，以多种方式探索困难大病患者的疾病费用负担化解方案。2022年9月，水滴公司携手河南省平顶山市慈善总会联合发起"爱在鹰城·大病援助"慈善医疗救助项目。该项目在平顶山市医保、民政等部门指导支持下，首站落地鲁山县，探索建立起一套国内首创的大病救助四级响应联动模式。"四级"指的是村（社区）、乡镇（街道）、县（区）、市，对困难大病患者在县级及以上医疗机构就医产生的医疗费用，经基本医疗保险、大病保险、大病补充保险、民政救助报销后个人自付部分，按照四级联动模式逐级响应。此外，水滴公益平台联合平顶山市慈善总会共建困难大病患者专项救助公益基金，为仍有医疗自付费用缺口的困难大病患者提供公益援助。截至2022年12月底，通过水滴筹发起和慈善救助总额超过53万元、救助共计50人次。

（3）重庆："善济病困·水滴"——重庆站暨重庆多层次医疗救助项目。2022年9月，水滴公司、中华慈善总会和重庆市慈善总会联合发起"善济病困·水滴"——重庆站暨重庆多层次医疗救助项目。项目聚焦解决医疗救助工作中"政府和社会力量救助信息不衔接过程中需求对接难、过度救助与救助不及时资源衔接难、对象识别难"等问题，在医保、民政部门指导下，水滴联合中华慈善总会、重庆市慈善总会共同搭建1套救助服务体系、1个大病救助资金池、1个一站式救助系统，通过系统集合各部门救助政策，向患者主动送达既有救助资源，降低患者自付医疗费用，助力构建政府主导、多方参与的多层次医疗保障体系建设。项目一期以重庆永川区、潼南区为试点。截至2022年12月底，项目大病救助资金池通过"公益月捐+公益配捐+慈善捐赠"的形式已筹集近80万元，其中2500余名重庆市民参与月捐，共计筹集近10余万元。两区镇街已摸排经民政、医保部门核验自付费用高于1.2万元的困难患者271人，水滴筹+慈善援助共救助95名患者，拨付救助金41.9万元。

（4）山东淄博罕见病专项多层次医疗保障试点项目。水滴作为淄博

"齐惠保"运营方，在基础惠民保运营方案基础上，根据淄博医保局实际需求，在惠民保框架外建立罕见病多层次保障整体方案。在基本医疗保险、大病保险、商业保险/齐惠保、医疗救助基础上，通过"水滴筹+慈善救助基金+慈善赠药"的模式对淄博罕见病群体进行再救助，进一步推动淄博罕见病多层次保障体系建设力度。同时，水滴支持淄博医保局共建淄博市"因医救助一站式服务系统"，通过因医救助一站式服务系统开发实现医保与商保、医保与其他救助之间的信息互联互通，参保人发生医疗费用"一站式"结算。同时，由系统向救助责任部门、保险公司推送救助信息，从而提高参保人对政策的知晓度和有关业务的办理效率。此外，水滴与淄博齐惠保—罕见病专项保障方案，为罕见病患者药品保障提供支持。保险期间，被保险人因病购买零售药店符合疾病适应症的特定罕见病药品，按照40%比例报销，报销限额为10万元，做到让群众"少花钱，高报销"。罕见病患者在淄博齐惠保报销后剩余医疗费用，由水滴齐惠保罕见病专项保障方案援助。

（5）联动地方慈善组织共建大病救助可持续发展服务体系。第一，水滴联动辽宁省慈善总会，为困难大病患者救助提速增效。2021年10月，辽宁省慈善总会与水滴公司联合发起"辽慈·水滴"大病救助项目，旨在进一步整合慈善医疗救助资源，完善慈善医疗救助机制，缓解困难群众就医难问题。通过救助系统开发、大病救助资金建设、医院大病救助站等举措，帮助辽宁省困难大病患者得到及时的救助支持。2021年10月27日，"辽慈·水滴"大病救助健康管理系统正式上线。截至2021年11月26日，发起水滴筹个人筹款35例，累计提现金额10万余元。第二，水滴联动安徽省慈善总会，启动"江淮医疗救助专项基金"。2021年11月，安徽省慈善总会、省医师协会、省护理协会主办，水滴公司支持的"江淮医疗救助专项基金"正式启动。通过"2+N"模式（"2"是指"完善医疗救助体系建设""促进医疗健康事业发展"两大模块，"N"包括"大病救助基金""个人大病筹款""医师培训计划""护士培训计划""加强基层医疗""医疗公益活动"等服务类别），在参与体系建设的医院搭建大病救助站，协助困难患者申请救助基金以及提供个人大病筹款服务，助力提升安徽省基层医疗机构的

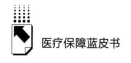

医护人员技术水平。截至 2022 年底，在安徽省儿童医院、马鞍山市人民医院等 11 家医院落地院内大病救助站，依托"江淮医疗救助专项基金"公益项目筹集 335 万元大病救助基金，已有 153 名患者申请了 120 余万元救助金。

三　基本评价

（一）水滴公司运用平台机制和数字技术切实减轻患者疾病费用负担

一方面，互联网平台的应用为水滴公司开展的业务与项目提供了前所未有的有利条件。平台机制得以运作的理论是双边理论①，通过搭建平台，任何人都可以融入平台设定好的机制中来，与平台一起创造价值。水滴公司的水滴筹和水滴公益均采用具有开放属性的平台机制，使得网络大病个人求助、线下慈善医疗项目吸引更多主体参与其中，进而激发出慈善医疗潜能，使慈善医疗走向更加广阔的公共空间。另一方面，水滴公司业务与项目始终围绕解决患者负担，不断尝试从医、保、药各个维度提供医疗保障的解决方案。从 2016 年产生水滴筹，到 2017 年开展水滴保和 2018 年上线水滴公益，再到近年不断探索的全病程管理服务、临床受试者招募及其他数字化临床服务等，水滴公司的业务与项目全部是围绕为大病患者提供就医解决方案这一核心议题展开，而技术创新为多层次医疗保障体系的建设提供了互联网的技术思维和高效解决方案。例如，水滴筹经过 6 年的摸索，建立起多层审核机制、社交网络验证机制、风控策略模型体系等，以确保筹款人发起筹款项目的真实性和防范大病筹款过程中的不诚信行为。截至 2023 年 2 月，水滴公司成功研发并储备了多项核心技术和自主知识产权，其已经申请了授权专利 57 项，其中发明专利 16 件，已登记软件著作权 180 件。② 在数字化时代，

① 沈拓：《不一样的平台：移动互联网时代的商业模式创新》，人民邮电出版社，2012。
② 北京日报客户端：《北京市市级企业技术中心名单出炉》，https://news.bjd.com.cn/2023/02/03/10322906.shtml，2023 年 2 月 3 日。

网络平台机制与数字技术是水滴公司参与多层次医疗保障制度体系建设的核心优势，进而为切实减轻患者疾病负担做出了重要贡献。

（二）水滴筹激发出慈善医疗的中国特色优势，但其发展方向有待深入探讨

第一，水滴筹本质上属于慈善活动。慈善的本意就是一种美德、善行和爱心，其本质是人类善爱之心的表现和标志。[1] 显而易见，水滴筹的捐赠是捐赠人对于受益人奉献爱心善意的善行，它虽然具有传统的个人求助的性质，但只要是基于爱心并以利他为出发点的行为，就应该属于广义的慈善范畴。从公平的视角来看，个人大病求助与现代慈善同时具有相对公平性，个人大病求助的公平性在于在全体范围内的公平，现代慈善的公平性则注重于项目内受益人之间的公平，两者都存在一定的不公，也都体现了一定的公平性。放眼现实，网络的发展不仅为个人大病求助提供了中介平台，更改变了求助的固有的社会结构。网络个人大病求助应当属于慈善范畴，至少应当是中国特色的慈善范畴。[2]

第二，水滴筹等网络大病个人求助平台的兴起，为减轻困难群众大病医治负担做出了独特贡献，是对中国传统慈善文化和现实问题的有效回应，顺应了公众的捐赠伦理，呈现中国慈善的特有发展规律，激发了公众的爱心善意。一方面，在中国文化中，人们对于患有严重疾病的人群表现出更加深切的同情和慈悲之情。这种"救病"行为承载了中国传统慈善助弱和互助的精神，代表着慈善的本质。网络平台上的个人求助案例生动地展示了这一传统慈善理念，最能引发人们的共鸣和同情，激发公众的捐赠意愿。此外，也反映了特有的慈善伦理观念，以及中国社会中人际信任的重要性。这种现象在实践中证明了中国传统慈善价值在现代社会依然具有重要的意义。

第三，不可否认，水滴筹为缓解大病困难疾病后顾之忧确实做出了重要

---

① 郑功成等：《中华慈善事业》，广东经济出版社，1999，第6页。
② 王海漪：《网络个人大病求助是中国特色慈善事业》，《社会科学报》第1810期第3版。

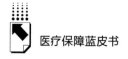

贡献，在当前法定医保不足，慈善组织动员资源有限的情形下，具有重要的现实价值。但在实践中一些问题也逐渐显现出来，引发社会关注。例如，水滴筹为水滴保吸引流量的模式引发商业与公益边界不清晰的问题，仍然是社会公众质疑水滴筹的一个重要原因。在政社合作方面，政府、慈善组织等对于其企业主体的身份和动机存在一定疑虑，导致其社会价值被低估，甚至可能限制水滴筹参与多层次医保制度体系建设的空间。不仅是水滴筹，事实上，近年来许多企业运用技术优势，以企业自身的主营业务领域为依托，用商业化的模式解决社会问题，这种积极的尝试突破了传统的以捐赠为主要方式的企业社会责任实现形态，兼顾了企业的商业利益和社会价值，为解决社会问题探索了新途径。但对于企业是否可以以及如何兼顾商业价值与社会价值的问题没有形成一个较为稳定的预期或者共识，而社商不分的局面将会对慈善医疗运行机制的可持续性、稳定性及公信力产生影响，进而影响多元主体参与社会保障体系建设的整体成效。

（三）水滴公司的多层次体系探索为政社共建医疗保障制度体系提供了有益启迪

近年来，水滴公司主动融入医保制度建设，探索救助大病患者多层次的保障，利用互联网技术和平台组织优势，调动政社资源，多部门信息互联互通，在实践中探索出的主动发现机制、精准救助标准、一站式经办和多元化筹资模式为我国多方主体参与共建医疗保障制度提供了有益的地方实践经验。

第一，建立了医疗救助对象的主动发现机制。现行法定医疗救助政策对救助对象的认定仍然普遍采取以低保、低边和特困群体等收入贫困对象为主，支出型贫困对象为辅的分类救助措施，缺乏对救助对象的主动发现机制和动态管理机制。而水滴公司地方多层次项目建立了主动发现机制，通过联合地方医保局、民政局、卫健委多个政府部门及县红十字会、慈善会等慈善组织形成数据共享和联动机制，定期对自付费用超过一定标准的患者进行筛选，将需要救助的患者聚合到一个体系内，并通过街道、村（社区）的联络员进行核实后给予救助，在一定程度上探索出了大病困难患者的主动识别机制，顺应了主动发现的救助理念。

第二，提高救助的精准性。传统大病救助项目主要以简单资金救助为主，目标群体不明确，离散的慈善资源难以充分利用，特殊主义的缺陷难以克服。水滴公司多层次项目依据地方医疗保障政策及医疗卫生服务情况，采用测算、历史数据分析等方法对救助的对象设置了统一救助条件和救助标准，依据该标准，所在地区的大病困难患者即可申请救助，提升了救助的精准性以及公平性。此外，由于该项目以自付实际费用为测算标准，也突破了法定医疗救助目录内的限制和对象限定，对于所有困难患者实施统一标准，因而更具公平性和精准性。

第三，提升经办服务能力。从多部门申请到一站式救助。水滴公司结合当地实践和需求，开发出一个系统，该系统接口唯一，医保局、民政局、红十字会、残联、慈善会等多个部门的救助数据在该系统汇总，困难患者享受的政策及自付费用可一站式查询并办理，实现了从过去向多部门申请救助到一站式主动救助，大幅提升了救助的经办服务水平。

第四，多元化筹资模式提升救助水平。水滴公司根据地方实际情况，探索的多层次医保救助项目联合地方政府财政资金划转、社会捐赠（水滴筹、月捐、地方企业捐赠、水滴公益平台公募等）、水滴公司捐赠等多种筹资方式组合为医疗救助提供资金支持，从而从筹资端壮大社会动员能力，进而不同程度地提升了当地对困难患者的救助水平。

四　面临的问题、挑战及对策建议

（一）面临的问题与挑战

1. 网络信息披露难度大

网络世界毕竟不等于现实场景，传统慈善基于彼此互相了解的亲友相帮和邻里互助，几乎不存在信息不对称情形。而网络具有虚拟性、流速快、数

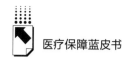

据量过大等特征，相关信息便难以完全公开透明，无论是求助者还是捐赠者或是第三方众筹平台，事实上都存在信息不对称性的问题。这样就给利己主义者提供了机会，爱心善意人士很难完全了解事情的真实情况。对于水滴筹平台而言，筹款人购买过保险但不对平台进行告知，平台查证手段有限，致使个别欺骗行为发生，导致公益慈善资源浪费。

2. 网络大病个人求助仍然缺乏监管

网络大病个人求助平台至今仍处于无法律规制、无主管部门、无具体政策指引的境地，尽管《慈善法》修订草案将网络大病个人求助写入附则，但其只是对网络大病个人求助的授权性条款，仍然需要监管主体制定规制办法予以规范引导，否则无法避免商业主体出于竞争伤害社会价值的行为，而小平台冒用其他平台身份拓展业务、诈骗跑路的现象也将影响整体发展，平台举办主体因担心其负面影响而放弃平台的风险始终存在。

3. 慈善医疗和其他医保制度衔接仍然不顺畅

一是慈善医疗与法定医保制度衔接不畅。当前，政府部门普遍对信息共享较为谨慎，在实现个人信息保护和信息共享上仍然没有找到有效的化解之法。以水滴筹为例，该平台每年通过募集慈善医疗资源在100亿元左右。对于患者的救助仍然采取自行组建团队前往各大医院寻找有困难的患者，这不仅需要大量人工成本，还可能出现诱导需求的行为，甚至可能导致欺诈，对爱心捐赠者造成伤害。此外，由于缺乏信息共享，存在政府法定救助与慈善重复救助的情况发生，进一步形成待遇不公。二是慈善医疗与商业健康保险也存在信息沟通不畅，缺乏相关政策规制的问题，主要表现在慈善组织与商业保险公司对受助者的认定和给付流程仍未理顺，可能造成本该由市场承担的责任由社会买单，是对本就供不应求的慈善资源的浪费。三是政府部门间信息共享机制未理顺，存在纵向和横向信息共享壁垒，一定程度上限制了地方政府开展制度探索，增加了市场主体和慈善医疗组织的运营成本，最终影响多层次医疗保障体系的综合效益。

4. 对社会力量参与大病困难患者救助缺乏具体指引和促进措施

尽管《意见》已经明确了多层次医疗保障制度体系的内涵和时间路线

图，但到目前为止，对于如何引导和促进慈善医疗仍未有具体的操作指引和促进措施。一方面，与教育、乡村振兴等其他慈善项目相比，慈善医疗对企业捐赠的吸引力本身就不高，而慈善医疗的资金需求又很大，慈善医疗的社会资源动员急需政策支持，但目前未出台任何关于包括慈善医疗的扶贫济困慈善事业的特殊税优政策，对慈善医疗实际支持和促进不足。另一方面，缺乏社会力量参与慈善医疗及多层次医保制度建设的具体政策指引。长期以来，商业健康保险、网络个人大病救助等其他形式的补充医疗保障制度未引起足够重视，社会力量没有形成与政府部门有效协同的机制，客观导致了企业主体等其他社会力量参与多层次医疗保障制度体系时很难找到立足点并发挥作用，各方主体虽然有强烈的合作需求与意愿，但由于缺乏政策支持而存在疑虑，合作开展仍然较为艰难。

（二）对策建议

1. 鼓励积极探索，促使企业商业价值和社会价值相得益彰

对于上文提到社商融合发展的问题，应当鼓励积极探索企业参与多层次医疗保障制度的应循之道，以促进其社会价值和商业价值相得益彰。如上所述，如果完全采取商业机制，在慈善医疗中难免出现服务方"诱导需求"或"服务方与需求者合谋"的现象，这将是对捐赠者爱心善意的强烈打击，也会对整个慈善事业产生不利影响。面向未来，商业行为和社会公益仍然应当有合理边界，商业机制就应以营利为目的，社会慈善事业需要遵循自愿利他为原则的社会机制。二者存在天然的冲突，即便二者融合，也应当分清二者的从属关系。因此，引导商业行为与社会公益各归其位、各行其是、各得其所是未来发展的基本取向。

然而，鉴于其为解除大病困难患者后顾之忧做出的重要贡献以及正处于公益与商业融合的社会创新背景，不宜采取消极的限制或者禁止手段，而要实事求是地尊重其产生与发展的规律和现实逻辑，采取以事实为导向的灵活方式促进其发展完善。政府至少要做到改变监管理念，不应因其经营主体是企业而置之不顾，而是应当将符合慈善本义的一切活动纳入监管范畴，从对

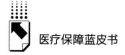

主体的监管转变为对行为的监管，以降低监管缺失引致的社会风险。此外，建议市场主体在现阶段建立起类似"防火墙"的商业与公益的隔离机制，在涉及慈善的业务中适当划定界限和限定规则，在商业自由与社会效益的平衡的基础上厘清边界、提前确权明责，避免以企业主体身份为由抛弃社会责任，进而产生不良社会效应。

2.改善宏观环境，促进医疗保障体系规范健康发展

第一，加强慈善医疗的规范性。各主体规范化发展是完善多层次医疗保障体系的前提条件。一是加强网络慈善平台管理的动态性。对于网络募捐信息平台应当加强日常监管，并建立动态调整机制，对于已经取得资质的平台进行评价，促进平台积极作为，吸引公众参与疾病救助等慈善项目，为慈善医疗事业的发展提供有效支持。二是尽快出台相关法律法规和相关政策，明确网络个人大病求助平台的监管主体和规制办法。如出台慈善医疗的税优措施，明确慈善医疗应当属于扶贫济困范畴，对此类捐赠实行特别优惠的税收政策，通过支持慈善医疗来助力全面切断贫病之间的链条。再如，鼓励各地积极探索多元主体参与多层次医保制度体系。三是建立跨部门统筹协调体制机制。由地方政府统筹，医保局牵头，联动相关政府部门、慈善组织、医疗机构，共同研究在慈善医疗与医保制度衔接议题，通过成立专班、定期会议等形式确保跨部门合作有效开展。

3.促进医疗保障制度有效对接

首先，促进信息有序共享。进入数字化时代，信息对于制度衔接至关重要，医疗救助对象需求信息和慈善资源供给信息的衔接是医疗救助与慈善事业衔接的保障机制。为此，可以探索尝试在安全合规的前提下分层分类做好信息对接，在保障信息安全的前提下促进信息有序共享，以便降低慈善医疗运行成本并避免其行为失范，真正让爱心善意更加有效地运用到有需要的贫困患者身上。具体而言，推动信息跨部门常态化共享，在安全合规的前提下，探索数据共享机制；同时，开辟社会组织等主体对申请者的信息与救助或医保机构的验证渠道，建立信息共享机制，促进慈善医疗资源供求有效匹配。

其次，促进经办衔接。经办衔接是促进制度衔接的有效抓手。一方面，促进经办衔接有利于提升各制度的服务水平；另一方面，提升经办水平在提升服务可及性的同时，能够促进医保制度总体待遇水平的提升。这是因为如果能够做到一站式结算，患者就可以弥补待遇时间差，减少由于大病带来的资金周转困难等问题。

最后，探索除救助以外的合作机制。市场机制和社会机制具有行政机制所缺乏的灵活、效率等优势，应当充分利用上述优势，探索全方面合作模式，促进医保政策完善和三医协同发展。例如，慈善医疗不仅包含了慈善赠药、个人资助、链接资源、提供服务等，可以联合智库机构做配合，联合社会组织做倡导，联合政府推动政策，最终推动法定医保政策不断趋于完善。罕见病、艾滋病、自闭症等典型案例为医保药品谈判等医保制度的完善起到了推动作用。还如，网络大病求助平台和商业健康保险沉淀的医疗大数据具有十分有益的参考价值，平台可以采用技术手段依法对病种、疾病费用等数据，结合人口学数据等进行挖掘并进行脱敏处理，用于慢病管理、卫生经济学评价、社会医疗保险和商业健康险等产品开发。再如，当前商业保险公司是我国基本医保主要监管力量，应当及时总结、探索合作经验，同时提升法定医保和商保的监管水平，促进各项医保制度安全规范运行。

皮 书

智库成果出版与传播平台

❧ 皮书定义 ❧

皮书是对中国与世界发展状况和热点问题进行年度监测，以专业的角度、专家的视野和实证研究方法，针对某一领域或区域现状与发展态势展开分析和预测，具备前沿性、原创性、实证性、连续性、时效性等特点的公开出版物，由一系列权威研究报告组成。

❧ 皮书作者 ❧

皮书系列报告作者以国内外一流研究机构、知名高校等重点智库的研究人员为主，多为相关领域一流专家学者，他们的观点代表了当下学界对中国与世界的现实和未来最高水平的解读与分析。截至 2022 年底，皮书研创机构逾千家，报告作者累计超过 10 万人。

❧ 皮书荣誉 ❧

皮书作为中国社会科学院基础理论研究与应用对策研究融合发展的代表性成果，不仅是哲学社会科学工作者服务中国特色社会主义现代化建设的重要成果，更是助力中国特色新型智库建设、构建中国特色哲学社会科学"三大体系"的重要平台。皮书系列先后被列入"十二五""十三五""十四五"时期国家重点出版物出版专项规划项目；2013~2023 年，重点皮书列入中国社会科学院国家哲学社会科学创新工程项目。

权威报告・连续出版・独家资源

皮书数据库
ANNUAL REPORT(YEARBOOK)
DATABASE

分析解读当下中国发展变迁的高端智库平台

所获荣誉

- 2020年，入选全国新闻出版深度融合发展创新案例
- 2019年，入选国家新闻出版署数字出版精品遴选推荐计划
- 2016年，入选"十三五"国家重点电子出版物出版规划骨干工程
- 2013年，荣获"中国出版政府奖・网络出版物奖"提名奖
- 连续多年荣获中国数字出版博览会"数字出版・优秀品牌"奖

皮书数据库　　"社科数托邦"
微信公众号

成为用户

登录网址www.pishu.com.cn访问皮书数据库网站或下载皮书数据库APP，通过手机号码验证或邮箱验证即可成为皮书数据库用户。

用户福利

- 已注册用户购书后可免费获赠100元皮书数据库充值卡。刮开充值卡涂层获取充值密码，登录并进入"会员中心"—"在线充值"—"充值卡充值"，充值成功即可购买和查看数据库内容。
- 用户福利最终解释权归社会科学文献出版社所有。

数据库服务热线：400-008-6695
数据库服务QQ：2475522410
数据库服务邮箱：database@ssap.cn
图书销售热线：010-59367070/7028
图书服务QQ：1265056568
图书服务邮箱：duzhe@ssap.cn

社会科学文献出版社 皮书系列
SOCIAL SCIENCES ACADEMIC PRESS (CHINA)
卡号：458773726552
密码：

基本子库 SUB DATABASE

中国社会发展数据库（下设 12 个专题子库）

紧扣人口、政治、外交、法律、教育、医疗卫生、资源环境等 12 个社会发展领域的前沿和热点，全面整合专业著作、智库报告、学术资讯、调研数据等类型资源，帮助用户追踪中国社会发展动态、研究社会发展战略与政策、了解社会热点问题、分析社会发展趋势。

中国经济发展数据库（下设 12 专题子库）

内容涵盖宏观经济、产业经济、工业经济、农业经济、财政金融、房地产经济、城市经济、商业贸易等 12 个重点经济领域，为把握经济运行态势、洞察经济发展规律、研判经济发展趋势、进行经济调控决策提供参考和依据。

中国行业发展数据库（下设 17 个专题子库）

以中国国民经济行业分类为依据，覆盖金融业、旅游业、交通运输业、能源矿产业、制造业等 100 多个行业，跟踪分析国民经济相关行业市场运行状况和政策导向，汇集行业发展前沿资讯，为投资、从业及各种经济决策提供理论支撑和实践指导。

中国区域发展数据库（下设 4 个专题子库）

对中国特定区域内的经济、社会、文化等领域现状与发展情况进行深度分析和预测，涉及省级行政区、城市群、城市、农村等不同维度，研究层级至县及县以下行政区，为学者研究地方经济社会宏观态势、经验模式、发展案例提供支撑，为地方政府决策提供参考。

中国文化传媒数据库（下设 18 个专题子库）

内容覆盖文化产业、新闻传播、电影娱乐、文学艺术、群众文化、图书情报等 18 个重点研究领域，聚焦文化传媒领域发展前沿、热点话题、行业实践，服务用户的教学科研、文化投资、企业规划等需要。

世界经济与国际关系数据库（下设 6 个专题子库）

整合世界经济、国际政治、世界文化与科技、全球性问题、国际组织与国际法、区域研究 6 大领域研究成果，对世界经济形势、国际形势进行连续性深度分析，对年度热点问题进行专题解读，为研判全球发展趋势提供事实和数据支持。

法律声明

"皮书系列"（含蓝皮书、绿皮书、黄皮书）之品牌由社会科学文献出版社最早使用并持续至今，现已被中国图书行业所熟知。"皮书系列"的相关商标已在国家商标管理部门商标局注册，包括但不限于LOGO（⬚）、皮书、Pishu、经济蓝皮书、社会蓝皮书等。"皮书系列"图书的注册商标专用权及封面设计、版式设计的著作权均为社会科学文献出版社所有。未经社会科学文献出版社书面授权许可，任何使用与"皮书系列"图书注册商标、封面设计、版式设计相同或者近似的文字、图形或其组合的行为均系侵权行为。

经作者授权，本书的专有出版权及信息网络传播权等为社会科学文献出版社享有。未经社会科学文献出版社书面授权许可，任何就本书内容的复制、发行或以数字形式进行网络传播的行为均系侵权行为。

社会科学文献出版社将通过法律途径追究上述侵权行为的法律责任，维护自身合法权益。

欢迎社会各界人士对侵犯社会科学文献出版社上述权利的侵权行为进行举报。电话：010-59367121，电子邮箱：fawubu@ssap.cn。

社会科学文献出版社